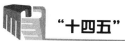

"十四五"职业教育国家规划教材

中等职业教育药学类专业第三轮教材

供药学类、中药学类专业使用

中药调剂技术 （第3版）

主　编　苏兰宜
副主编　李瑞霞　何雪莲
编　者　（以姓氏笔画为序）
　　　　朱贻玉（江西汇仁堂药品连锁股份有限公司）
　　　　朱鑫仙（江苏省常州技师学院）
　　　　苏兰宜（江西省医药学校）
　　　　李瑞霞（北京市实验职业学校）
　　　　何枫葆（亳州中药科技学校）
　　　　何雪莲（四川省食品药品学校）
　　　　陈芳圆（江西省医药学校）
　　　　钟恒斯（湛江中医学校）
　　　　夏俊伟（广东省食品药品职业技术学校）
　　　　梁　芳（江西省医药学校）
　　　　谭　睿（四川省食品药品学校）

U0286166

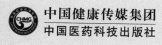

中国健康传媒集团
中国医药科技出版社

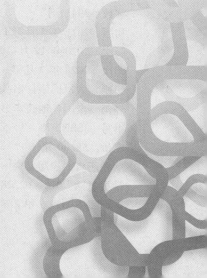

内容提要

　　本教材是"中等职业教育药学类专业第三轮教材"之一。全书分为四个模块，二十九个项目。本教材根据中药调剂技术课程标准基本要求和课程特点编写而成，内容涵盖中成药问病荐药、中成药分类陈列、饮片调剂、中药的储藏与养护四个方面的内容。本教材"以学生为中心，以学习成果为导向，促进自主学习"的思路进行教材的开发设计，具有编written体例新颖、注重知识和技能相结合的特点，具有很强的实用性。本教材为书网融合教材，即纸质教材有机融合电子教材、教学配套资源（PPT课件、微课、习题等）、题库系统、数字化教学服务（在线教学、在线作业、在线考试），使教学资源更加多样化、立体化。

　　本教材供全国医药中等职业学校药学类、中药类专业师生教学使用，亦可作为医药行业职工继续教育和职业等级认证培训教材。

图书在版编目（CIP）数据

　　中药调剂技术/苏兰宜主编. —3 版. —北京：中国医药科技出版社，2020. 12（2024.7重印). 中等职业教育药学类专业第三轮教材

　　ISBN 978 - 7 - 5214 - 2171 - 2

　　Ⅰ. ①中…　Ⅱ. ①苏…　Ⅲ. ①中药制剂学 - 中等专业学校 - 教材　Ⅳ. ①R283

　　中国版本图书馆 CIP 数据核字（2020）第 235975 号

美术编辑　陈君杞
版式设计　友全图文

出版　**中国健康传媒集团** | 中国医药科技出版社
地址　北京市海淀区文慧园北路甲 22 号
邮编　100082
电话　发行：010 - 62227427　邮购：010 - 62236938
网址　www. cmstp. com
规格　787mm×1092mm $^1/_{16}$
印张　19 $^1/_2$
字数　394 千字
初版　2011 年 5 月第 1 版
版次　2020 年 12 月第 3 版
印次　2024 年 7 月第 6 次印刷
印刷　大厂回族自治县彩虹印刷有限公司
经销　全国各地新华书店
书号　ISBN 978 - 7 - 5214 - 2171 - 2
定价　**58. 00 元**

获取新书信息、投稿、为图书纠错，请扫码联系我们。

出版说明

2011 年，中国医药科技出版社根据教育部《中等职业教育改革创新行动计划（2010—2012 年）》精神，组织编写出版了"全国医药中等职业教育药学类专业规划教材"；2016 年，根据教育部 2014 年颁发的《中等职业学校专业教学标准（试行）》等文件精神，修订出版了第二轮规划教材"全国医药中等职业教育药学类'十三五'规划教材"，受到广大医药卫生类中等职业院校师生的欢迎。为了进一步提升教材质量，紧跟职教改革形势，根据教育部颁发的《国家职业教育改革实施方案》（国发〔2019〕4 号）、《中等职业学校专业教学标准（试行）》（教职成厅函〔2014〕48 号）精神，中国医药科技出版社有限公司经过广泛征求各有关院校及专家的意见，于 2020 年 3 月正式启动了第三轮教材的编写工作。

党的二十大报告指出，要办好人民满意的教育，全面贯彻党的教育方针，落实立德树人根本任务，培养德智体美劳全面发展的社会主义建设者和接班人。教材是教学的载体，高质量教材在传播知识和技能的同时，对于践行社会主义核心价值观，深化爱国主义、集体主义、社会主义教育，着力培养担当民族复兴大任的时代新人发挥巨大作用。在教育部、国家药品监督管理局的领导和指导下，在本套教材建设指导委员会专家的指导和顶层设计下，中国医药科技出版社有限公司组织全国60 余所院校 300 余名教学经验丰富的专家、教师精心编撰了"全国医药中等职业教育药学类'十四五'规划教材（第三轮）"，该套教材付梓出版。

本套教材共计 42 种，全部配套"医药大学堂"在线学习平台。主要供全国医药卫生中等职业院校药学类专业教学使用，也可供医药卫生行业从业人员继续教育和培训使用。

本套教材定位清晰，特点鲜明，主要体现如下几个方面。

1. 立足教改，适应发展

为了适应职业教育教学改革需要，教材注重以真实生产项目、典型工作任务为载体组织教学单元。遵循职业教育规律和技术技能型人才成长规律，体现中职药学人才培养的特点，着力提高药学类专业学生的实践操作能力。以学生的全面素质培养和产业对人才的要求为教学目标，按职业教育"需求驱动"型课程建构的过程，进行任务分析。坚持理论知识"必需、够用"为度。强调教材的针对性、实用性、条理性和先进性，既注重对学生基本技能的培养，又适当拓展知识面，实现职业教育与终身学习的对接，为学生后续发展奠定必要的基础。

2. 强化技能，对接岗位

教材要体现中等职业教育的属性，使学生掌握一定的技能以适应岗位的需要，具有一定的理论知识基础和可持续发展的能力。理论知识把握有度，既要给学生学习和掌握技能奠定必要的、足够的理论基础，也不要过分强调理论知识的系统性和完整性；注重技能结合理论知识，建设理论－实践一体化教材。

3. 优化模块，易教易学

设计生动、活泼的教学模块，在保持教材主体框架的基础上，通过模块设计增加教材的信息量和可读性、趣味性。例如通过引入实际案例以及岗位情景模拟，使教材内容更贴近岗位，让学生了解实际岗位的知识与技能要求，做到学以致用；"请你想一想"模块，便于师生教学的互动；"你知道吗"模块适当介绍新技术、新设备以及科技发展新趋势、行业职业资格考试与现代职业发展相关知识，为学生后续发展奠定必要的基础。

4. 产教融合，优化团队

现代职业教育倡导职业性、实践性和开放性，职业教育必须校企合作、工学结合、学作融合。专业技能课教材，鼓励吸纳 1～2 位具有丰富实践经验的企业人员参与编写，确保工作岗位上的先进技术和实际应用融入教材内容，更加体现职业教育的职业性、实践性和开放性。

5. 多媒融合，数字增值

为适应现代化教学模式需要，本套教材搭载"医药大学堂"在线学习平台，配套以纸质教材为基础的多样化数字教学资源（如课程 PPT、习题库、微课等），使教材内容更加生动化、形象化、立体化。此外，平台尚有数据分析、教学诊断等功能，可为教学研究与管理提供技术和数据支撑。

编写出版本套高质量教材，得到了全国各相关院校领导与编者的大力支持，在此一并表示衷心感谢。出版发行本套教材，希望得到广大师生的欢迎，并在教学中积极使用和提出宝贵意见，以便修订完善，共同打造精品教材，为促进我国中等职业教育医药类专业教学改革和人才培养作出积极贡献。

数字化教材编委会

主　编　苏兰宜
副主编　李瑞霞　何雪莲
编　者　（以姓氏笔画为序）
　　　　朱贻玉（江西汇仁堂药品连锁股份有限公司）
　　　　朱鑫仙（江苏省常州技师学院）
　　　　苏兰宜（江西省医药学校）
　　　　李瑞霞（北京市实验职业学校）
　　　　何枫葆（亳州中药科技学校）
　　　　何雪莲（四川省食品药品学校）
　　　　陈芳圆（江西省医药学校）
　　　　钟恒斯（湛江中医学校）
　　　　夏俊伟（广东省食品药品职业技术学校）
　　　　梁　芳（江西省医药学校）
　　　　谭　睿（四川省食品药品学校）

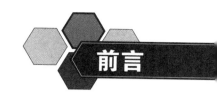

前言

　　中药调剂学是药学类、中药学类专业的专业技能课，学习后能够胜任调剂岗位工作。本教材由多年从事医药职业教育工作的教师和企业专家结合实际工作岗位需要，对接中药调剂师基本要求，在上一版基础上编写而成。

　　本教材共分 4 个模块，29 个项目，125 个学习任务。以现行版专业教学标准、《中华人民共和国药典》2020 年版为依据编写。内容涵盖中成药问病荐药、中成药分类陈列、饮片调剂、中药的储藏与养护 4 个方面的内容，中药、处方药、非处方药内容既相对独立又相互衔接，体现了现代综合药房的特点。本教材"以学生为中心，以学习成果为导向，促进自主学习"的思路进行教材的开发设计，采用模块、项目、任务编写方法，突出职业任务中的技能要求，不过分强调知识的系统性，重点关注知识和技能相结合的特点，具有很强的实用性。为了提升学生学习的有效性和趣味性，配备了立体化、信息化课程资源，建设了在线学习平台和书网互动，导入了课程知识点、习题库、微课、PPT 等内容，实现教材的多功能作用。

　　本教材主要供医药中等职业学校、卫生类学校药学类、中药学类专业师生使用，亦可作为医药行业对从业人员进行工作规范和服务技能培训及职工继续教育和职业等级认证培训参考用书。

　　本教材文稿和对应在线平台部分均为同一人编写。模块一中项目一由苏兰宜、朱贻玉编写，模块一中项目二、三由夏俊伟编写，模块一中项目四至七由陈芳圆编写，模块一中项目八至十一由梁芳编写，模块一中项目十二至十五由何枫葆编写，模块一中项目十六、模块二中项目十八至二十由谭睿编写，模块三中项目二十一、二十四、二十五、二十六、二十七由朱鑫仙编写，模块三中项目二十二由李瑞霞编写，模块三中项目二十三由何雪莲编写，模块一中项目十七、模块四中项目二十八、二十九由钟恒斯编写。本教材的编写得到了全国部分医药零售连锁企业专家和行业领导的大力支持，在此一并致谢。

　　以工作任务为引领教材的编写对于我们来说是一项探索性的工作，尚缺乏经验。还需要在实践教学和教材使用中不断进行修正。因此，我们热忱地希望同行们提出宝贵的意见。

编　　者

2020 年 10 月

目录

- 1. 掌握药房的标准职业形象；患者用药咨询指导的内容；荐药的考核标准；各类感冒的主要症状。

- 2. 熟悉药房的职业环境；各类病症的主要症状及治疗各类病症的常用药。

- 1. 掌握咳嗽的主要症状。
- 2. 熟悉治疗咳嗽的常用药。

- 1. 掌握胃脘痛的主要症状。

- 2. 熟悉治疗胃脘痛的常用药。

- 1. 掌握泄泻的主要症状。
- 2. 熟悉治疗泄泻的常用药。

1. 掌握便秘的主要症状。
2. 熟悉治疗便秘的常用药。

1. 掌握实火证的主要症状。
2. 熟悉治疗实火证的常用药。

1. 掌握不寐的主要症状。
2. 熟悉治疗不寐的常用药。

1. 掌握胸痹的主要症状。
2. 熟悉治疗胸痹的常用药。

1. 掌握痹证的主要症状。
2. 熟悉治疗痹证的常用药。

1. 掌握淋证的主要症状。
2. 熟悉治疗淋证的常用药。

1. 掌握气虚证的主要症状。
2. 熟悉治疗气虚证的常用药。

1. 掌握妇科疾病的主要症状。
2. 熟悉治疗妇科疾病的常用药。

1. 掌握外科疾病的主要症状。
2. 熟悉治疗外科疾病的常用药。

1. 掌握骨伤科疾病的主要症状。
2. 熟悉治疗骨伤科疾病的常用药。

1. 掌握皮肤科疾病的主要症状。
2. 熟悉治疗皮肤科疾病的常用药。

1. 掌握五官科疾病的主要症状。
2. 熟悉治疗五官科疾病的常用药。

1. 掌握小儿疾病的主要症状。
2. 熟悉治疗小儿疾病的常用药。

掌握中成药按不同原则分类的各种常见代表药。

掌握中成药不同分类的各种常见代表药。

1. 掌握中成药分类上架的各种常见代表药；中成药上架检查项目。

2. 熟悉中成药上架陈列药品补充表内容；中成药上架陈列药品补充的要点；中成药上架药品。

1. 掌握中药房的标准职业礼仪；斗谱的编排原则及方式；查斗、翻斗、复斗的目的及内容。

2. 熟悉中药房的职业环境；特殊中药饮片的存放方式。

1. 掌握处方管理办法的相关知识及审方中配伍禁忌、妊娠禁忌、别名、并开名以及毒麻中药的用法用量内容。

2. 熟悉处方的基本知识；中药配伍的原则。

1. 掌握中药处方应付常规、常用的并开药名；中药常见的特殊煎煮方法；选择门票。

2. 熟悉中药饮片调剂的基本设施及使用方法；中药处方调配的操作流程及其考核评价标准。

1. 掌握复核的内容。
2. 熟悉复核的作用。

1. 掌握单张包装纸包大包药、另包药的操作要点；捆扎的操作要点。

2. 熟悉包装纸的规格。

1. 掌握发药操作及发药交代。

2. 熟悉服药的注意事项；煎药的相关知识。

1. 掌握临方炮制的方法；常用临方制剂的剂型；中药煎煮操作规程。

2. 熟悉中药煎药室岗位工作职责；临方炮制的器具。

1. 掌握中药仓库类型、分区及色标管理要求；中药饮片变质现象、储藏及养护方法。

- 2. 熟悉中药入库验收的主要内容；中药饮片储藏的注意事项。

- 1. 掌握中成药储藏中常见的变质现象及储藏与养护方法。

- 2. 熟悉中成药储藏中常见变质现象的影响因素；中成药日常储藏与养护对温湿度的要求。

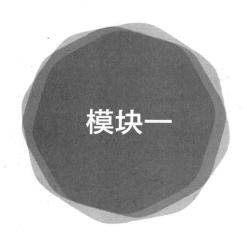

模块一

中成药问病荐药

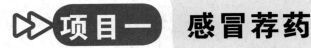

▷▷ 项目一　感冒荐药

学习目标

知识要求

1. **掌握**　药房的标准职业形象；患者用药咨询指导的内容；荐药的考核标准；各类感冒的主要症状。

2. **熟悉**　药房的职业环境；各类病症的主要症状及治疗各类病症的常用药。

3. **了解**　用药咨询指导的方法和技巧及常用药的注意事项。

能力要求

1. 学会树立正确的药房工作职业形象及认识药房中常用设施设备；询问顾客患感冒的关键症状并对症推荐常用药；合理销售。

2. 学会对患者进行正确的用药咨询指导；正确填写荐药记录；按常见证型荐药的考核标准正确评价。

学习任务一　标准职业形象认知

一、案例导入

1. 小王今天第一天到江西一药店上班，心情非常激动，她早早起床，挑选了最漂亮的短裙，梳理好披肩长发，化妆、涂黑色指甲油、穿着高跟鞋，准时走进药店，以饱满的热情准备开始她第一天的工作。

2. 工作了半小时后，小王觉得很累，她倚靠着柜台站着，可以减少点鞋子对脚的挤压，顿时，觉得舒服多了。

3. 没有顾客的时候，小王觉得很无聊，她就趁店长不在和同事聊天。

4. 后来，小王干脆就拿张凳子坐着，她的脚彻底可以放松了。

二、案例分析

1. 小王能穿短裙吗？不能，上岗前应该着企业统一的制服，保持制服整洁、熨烫平整、纽扣统一齐全，在左胸前佩好胸卡。同时要注意鞋与服装的搭配。

2. 小王能梳披肩长发上班吗？不能。女士不梳披肩发，头发不可挡遮眼睛，头发过肩要扎起，以深色发夹网罩为好，不染发、怪异发型。

3. 小王能化妆吗？能涂指甲油吗？只能化淡妆，不能涂有色的指甲油。

4. 小王能穿高跟鞋上班吗？不穿高跟鞋，尽量穿舒适的平底鞋。

5. 小王上班时能靠着柜台站吗？能坐着吗？要挺拔的站立。

6. 小王上班时能和同事聊天吗？不能和同事聊天，要礼貌地接待顾客。

三、案例分析所需知识

1. 仪容：清洁整齐

（1）清洁卫生　上岗前应做好自身的清洁卫生，包括头发、面部、颈部、手部的清洁，同时清除口腔及身体异味。男士不留大鬓角、络腮胡子和小胡子。

（2）发型要求　男士头发要清洁，长度要适宜，前不及眉，旁不遮耳，后不及衣领；女士不梳披肩发，头发不可挡遮眼睛，头发过肩要扎起，以深色发夹网罩为好，不染发、怪异发型。

（3）化妆要求　男士保持面部和手部清洁，女士化淡妆，但不应留长指甲和涂颜色指甲油，香水不可过浓，气味不可太怪，均不能佩戴形状怪异和有色的眼镜。

2. 仪表：端庄大方

（1）着装　上岗前应该着企业统一的制服，保持制服整洁、熨烫平整、纽扣统一齐全，在左胸前佩好胸卡。同时要注意鞋与服装的搭配。

（2）禁忌　奇装异服，内衣外露，挽袖口、卷裤腿；穿超短裙、低腰裤、短裤、拖鞋、长靴；外露文身、戴有色眼镜；戴首饰品。

3. 仪态：自然得体

（1）站姿　头正、颈直，两眼自然平视前方，嘴微闭，肩平，收腹挺胸，两肩自然下垂，手指并拢自然微屈，中指压裤缝，两脚尖张开夹角成45°或60°，身体重心落在两脚正中，给人以精神饱满的感觉。

（2）走姿　走动时须保持稳健的步伐，走路时应目光平视，头正微抬，挺胸收腹，两臂自然摆动，身体平稳，两肩不左右晃动。走路忌八字脚，忙时小跑，遇顾客侧身让路。

（3）禁忌　慢慢吞吞、动作僵化；与顾客抢道。

（4）其他举止　在为顾客服务的过程中，要表现出训练有素，不慌慌张张、手脚忙乱，动作幅度不宜过大并始终面带微笑，给顾客以大方、亲切、健康而朝气蓬勃之感，坚决禁止在工作中倚靠柜台、双手抱肩、叉腰、插兜、掩鼻、挖鼻掏耳、打哈欠、店内脱鞋、左右摇摆或澄清柜台、嬉笑打闹等不良姿态及戴耳机、玩手机、闲聊、扇扇子等与工作无关事宜等行为。

标准职业形象实训考核表见表1-1。

> **请你想一想**
>
> 1. 如果按小组分别角色扮演工作人员和顾客，从仪容、仪表、仪态三方面分别设计场景，请你能指出不正确的地方。
>
> 2. 你将如何着装参观模拟中药房？

表 1-1　实训考核表

姓名：　　　　　　　　　　　　　　　班级：　　　　　　　　　　　　　　　　　　得分：

实训项目	评分标准	分值	得分
职业形象	能说出仪容基本要求：个人卫生、发型、化妆	30	
	能说出仪表基本要求：着装方面	30	
	能说出仪态基本要求：站姿、走姿、应注意的不良行为现象	40	
总分		100	

学习任务二　职场环境认知

一、案例导入

小张是一名新入职员工，进入药店，药店的光线昏暗，空气污浊，阴冷，调剂台上昨天工作的现场还未打扫，她想："我是新人，我得积极点"。于是她开窗透气，打扫卫生，整理调剂台。

二、案例分析

小张进入的药店光线、温湿度达标吗？不达标。营业场所应做到空气清新流动、温度适宜，保持药品陈列在规定的温湿度环境下。

小张表现积极，打扫卫生，正确吗？正确，但应该前一班的人员的下班前打扫好。

三、案例所需基础知识

模拟药房，西药房与中药房合并在一个门店中。西药与中药、处方药与非处方药必须分开陈列。

（一）西药房要求

1. 清洁空气，调节温湿度　营业场所应做到空气清新流动、温度适宜，保持药品陈列在规定的温湿度环境下。为此，营业前须打开换气设备，空气对流，同时检查温湿度计，如果超过规定范围可开启空调，将温湿度调至适宜的范围。

2. 打扫场地，整理台面　营业场所要保持干净卫生、整齐有序。因此售前清洁、拖地、搽抹调剂台及有关设施设备，清除杂物，确保无积尘、无污迹。

3. 播放音乐，调节灯光　销售前应检查音响设备，选播适宜的轻音乐，检查营业场所的亮度，调节灯光亮度，整理广告画牌，护理花卉盆景，使整体环境显得舒适、明亮、优美，以迎接顾客的光临。

4. 摆放座椅，整理书刊　营业前，应在营业场所内的适当位置摆放座椅，整理书报架，备好饮水机，为顾客营造一个舒适方便的购物环境，提供细致周到的服务。

（二）中药房要求

1. 应有与调剂工作量相适应的调剂室，其墙壁、顶棚、地面平整光洁，无污染源，门窗结构严密，要有调剂室内温湿度的空调、排风扇及避光设备。

2. 药斗为调剂中药饮片的容器，多为木质多格式的组合柜，能存放 400 种以上中药饮片为宜，药斗布局应合理，符合斗谱规律排列。药名为正名正字。

3. 调剂台为木质结构应宽大坚固。应有盛放不同规格的包装纸、布袋、滤药器及笺方的设置。

4. 供调剂使用的戥称、天平必须是经质量技术监督部门检定合格才能使用。

5. 用于临时捣碎药味用的铜缸，应配备清洁用的毛巾、毛刷等。用于整理中药饮片用的簸箕、筛子等，要保持干净整洁卫生。

6. 调剂室内所用各种用具，要有固定存放位置，专人管理。

> **请你想一想**
>
> 1. 每天应该在怎样的场所工作？
>
> 2. 每天的工作常规是什么？
>
> 3. 药房的设施设备有哪些？

实践实训

1. 参观模拟药房，能说出对职场环境的基本要求。
2. 组织学生观看药店实际情况的视频。认识中药调剂常用的设施、设备。

表 1-2 实训考核表

姓名： 班级： 得分：

实训项目	评分标准	分值	得分
职场环境	温湿度要求	10	
	清洁卫生	20	
	装修的软环境	20	
	能认出中药调剂工作常使用的设施、设备	50	
总分		100	

学习任务三　风寒表证感冒荐药

学生通过角色扮演法扮演工作场景中不同的角色，通过患者自述、店员推荐、用药建议等流程完成药品销售，其余各小组同学采用小组讨论法分析担任角色扮演的同学的销售技巧和规范。

一、案例导入

某女，25 岁，最近工作太忙，过度疲劳，昨夜淋雨，今早出现怕冷、鼻塞、流清涕、咳嗽、全身乏力，疑是感冒。想买治疗感冒的中成药，你会推荐哪一种药？

二、案例分析

首先确认患者的姓名、年龄、性别、职业，然后进一步查询。

发烧吗？（普通感冒一般不发烧，个别有 37.2～37.3℃的低烧），如患者恶寒重，发热轻；——排除风热表证、暑湿感冒。

流涕吗？如患者流清涕，排除风热表证；出汗吗？如患者不自汗，则排除气虚外感。

初步分析该患者所患感冒是风寒表证。

咳嗽吗？如患者咳嗽咽干，则推荐感冒清热颗粒；如患者不咳嗽，但内伤食积，则推荐午时茶颗粒；如患者头痛且重，肢体酸痛，则推荐九味羌活颗粒等。

三、案例分析所需知识

风寒表证　症见恶寒重，发热轻，头身疼痛，无汗或有汗，鼻塞，流清涕，咳嗽，苔薄白，脉浮紧等。

午时茶颗粒（胶囊）

【成分】苍术、柴胡、羌活、防风、白芷、川芎、广藿香、前胡、连翘、陈皮、山楂、枳实、炒麦芽、甘草、桔梗、六神曲（炒）、紫苏叶、厚朴、红茶。

【功能主治】解表和中。用于感受风寒，内伤食积，寒热吐泻。

【注意事项】风热感冒者不适用；儿童、孕妇、老年体弱者慎用；高血压、心脏病、肝病、肾病、糖尿病等慢性病严重者应遵医嘱服用；不宜与滋补性或温热性中药同用；忌酒、烟及辛辣、生冷、鱼腥、油腻食物。

感冒清热颗粒（胶囊、口服液）

【成分】荆芥穗、薄荷、防风、柴胡、紫苏叶、葛根、桔梗、苦杏仁、白芷、苦地丁、芦根。

【功能主治】疏风散寒，解热止痛。除风寒感冒的一般症状外还有咳嗽咽干。

【注意事项】风热感冒者不适用；与环孢素 A 同用，可引起环孢素 A 血药浓度升高；儿童、孕妇、老年体弱者慎用；高血压、心脏病、肝病、肾病、糖尿病等慢性病严重者应遵医嘱服用；不宜与滋补性或温热性中药同用；忌酒、烟及辛辣、生冷、鱼腥、油腻食物。

九味羌活颗粒（丸、口服液）

【成分】羌活、防风、苍术、细辛、川芎、白芷、黄芩、甘草、地黄。

【功能主治】解表，散寒，除湿。用于外感风寒挟湿导致的恶寒发热，无汗，头痛且重，肢体酸痛。

【注意事项】风热感冒者不适用；儿童、孕妇、老年体弱者慎用；高血压、心脏病、肝病、肾病、糖尿病等慢性病严重者应遵医嘱服用；不宜与滋补性或温热性中药同用；忌酒、烟及辛辣、生冷、鱼腥、油腻食物。

请你想一想

1. 某男，30 岁，发热，头痛，口干，咽喉疼痛，咳嗽，流稠涕，疑是感冒。想买治疗感冒的中成药，选用哪种好？

2. 根据学生角色扮演，是否能够合理推荐用药？

学习任务四 风热表证感冒荐药

学生通过角色扮演法扮演工作场景中不同的角色，通过患者自述、店员推荐、用药建议等流程完成药品销售，其余各小组同学采用小组讨论法分析角色扮演法同学的销售技巧和规范。

一、案例导入

某男，32 岁，最近因吹空调不当，出现鼻塞、咽痛、流黄涕，咳嗽有痰等症状，全身不舒服，怀疑是感冒。想买治疗感冒的中成药，哪一种好？

二、案例分析

首先确认患者的姓名、年龄、性别、职业，然后进一步查询。

发烧吗？普通感冒一般不发烧（个别有 37.2 ~ 37.3℃ 的低烧），如患者恶热，黄痰、发热重；——排除风寒表证、暑湿感冒。

流涕吗？如患者流黄涕，排除风寒表证；出汗吗？如患者不自汗，则排除气虚外感；初步分析该患者所患感冒是风热表证。

咳嗽明显，推荐用双黄连口服液和银柴颗粒；感冒初期，推荐用桑菊感冒颗粒。

三、案例分析所需知识

风热表证　症见发热重，恶寒轻，头痛，咽喉疼痛，咳嗽，流稠涕，吐痰，口渴，苔薄黄，脉浮数等。

银翘解毒丸（片、软胶囊、胶囊、颗粒）

【成分】金银花、连翘、薄荷、荆芥、淡豆豉、牛蒡子（炒）、桔梗、淡竹叶、甘草，辅料为蜂蜜。

【治法】疏风解表，清热解毒。

【注意事项】风寒感冒者不适用；儿童、孕妇、老年体弱者慎用；高血压、心脏病、肝病、肾病、糖尿病等慢性病严重者应遵医嘱服用；不宜与滋补性或温热性中药同用；忌酒、烟及辛辣、生冷、鱼腥、油腻食物。

双黄连口服液（片、胶囊、颗粒、栓、冻干粉）

【成分】金银花、黄芩、连翘。

【功能主治】疏风解表，清热解毒。外感风热感冒热像明显，证见发热、咳嗽、咽痛。

【注意事项】风寒感冒者不适用；脾胃虚寒者慎用；儿童、老年体弱者慎用；高血压、心脏病、肝病、肾病、糖尿病等慢性病严重者应遵医嘱服用；不宜与滋补性或温热性中药同用；忌酒、烟及辛辣、生冷、鱼腥、油腻食物。

柴银口服液

【成分】柴胡、金银花、黄芩、葛根、荆芥、青蒿、连翘、桔梗、苦杏仁、薄荷、鱼腥草。

【功能主治】清热解毒，利咽止咳。用于上呼吸道感染外感风热证，症见：发热恶风，头痛、咽痛，汗出，鼻塞流涕，咳嗽，舌边尖红，苔薄黄。

【注意事项】脾胃虚寒者宜温服。

银黄颗粒（片、口服液）

【成分】金银花提取物、黄芩提取物。

【功能主治】清热疏风，利咽解毒。用于外感风热、肺胃热盛所致的咽干、咽痛、喉核肿大、口渴、发热；急慢性扁桃体炎、急慢性咽炎、上呼吸道感染见上述证候者。

请你想一想

1. 某男，30岁，发热，头痛，口干，咽喉疼痛，咳嗽，流稠涕，怀疑是感冒。想买治疗感冒的中成药，哪一种好？

2. 如采用角色扮演法，小组讨论法，你会角色扮演正确推荐用药吗？

你知道吗

新型冠状病毒性肺炎是一种急性感染性肺炎，其病原体是一种新型冠状病毒。患者初始症状多为发热、乏力和干咳，并逐渐出现呼吸困难等严重表现。由于也会出现发热、咳嗽等症状，注意和普通感冒的区别。

学习任务五　暑湿感冒荐药

一、案例导入

某女，28岁，8月份在室外做宣传工作，室外气温38℃，回家后出现头身重痛、不出汗、口渴、发热等症状，全身不舒服，怀疑是感冒。想买治疗感冒的中成药，哪一种好？

二、案例分析

首先确认患者的姓名、年龄、性别、职业，然后进一步查询。

发烧吗？普通感冒一般不发烧，（个别有 37.2～37.3℃的低烧），如患者黄痰、发热重；——排除风寒表证。

流涕吗？如患者流黄涕，排除风寒表证；

出汗吗？如患者不自汗，则排除气虚外感。

三、案例分析所需知识

暑湿感冒　是因饮食劳倦损伤脾胃，复感暑湿之邪而引起的以身热不扬、微恶风寒、微汗、头身困重、头晕、胸脘痞满、纳呆、苔腻、脉濡数等为主要症状的外感病。

保济口服液（丸）

【成分】广藿香、白芷、薄荷、菊花、蒺藜、苍术、葛根、厚朴、化橘红、薏苡仁、茯苓、广东神曲、钩藤、木香、天花粉、稻芽。辅料为蔗糖。

【功能主治】解表，祛湿，和中。用于腹痛吐泻，嗳食嗳酸，恶心呕吐，肠胃不适，消化不良，晕车，发热头痛。

【注意事项】孕妇忌用；外感燥热者不宜服用；不适用与急性肠道传染病之剧烈恶心、呕吐、水泻不止；儿童、哺乳期妇女及老年体弱者慎用；忌酒、烟及辛辣、生冷、鱼腥、油腻食物。

藿香正气软胶囊（口服液、水、滴丸）

【成分】苍术、陈皮、厚朴（姜制）、白芷、茯苓、大腹皮、生半夏、甘草浸膏、广藿香油、紫苏叶油。

【功能主治】解表化湿，理气和中。

【注意事项】热邪导致的霍乱、感冒忌服，阴虚火旺者忌服；孕妇、儿童及老年体弱者慎用；高血压、心脏病、肝病、肾病、糖尿病等慢性病严重者应遵医嘱服用；不宜与滋补性或温热性中药同用；忌酒、烟及辛辣、生冷、鱼腥、油腻食物。

六合定中丸

【成分】紫苏叶、广藿香、香薷、木香（另研）、茯苓、甘草、木瓜、炒白扁豆、炒山楂、六神曲（炒）、炒麦芽、炒稻芽、檀香（另研）、羌活、枳壳（炒）、厚朴（姜汁制）、陈皮、桔梗。

【功能主治】祛暑除湿，和胃消食。用于夏伤暑湿，宿食停滞，寒热头痛，胸闷恶心，吐泻腹痛。

【注意事项】湿热泄泻、实热积滞胃痛者忌服；孕妇、儿童及老年体弱者慎用；高血压、心脏病、肝病、肾病、糖尿病等慢性病严重者应遵医嘱服用；不宜与滋补性或温热性中药同用；饮食宜清淡。

十滴水软胶囊

【成分】樟脑、干姜、大黄、小茴香、肉桂、辣椒、桉油。

【功能主治】健胃、祛暑。用于中暑引起的头晕，恶心，腹痛，胃肠不适。

【注意事项】孕妇忌服；儿童及老年体弱者慎用；高血压、心脏病、肝病、肾病、糖尿病等慢性病严重者应遵医嘱服用；不宜与滋补性或温热性中药同用；饮食宜清淡；软胶囊一日用量不得超过8粒。

请你想一想

1. 某男，18岁，自述夏天在外打球后，回家有点头晕，胸闷，有点怕冷，吃不下东西，浑身没力气。想买点药，你会推荐哪一种药物治疗好？

2. 暑湿感冒冬天会得吗？

你知道吗

夏季很容易发生中暑现象。中暑的主要症状是头晕、头痛、口渴、恶心、呕吐、发热、全身无力，严重者昏迷。出现中暑症状，应立即将患者抬到阴凉的地方并补充水分，然后用毛巾包裹冰块冷敷额头，注意多休息。如病情严重应到当地正规的医院进行治疗。

学习任务六　气虚外感及其他感冒荐药

一、案例导入

某女，53岁，自述感觉气虚，乏力，头痛鼻塞，全身不舒服，疑是感冒。想买治疗感冒的中成药，哪一种好？

二、案例分析

首先确认患者的姓名、年龄、性别、职业，然后进一步查询。

发烧吗？如患者黄痰、发热重；——排除风寒表证。

咽痛吗？如患者不咽痛，排除风热表证。

出汗吗？如患者自汗，则有可能气虚外感。

三、案例所需基础知识

气虚外感　素体气虚，卫表不固，感受外邪，以恶寒发热，自汗，头痛鼻塞，语声低怯，气短倦怠，脉浮无力为常见症的证候。

参　苏　丸

【成分】党参、紫苏叶、葛根、前胡、茯苓、半夏（制）、陈皮、枳壳（炒）、桔梗、木香、甘草。

【功能主治】益气解表，疏风散寒，祛痰止咳。用于身体虚热、感受风寒所受感冒，症见恶寒发热，头痛鼻塞、咳嗽痰多、胸闷呕逆、乏力气短。

【注意事项】风热感冒者不适用；儿童、孕妇、老年体弱者慎用；高血压、心脏病、肝病、肾病、糖尿病等慢性病严重者应遵医嘱服用；不宜与滋补性或温热性中药同用；忌酒、烟及辛辣、生冷、鱼腥、油腻食物。

玉屏风胶囊（颗粒、袋泡茶、口服液）

【成分】防风、黄芪（蜜炙）、炒白术。

【功能主治】益气、固表、止汗。用于表虚不固，自汗恶风，或体虚易感风邪者。

【注意事项】若属外感自汗或阴虚盗汗，则不宜使用。

川芎茶调散（片、丸、袋泡茶、颗粒）

【成分】薄荷叶（不见火）、川芎、荆芥（去梗）、细辛、防风、白芷、羌活、甘草。

【功能主治】疏风止痛。用于外感风邪所致的头痛，或有恶寒、发热、鼻塞。

【注意事项】虚症头痛不宜使用；儿童、孕妇、老年体弱者慎用；高血压、心脏病、肝病、肾病、糖尿病等慢性病严重者应遵医嘱服用；不宜与滋补性或温热性中药同用；忌酒、烟及辛辣、生冷、鱼腥、油腻食物。

防风通圣丸（颗粒）

【成分】防风、荆芥穗、薄荷、麻黄、大黄、芒硝、栀子、滑石、桔梗、石膏、川芎、当归、白芍、黄芩、连翘、甘草、白术（炒）。

【功能主治】解表通里，清热解毒。用于外寒内热，表里俱实，恶寒壮热，头痛咽干，小便短赤，大便秘结，瘰疬初起，风疹湿疮。

【注意事项】儿童、孕妇、老年体弱者慎用；高血压、心脏病、肝病、肾病、糖尿病等慢性病严重者应遵医嘱服用；不宜与滋补性或温热性中药同用；忌酒、烟及辛辣、生冷、鱼腥、油腻食物。

小柴胡颗粒（片、泡腾片、胶囊）

【成分】柴胡、大枣、党参、甘草、黄芩、姜半夏、生姜。

【功能主治】解表散热，疏肝和胃。用于外感热病，邪犯少阳证，症见寒热往来，胸胁苦满，食欲不振，心烦喜吐，口苦咽干。

【注意事项】风寒感冒、肝火偏盛、肝阳上亢者忌用；儿童、孕妇、老年体弱者慎用；高血压、心脏病、肝病、肾病、糖尿病等慢性病严重者应遵医嘱服用；不宜与滋补性或温热性中药同用；忌酒、烟及辛辣、生冷、鱼腥、油腻食物。

请你想一想

1. 某女，55岁，自述受了点风寒，现在怕冷，发热，自汗，浑身无力，头痛，鼻塞，怀疑是感冒。你会推荐哪一种药物治疗好？

2. 气虚是指什么？

你知道吗

脾虚百病生。很多大病之所以会出现，一开始都是因为脾虚造成的，所以特别要注意脾虚的问题。脾虚改善了，身体状况就容易改善了。大便长期稀薄，不成形，黏在马桶上，冲不下去，或大便难排和排不尽感，肚子胀胀的，并伴有肛门的坠胀感，非常不舒服，都是脾虚的表现。

学习任务七　用药咨询指导

一、案例导入

某女，下班回家路上下雨未带伞，第二天早上起床，感觉恶风、恶寒、流清涕，到药店买药。请判断该患者的证候，并给予用药指导。

二、案例分析

1. 感冒主要证型有4种，此证是常见的风寒感冒证。主要以辛温解表，宣肺散寒为治疗原则。

2. 可选用感冒清热冲剂、九味羌活丸、通宣理肺丸等，忌用桑菊感冒片、银翘解毒片等药物。

3. 明确交代患者所购买中成药的服药时间、服药方法、服药剂量、用药禁忌等。

三、案例所需基础知识

医药领域是专业性非常强的特殊领域，绝大多数患者是不可能掌握全面的医学或药学知识的，作为药学专业技术人员，应利用自己掌握的专业知识指导患者用药，最大限度地提高患者的药物治疗效果，提高用药的依从性，保证用药安全、有效。

（一）患者咨询的内容

1. **药品名称**　包括通用名、商品名、别名。

2. **适应病证**　药品适应病证与患者病情相对应。

3. **用药禁忌**　包括配伍禁忌、妊娠禁忌、证候禁忌、饮食禁忌等。

4. **用药方法**　包括口服药品的正确服用方法、服用时间和用药前的特殊提示；栓剂、滴眼剂、气雾剂等外用剂型的正确使用方法；缓释制剂、控释制剂、肠溶制剂等特殊剂型的用法；如何避免漏服药物，以及漏服后的补救方法。

5. 用药剂量　包括首次剂量、维持剂量；每日用药次数、间隔、疗程。

6. 服药后预计疗效及起效时间、维持时间。

7. 药品的不良反应与药物相互作用。

8. 有否替代药物或其他疗法。

9. 药品的鉴定辨识、贮存和有效期。

10. 药品价格、报销，是否进入医疗保险报销目录。

（二）用药咨询的沟通技巧

1. 认真聆听　专业技术人员要仔细听取揣摩患者表述信息的内容和意思，不要轻易打断对方的谈话，以免影响表述者的思路和内容的连贯性。

2. 注意语言的表达　在与患者沟通时注意多使用服务用语和通俗易懂的语言，尽量避免使用难懂的专业术语，有助于患者对问题的理解和领会。

3. 注意非语言的运用　与患者交谈时，眼睛要始终注视着对方，注意观察对方的表情变化，从中判断其对问题的理解和接受程度。

4. 注意掌握时间　与患者的谈话时间不宜过长，提供的信息也不宜过多，过多的信息不利于患者的掌握，反而会成为沟通的障碍。

5. 关注特殊人群　对特殊用药人群，如婴幼儿、老年人、少数民族和国外来宾等，需要特别详细提示服用药品的方法。

（三）感冒患者用药注意

1. 含有化学成分治疗流感的西药不可同时服用两种，因为同服会增加其毒副作用。

2. 含有化学成分治疗流感的西药与任何一种治疗流感的中成药都可以同服，而且会加强治疗作用。

> **请你想一想**
>
> 根据午时茶颗粒所治病证的特点，设计用药咨询指导的过程。

3. 孕妇及哺乳期妇女治疗流感应在医生指导下，尽量选用中成药或中药。

4. 糖尿病、高血压、心脏病、肾病患者一定要在医师或药师指导下用药。

你知道吗

感冒患者健康指导

1. 辅助治疗　注意精神方面的调节，保持心情舒畅。养成良好的生活习惯，适当参加体力劳动和体育锻炼，如进行气功、太极拳等锻炼。

2. 阅读药品说明书　建议患者仔细阅读说明书，因为说明书是指导患者安全用药的重要依据。

3. 合适就医　服药三天或服药期间症状未明显改善，甚至加重者应入医院就医。

实践实训

一、原始记录

表 1-3　患者用药咨询记录表

姓名：　　　　　　　　　　　　　　　　　班级：　　　　　　　　　　　　　得分：

日期	患者姓名	药品名称	咨询内容	药师反馈	得分

二、考核评分标准

实训考核评分标准见表 1-4。

表 1-4　实训考核表

姓名：　　　　　　　　　　　　　　　　　班级：　　　　　　　　　　　　　得分：

实训项目	评分标准	分值	得分
患者用药咨询实操	辨证分型正确，推荐中成药正确	20	
	能用相关用药咨询的技巧进行沟通，表述清晰简洁	20	
	服药时间	10	
	用药指导 服药方法（各剂型）	10	
	服药剂量	10	
	疾病忌口 饮食禁忌	10	
	服药忌口	10	
	礼仪 礼貌用语	10	
总分		100	

三、考核过程

每组学生将讨论的患者用药咨询指导事宜写在实验报告纸上，教师根据结果对照考核评分标准评分。

学习任务八　荐药记录

一、案例导入

小兰有一天早上起床后出现发热、鼻塞、咽喉疼痛，咳嗽时有少痰，为了避免症状更严重，她决定去楼下的药店买些药服用。

二、案例分析

店员：您好，请问有什么可以帮您的？

患者：我咽喉比较疼，咳痰是黄色，有些发热，想买一些治感冒的中成药，可以推荐一下吗？

店员：..，（辨证），根据你说的症状应该是风热感冒，推荐使用桑菊感冒颗粒、银翘解毒片、双黄连口服液等。

患者：能给我介绍一下哪个药品更适合吗？

店员：你的体温多少？

患者：有 38.2℃。

店员：体温偏高，我建议你服用银翘解毒片或双黄连口服液。

患者：好的，我服药期间要注意什么？

店员：用药期间以清淡饮食为主，宜食用易消化食物，还可适当食用一些清热类的瓜果，少油少盐，忌辛辣、油腻等食物。

患者：谢谢你的耐心解答。

店员：不客气，祝您早日康复。

三、案例所需基础知识

感冒常见证型的常见中成药见表 1-5。其他病证相同。

表 1-5　感冒常见证型及推荐用药

感冒证型	病证特点	推荐中成药
风寒感冒	症见恶寒重，发热轻，头身疼痛，无汗或有汗，鼻塞，流清涕，咳嗽，苔薄白，脉浮紧等	九味羌活丸 午时茶颗粒
风热感冒	症见发热重，恶寒轻，头痛，咽喉疼痛，咳嗽，流稠涕，吐痰，口渴，苔薄黄，脉浮数等	银翘解毒丸 双黄连口服液 银黄口服液
暑湿感冒	症见身热不扬，微恶风寒，微汗，头身困重，头晕，胸脘痞满，纳呆，苔腻，脉濡数等	十滴水口服液 六合定中丸 藿香正气软胶囊
气虚外感	素体气虚，卫表不固，感受外邪，症见恶寒发热，自汗，头痛鼻塞，语声低怯，气短倦怠，脉浮无力等	玉屏风胶囊 参苏丸 川芎茶调散 防风通圣丸

请你想一想

同学们知道市面上销售的常用感冒中成药有哪些呢？它们分别治疗哪一种证型的感冒？

你知道吗

五官科中咽喉科用药与感冒用药有类似之处。咽喉科用药有急、慢性咽炎，症状也有咽部不适，有异物感，痰黏滞感，总感到咽部有咽不下又吐不出的东西，发痒、刺激咳嗽，微有咽痛等，常用清喉利咽颗粒、利咽灵等，口服药物加含片。

实践实训

一、原始记录

表 1-6 顾客荐药表

序号	问病	临床表现	辩证	荐药	使用方法	注意事项

二、考核评分标准

实训考核评分标准见表 1-7。

表 1-7 实训考核表

姓名：   班级：   得分：

项目		评分标准	分值	得分
荐药实操考核	语言表达	语言表达流畅、通俗易懂、表达清晰简洁	20	
	介绍内容	能正确介绍药品的名称、功效、应用；同时也要涉及药品的分类、厂家、用法用量、使用注意等	30	
	做好荐药记录	按荐药记录表准确记录患者咨询	30	
	回答问题	正确回答其他小组的提问，展现专业素养	20	
合计			100	

三、考核过程

每组学生通过设计特定的场景，模拟药品咨询，以药盒的方式，为顾客介绍感冒证候中的 1~2 种中成药，并做好荐药记录，教师根据现场表现及记录表对照考核评分标准评分。

📖 学习任务九　疾病常见证型荐药考核与评价

一、案例导入

为了解同学们对感冒用药知识点的学习情况，下面以 2 位同学为一组，一位同学根据下列"患者症状概括"扮演患者到药店购药。另一位同学扮演药店调剂员，根据患者主诉的症状进行辩证、推荐用药并作用药指导。

两位同学进行角色互换，按同样方法重新进行实训。

考核素材：

常用感冒中成药包装盒、说明书、标签及参考书籍

评价：见表1-10《中成药问病荐药——疾病荐药考核标准》

二、案例分析

首先确认患者的姓名、年龄、性别，然后进一步查询。

若为小儿，则考虑小儿用药范围；若为孕妇，则需考虑孕妇用药范围。根据病证表现，判断所患病证。

初步分析该患者病证，合理推荐中成药。

三、案例分析所需知识

1. 药店礼仪

（1）仪容整洁　要勤梳头，勤洗手，及时修容，保持脸部干净，清除体臭。

（2）穿着工服　在营业时间必须穿戴工服，并佩戴工牌，以利于顾客监督。

（3）化妆清新　药店主管要注意自己的发型，男性留短发，胡须要刮干净；女性可适当淡妆，杜绝浓妆，形象良好，增强自信心，同时也给营业员和顾客留下一个清新、赏心悦目的视感觉。

2. 服务意识　加强销售过程中的服务意识，细心聆听顾客的疾病症状描述，观察病情，能恰当的介绍药品，有效地回答顾客的疑问，帮助顾客选择合适的药品，提高顾客满意度。根据患者主诉的症状进行辩证，推荐用药并作用药指导。

> **请你想一想**
>
> 感冒用药的注意事项有哪些？

你知道吗

感冒会有鼻塞等症状，但注意与五官科疾病区别，如鼻病。鼻病的致病外邪多为风、热、寒、湿，脏腑的病变多为肺、脾、胆、肾。常见的鼻病有鼻疔、鼻塞、鼻衄、鼻鼽、鼻窒等。主要代表方有鼻炎滴剂、辛夷鼻炎丸、鼻炎康片、千柏鼻炎片、藿胆丸、辛芩颗粒、鼻渊舒胶囊、鼻窦炎口服液等。用药指导：注意擤鼻方法，鼻塞甚者，不可强行擤鼻，以免邪毒逆入耳窍，导致耳窍疾病。急性者适当休息，注意营养，禁食辛辣刺激食物，戒除烟酒。

实践实训

一、原始记录

见表1-8。

表1-8 实训原始记录表

学生姓名	
角色扮演	
症状描述	
导购技巧	
推荐用药	
成功率	
评价	签名

二、考核评分标准

表1-9 实训评分标准

1. 药店礼仪 ……………………………………………………………………… 10分
2. 礼貌用语 ……………………………………………………………………… 10分
3. 症状判断 ……………………………………………………………………… 20分
4. 遵守门店制度 ………………………………………………………………… 30分
5. 准确荐药 ……………………………………………………………………… 25分
6. 其他 …………………………………………………………………………… 5分

表1-10 中成药问病荐药——疾病荐药考核标准

班级： 准考证号： 日期： 得分：

项目设计	考核内容	考核要点	评分标准	满分
药店礼仪	服装、仪容仪表等	（1）仪容整洁。勤梳头，勤洗手，及时修容，保持脸部干净，清除体臭	4	10
		（2）穿着工服。在营业时间必须穿戴工服，并佩戴工牌，以利于顾客监督	2	
		（3）化妆清新（女性杜绝浓妆）。店主管要注意自己的发型，男性要留短发，胡须要刮干净；女性可适当淡妆，以形成良好的自我感觉，增强自信心，同时也给营业员和顾客留下一个清新、赏心悦目的视感觉	4	
礼貌用语	销售过程中的服务意识	"您好！您需要什么？"	2	10
		"请稍等一下，我就来。"	1	
		"您好！欢迎您光临！"	2	
		"这是您要的物品，请看一下。"	2	
		"请多多关照。"	1	
		"您慢走，祝您健康！"	2	

续表

项目设计	考核内容	考核要点	评分标准	满分
症状判断	根据症状判断疾病种类	说出疾病，并解释原因 症状持续 7 天及以上，仍未缓解，反而加重，则可能有并发症发生，建议就医	20	20
门店制度	遵守门店制度	参照企业制度	30	30
准确荐药	合理准确荐药	根据症状判断	25	25
其他	灵活性	随机应变	5	5

三、考核过程

1. 学生扮演角色着装，进入药房。
2. 描述症状。
3. 谈话中根据症状提问，初步判断患者疾病。
4. 合理推荐相关药物。
5. 开票，收银。
6. 交代营养小贴士或建议。
7. 礼貌用语。
8. 评分。

目标检测

一、选择题

1. 下列哪个不是风寒感冒的症状（　　　）

   A. 症见恶寒重，发热轻，头身疼痛

   B. 鼻塞，咳嗽

   C. 流浊涕

   D. 苔薄白，脉浮紧

2. 风寒感冒可用下列哪种药物进行治疗（　　　）

   A. 藿香正气胶囊　　　　　　　　B. 感冒清热颗粒

   C. 防风通圣丸　　　　　　　　　D. 双黄连口服液

3. 下列哪个是风寒感冒的症状（　　　）

   A. 因饮食劳倦损伤脾胃，复感暑湿之邪而引起的以身热不扬、微恶风寒、微汗、头身困重、头晕、胸脘痞满、纳呆、苔腻、脉濡数等为主要症状的外感病

   B. 素体气虚，卫表不固，感受外邪，以恶寒发热、自汗、头痛鼻塞、语声低

怯、气短倦怠、脉浮无力为常见症的证候。

    C. 症见恶寒重、发热轻、头身疼痛、无汗或有汗、鼻塞、流清涕、咳嗽、苔薄白、脉浮紧等

    D. 症见发热重、恶寒轻、头痛、咽喉疼痛、咳嗽、流稠涕、吐痰、口渴、苔薄黄、脉浮数等

4. 风热感冒可用下列哪种药物进行治疗（　　　）

    A. 藿香正气胶囊　　　　　　　　B. 感冒清热颗粒

    C. 防风通圣丸　　　　　　　　　D. 双黄连口服液

5. 下列哪个是风热感冒的症状（　　　）

    A. 因饮食劳倦损伤脾胃，复感暑湿之邪而引起的以身热不扬、微恶风寒、微汗、头身困重、头晕、胸脘痞满、纳呆、苔腻、脉濡数等为主要症状的外感病

    B. 素体气虚，卫表不固，感受外邪，以恶寒发热，自汗，头痛鼻塞，语声低怯，气短倦怠，脉浮无力为常见症的证候

    C. 症见恶寒重、发热轻、头身疼痛、无汗或有汗、鼻塞、流清涕、咳嗽、苔薄白、脉浮紧等

    D. 症见发热重、恶寒轻、头痛、咽喉疼痛、咳嗽、流稠涕、吐痰、口渴、苔薄黄、脉浮数等

6. 下列哪种药物不可以治疗风热感冒（　　　）

    A. 藿香正气胶囊　　　　　　　　B. 银黄颗粒

    C. 银翘解毒丸　　　　　　　　　D. 双黄连口服液

7. 下列哪个不是暑湿感冒的症状（　　　）

    A. 症见头身重痛　　　　　　　　B. 口渴

    C. 流涕　　　　　　　　　　　　D. 出大汗

8. 暑湿感冒可用下列哪种药物进行治疗（　　　）

    A. 藿香正气胶囊　　　　　　　　B. 感冒清热颗粒

    C. 防风通圣丸　　　　　　　　　D. 双黄连口服液

9. 气虚外感感冒可用下列哪种药物进行治疗（　　　）

    A. 藿香正气胶囊　　　　　　　　B. 感冒清热颗粒

    C. 防风通圣丸　　　　　　　　　D. 双黄连口服液

10. 下列哪个是气虚外感感冒的症状（　　　）

    A. 因饮食劳倦损伤脾胃，复感暑湿之邪而引起的以身热不扬、微恶风寒、微汗、头身困重、头晕、胸脘痞满、纳呆、苔腻、脉濡数等为主要症状的外感病

    B. 素体气虚、卫表不固、感受外邪，以恶寒发热、自汗、头痛鼻塞、语声低怯、气短倦怠、脉浮无力为常见症的证候

  C. 症见恶寒重、发热轻、头身疼痛、无汗或有汗、鼻塞、流清涕、咳嗽、苔薄白、脉浮紧等

  D. 症见发热重、恶寒轻、头痛、咽喉疼痛、咳嗽、流稠涕、吐痰、口渴、苔薄黄、脉浮数等

11. 适用于气虚外感感冒的药物是（   ）

  A. 感冒清热颗粒   B. 藿香正气胶囊

  C. 川芎茶调散   D. 双黄连口服液

二、问答题

1. 简述从事医药行业柜台销售人员的职业形象要求。

2. 如何区分风寒感冒与风热感冒？

3. 简述药店环境要求。

4. 气虚外感感冒的主要症状是什么？

5. 一般应如何判断脾气虚？

6. 模拟小明在药店工作的一天，并在工作过程中填写以下咨询记录。

咨询记录表

咨询项目	咨询人次（以"正"字记录）	合计
药物名称		
药物作用		
用药时间与漏服处理		
用药方法		
注意事项与说明书解读		
药物相互作用		
药食相互作用		
服药与临床检验		
药物质量		
药物规格		
有效期		
剩余药处理与贮藏		

7. 以不同症状为模拟，简述药品推荐的主要内容并填写荐药记录表格。

8. 考核标准分为哪几个部分？

书网融合……

  划重点   自测题

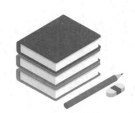

▶▶ 项目二　咳嗽荐药

学习目标

知识要求

1. **掌握**　咳嗽的主要症状。
2. **熟悉**　治疗咳嗽的常用药。
3. **了解**　各类咳嗽常用药的注意事项。

能力要求

1. 学会严格遵守药店工作人员标准行为规范。
2. 学会询问顾客患咳嗽的关键症状并对症推荐常用药。
3. 学会合理销售。

📖 学习任务一　风寒袭肺型咳嗽荐药

一、案例导入

某女，30岁，出现频繁咳嗽、有痰。伴有咽痒、鼻塞、流清涕等症状，拟选购一种治疗咳嗽的药物，哪一种好？

二、案例分析

首先确认患者的姓名、年龄、性别以及职业，然后进一步查询。

店员：咳嗽有痰吗？患者：有，但不是很多。店员：痰是什么颜色？黄色还是白色？患者：痰是白色，稀薄的。店员：午后咳嗽是不是更严重了？患者：没有。

初步分析该患者所患的咳嗽是风寒袭肺引起；如流涕，则推荐通宣理肺丸；如恶寒发热，则推荐小青龙合剂。

三、案例分析所需知识　ℯ微课

风寒袭肺　咳嗽声重，痰稀色白，口不渴，恶寒，或有发热，无汗，或兼头痛。舌苔薄白，脉浮紧等。

通宣理肺丸（片、胶囊、颗粒）

【成分】紫苏叶、黄芩、枳壳（炒）、苦杏仁（去皮，炒）、甘草、陈皮、桔梗、茯苓、前胡、麻黄、半夏（制）。

【功能主治】解表散寒，宣肺止咳。用于风寒束表、肺气不宣所致的感冒咳嗽，症见发热、恶寒、咳嗽、鼻塞流涕、头痛、无汗、肢体酸痛。

【注意事项】风热、痰热咳嗽及阴虚干咳忌用；儿童、孕妇、老年体弱者、高血压、心脏病患者慎用；支气管扩张、肺脓肿、肺源性心脏病、肺结核患者应遵医嘱；忌酒、烟及辛辣、生冷、鱼腥、油腻食物。

小青龙合剂（颗粒）

【成分】麻黄、桂枝、白芍、干姜、细辛、甘草（蜜炙）、法半夏、五味子。

【功能主治】解表化饮，止咳平喘。用于风寒水饮，恶寒发热，无汗，咳喘痰稀。

【注意事项】儿童、孕妇、哺乳期妇女禁用；肝肾功能不全者禁服；风热、痰热咳嗽及阴虚干咳忌用；糖尿病患者禁服含蔗糖颗粒；老年体弱者、高血压、心脏病患者慎用；支气管扩张、肺脓肿、肺源性心脏病、肺结核患者应遵医嘱；忌酒、烟及辛辣、生冷、鱼腥、油腻食物。

桂龙咳喘宁胶囊（颗粒）

【成分】桂枝、龙骨、白芍、生姜、大枣、炙甘草、牡蛎、黄连、法半夏、瓜蒌皮、苦杏仁（炒）。

【功能主治】止咳化痰，降气平喘。用于外感风寒、痰湿阻肺引起的咳嗽、气喘、痰涎壅盛等症；急、慢性支气管炎见上述证候者。

【注意事项】外感风寒者不宜使用；孕妇慎用。支气管扩张、肺脓肿、肺源性心脏病、肺结核患者应遵医嘱；忌酒、烟及辛辣、生冷、鱼腥、油腻食物。

请你想一想

1. 某女，75岁，咳嗽，痰很多，白色，特别是早晨更多，胸闷，有点喘。选用哪种治疗咳嗽的中成药好？

2. 某女，27岁，近日感受风寒，发热、恶寒、咳嗽、鼻塞流涕、头痛、无汗、肢体酸痛。选用哪种好？

学习任务二　风热犯肺型咳嗽荐药

一、案例导入

某女，30岁，两周前患感冒，伴有咳嗽咽喉红肿疼痛，痰多，舌红苔薄黄。拟选购一种治疗咳嗽的药物，哪一种好？

二、案例分析

首先确认患者的姓名、年龄、性别、职业，然后进一步查询。

店员：咳嗽有痰吗？患者：有，还比较多，一咳就有。店员：痰是什么颜色？稀白的还是黄稠的？患者：黄稠的。店员：早上咳得重还是晚上咳得重呢？患者：早上咳嗽比较多。店员：是否有鼻塞流涕？患者：有的。

　　初步分析该患者所患的咳嗽是风热犯肺引起；如咳嗽痰黄或吐痰不爽，则推荐川贝枇杷糖浆；如恶寒发热，则推荐急支糖浆。

三、案例分析所需知识

　　风热犯肺　咳嗽气粗，吐黏白或黄痰，咯吐不利，咽痛声嘶，舌边尖红、苔薄白或微黄，脉浮数。

川贝枇杷糖浆

　　【成分】川贝母流浸膏、桔梗、枇杷叶、薄荷脑。

　　【功能主治】清热宣肺，化痰止咳。用于风热犯肺，痰热内阻所致的咳嗽痰黄或吐痰不爽，咽喉肿痛，胸闷胀痛，感冒咳嗽及慢性支气管炎见上述证候者。

　　【注意事项】支气管扩张、肺脓肿、肺源性心脏病、肺结核患者应遵医嘱；忌酒、烟及辛辣、生冷、鱼腥、油腻食物。

急支糖浆

　　【成分】鱼腥草、金荞麦、四季青、麻黄、紫菀、前胡、枳壳、甘草。

　　【功能主治】清热化痰，宣肺止咳。用于外感风热所致的咳嗽，症见发热、恶寒、胸膈满闷、咳嗽咽痛；治疗急性支气管炎，感冒后咳嗽，慢性支气管炎急性发作等呼吸系统疾病见上述证候者。

　　【注意事项】孕妇及风寒咳喘者忌用；甲状腺功能亢进、糖尿病、高血压、心脏病患者慎用；支气管扩张、肺脓肿、肺源性心脏病、肺结核患者应遵医嘱；不宜与滋补性或温热性中药同用；儿童、年老体弱者慎用；忌酒、烟及辛辣、生冷、鱼腥、油腻食物。

蛇胆川贝散（胶囊）

　　【成分】蛇胆汁、川贝母。

　　【功能主治】清肺，止咳，祛痰。用于肺热咳嗽，痰多。

　　【注意事项】孕妇、痰湿犯肺或久咳不止者慎用。服药期间，忌食辛辣、油腻食物，忌吸烟、饮酒。

请你想一想

　　1. 某女，30岁。两周前患感冒，伴有咳嗽咽喉红肿疼痛，舌红苔薄黄；数天后感冒减轻，但咳嗽加重，咽喉不痛，痰多，黄稠。选用哪种治疗咳嗽的中成药好？

　　2. 某男，25岁，咳嗽，咽痛，咳痰困难，痰黏黄稠，有点头痛，口干。想买点药，用哪一种好？

学习任务三 痰热郁肺型咳嗽荐药

一、案例导入

某男，40岁，感冒后一直咳嗽、有痰。拟选购一种治疗咳嗽的药物，哪一种好？

二、案例分析

首先确认患者的姓名、年龄、性别、职业，然后进一步查询。

店员：请问咳了多久？患者：前两周感冒好了之后就一直咳嗽。店员：咳嗽有痰吗？患者：有，还比较多，一咳就有。店员：痰是什么颜色？稀白的还是黄稠的？患者：黄稠的。店员：早上咳得重还是晚上咳得重呢？患者：早上咳嗽比较重。店员：咳嗽有没有伴随鼻塞流涕？患者：没有。

初步分析该患者所患的咳嗽是痰热郁肺引起；如身热头晕，则推荐羚羊清肺丸；如痰多、黏稠、色黄，则推荐橘红片。

三、案例分析所需知识

痰热郁肺 症见咳嗽气粗，痰多黄稠，烦热口干，舌红苔黄腻，脉滑数。也称痰热阻肺。多因饮食不节，嗜食过度，过食辛辣肥甘，酿成痰热，或因肝火炼津成痰，或因痰湿化热而成。

羚羊清肺丸（颗粒）

【成分】浙贝母、桑白皮（蜜炙）、前胡、麦冬、天冬、天花粉、地黄、玄参、石斛、桔梗、枇杷叶（蜜炙）、苦杏仁（炒）、金果榄、金银花、大青叶、栀子、黄芩、板蓝根、牡丹皮、薄荷、甘草、熟大黄、陈皮、羚羊角粉。

【功能主治】清肺利咽，清温止嗽。用于肺胃热盛，感受时邪，身热头晕，四肢酸懒，咳嗽痰盛，咽喉肿痛，鼻衄咯血，口干舌燥。

【注意事项】风寒咳喘者忌用；不宜与滋补性或温热性中药同用；儿童、年老体弱者慎用；忌酒、烟及辛辣、生冷、鱼腥、油腻食物。

橘红丸（片、颗粒、胶囊）

【成分】化橘红、浙贝母、陈皮、半夏（制）、茯苓、苦杏仁、炒紫苏子、桔梗、紫菀、款冬花、瓜蒌皮、石膏、地黄、麦冬、甘草。

【功能主治】清肺，化痰，止咳。用于痰热咳嗽，痰多，色黄黏稠，胸闷口干。

【注意事项】孕妇、气虚咳喘及阴虚燥咳者慎用。服药期间，忌食辛辣、油腻食物。

清肺抑火丸

【成分】黄芩、栀子、黄柏、浙贝母、桔梗、前胡、苦参、知母、天花粉、大黄。

【功能与主治】清肺止咳，化痰通便。用于痰热阻肺所致的咳嗽、痰黄黏稠、口干咽痛、大便干燥。

【注意事项】孕妇、风寒咳嗽、脾胃虚弱者慎用。服药期间，忌生冷、辛辣、燥热食物，忌烟酒。

请你想一想

1. 某男，40岁，咳嗽，痰多而稠，颜色发黄，口渴。选用哪种治疗咳嗽的中成药好？

2. 某男，39岁。感冒3天后出现咳嗽，气息急促，痰稠黏难咳，面赤身热，口干欲饮，舌红苔黄。选用哪一种好？

学习任务四　痰湿阻肺型咳嗽荐药

一、案例导入

某男，60岁，长期咳嗽喘息，痰多，偶感胸膈满闷。拟选购一种治疗咳嗽的药物，哪一种好？

二、案例分析

首先确认患者的姓名、年龄、性别、职业，然后进一步查询。

店员：请问咳了多久？患者：咳嗽时间将近一年，咳嗽时会出现喘息。店员：咳嗽有痰吗？患者：有，还比较多，一咳就有。店员：痰是什么颜色？稀白的还是黄稠的？患者：白色的。店员：早上咳得重还是晚上咳得重呢？患者：早上咳嗽比较多，活动时会更严重。店员：是不是经常感到困倦、四肢无力？患者：是的。

初步分析该患者所患的咳嗽是痰湿阻肺引起；如痰湿停滞导致的咳嗽痰多，则推荐二陈丸；如痰气阻肺引起的咳嗽痰多，则推荐橘贝半夏颗粒。

三、案例分析所需知识

痰湿阻肺　咳嗽痰多色白，咳声重浊，因痰作嗽，痰滑易咳，晨起为甚，胸闷脘痞，苔白腻，脉弦滑。咳嗽喘急，气短胸闷，动则加剧，老年人多见。属内伤咳嗽，亦可称为"痰咳""痰嗽"。

苏子降气丸

【成分】紫苏子（炒），厚朴，前胡，甘草，姜半夏，陈皮，沉香，当归。

【功能主治】降气化痰，温肾纳气。用于上盛下虚、气逆痰雍所致的咳嗽喘息、胸膈痞塞。

【注意事项】阴虚燥咳者忌服；有支气管扩张、肺脓肿、肺结核、肺源性心脏病的患者及孕妇，应在医师指导下服用。服用三天，症状无改善，应去医院就诊；忌烟、酒及辛辣食物。

二　陈　丸

【成分】陈皮、半夏（制）、茯苓、甘草。

【功能主治】燥湿化痰，理气和胃。用于痰湿停滞导致的咳嗽痰多、胸脘胀闷、恶心呕吐。

【注意事项】阴虚燥咳者忌服；有支气管扩张、肺脓肿、肺结核、肺源性心脏病的患者及孕妇，应在医师指导下服用；长期或持续服用应遵医嘱；忌烟、酒及辛辣食物。

橘贝半夏颗粒

【成分】橘红、半夏（制）、川贝母、枇杷叶、桔梗、远志（制）、紫菀、款冬花（炒）、前胡、苦杏仁霜、麻黄、紫苏子（炒）、木香、肉桂、天花粉、甘草。

【功能主治】化痰止咳，宽中下气。用于治疗痰气阻肺、咳嗽痰多、胸闷气急等症状。

【注意事项】本品含有麻黄，故孕妇及心脏病、高血压病患者慎用。服药期间，饮食宜清淡，忌食生冷、辛辣、燥热食物，忌烟酒。

请你想一想

1. 某男，75岁，咳嗽，痰很多，白色，特别是早晨更多，胸闷，有点喘。选用哪种治疗咳嗽的中成药好？

2. 某男，45岁，痰多稀白，易于咳出，常见身重困倦，四肢无力，舌苔厚白。选用哪一种好？

学习任务五　肺肾阴虚型咳嗽荐药

一、案例导入

某男，50岁。长期咳嗽，下午咳嗽加重，咳嗽出现血丝。拟选购一种治疗咳嗽的药物，哪一种好？

二、案例分析

首先确认患者的姓名、年龄、性别、职业，然后进一步查询。

店员：请问咳了多久？患者：咳嗽时间将近5年，有长期咳嗽的病史。店员：咳嗽有痰吗？患者：少痰，偶尔痰里面出现血丝，很难咳出。店员：痰是什么颜色？稀白的还是黄稠的？患者：黄稠的。店员：早上咳得重还是晚上咳得重呢？患者：下午咳得比较多。店员：是不是经常感到手掌心热、晚上出汗、颧红、耳鸣等症状呢？患者：是的。

初步分析该患者所患的咳嗽是肺肾阴虚引起；如干咳少痰或痰中带血，则推荐养阴清肺膏；如痰黄而黏不易咳出，则推荐二母宁嗽丸。

三、案例分析所需知识

肺肾阴虚　干咳少痰或痰中带血，午后咳甚，或伴五心烦热、颧红、舌红少苔、脉细数，是指肺肾阴液亏虚，虚热内扰。肺肾两脏，阴液互滋，"金水相生"。

百合固金丸（口服液、片、颗粒、浓缩丸）

【成分】百合、地黄、熟地黄、麦冬、玄参、川贝母、当归、白芍、桔梗、甘草。

【功能主治】养阴润肺，化痰止咳。用于肺肾阴虚，燥咳少痰，痰中带血，咽干喉痛。

【注意事项】风寒咳嗽，痰多壅盛者不宜使用；脾胃虚弱、儿童、老年体弱者慎用；支气管扩张、肺脓肿、肺源性心脏病、肺结核患者应遵医嘱；忌酒、烟及辛辣、生冷、鱼腥、油腻食物。

养阴清肺膏（糖浆、口服液、丸）

【成分】地黄、玄参、麦冬、白芍、牡丹皮、川贝母、薄荷、甘草。

【功能主治】养阴润燥，清肺利咽。用于阴虚燥咳，咽喉干痛，干咳少痰，或痰中带血等症状。

【注意事项】脾虚便溏、痰多湿盛咳嗽者慎用。孕妇慎用。服药期间，忌食辛辣、生冷、油腻食物。

二母宁嗽丸

【成分】知母、川贝母、石膏、炒栀子、黄芩、炒瓜蒌子、蜜桑白皮、茯苓、陈皮、麸炒枳实、五味子（蒸）、炙甘草。

【功能主治】清肺润燥，化痰止咳。用于治疗燥热蕴肺所致的咳嗽。症见痰黄而黏不易咳出、胸闷气促、久咳不止、声哑喉痛。

【注意事项】风寒咳嗽者慎用。服药期间，忌食辛辣以及牛肉、羊肉、鱼等食物。

请你想一想

1. 某女，36岁，咳嗽得很厉害，痰很少，有时痰中带血丝，下午咳得更厉害，手脚心发热，心烦。选用哪种治疗咳嗽的中成药好？

2. 某男，35岁，咳嗽5天，痰黏而少，不易咳，伴咽干口渴，口唇干燥，手掌心热，入睡后出汗，舌红苔薄黄。选用哪一种好？

你知道吗

1. 咳嗽以干咳为主，午后咳甚，少痰或痰中带血，病程较长。

2. 虚热的症状突出，即午后潮热，颧红，盗汗，日渐消瘦，舌红少苔，脉细数等。

目标检测

一、选择题

1. 下列哪个选项是风寒咳嗽的症状（　　　）
   A. 咳嗽声重、吐白稀痰、恶寒，或兼头痛、苔薄白、脉浮紧
   B. 咳嗽痰多色白，咳声重浊，因痰作嗽，痰滑宜咳，晨起为甚，胸闷脘痞，苔白腻，脉弦滑
   C. 干咳少痰或痰中带血、午后咳甚，或伴五心烦热、颧红、舌红少苔、脉细数
   D. 咳嗽气粗，吐黏白或黄痰，咯吐不利，咽痛声嘶，舌边尖红、苔薄白或微黄，脉浮数

2. 风寒咳嗽可用下列哪种药物进行治疗（　　　）
   A. 小青龙颗粒 　　　　　　　　B. 川贝枇杷糖浆
   C. 羚羊清肺丸 　　　　　　　　D. 二陈丸

3. 患者咳嗽数日，咳嗽声重，痰白，恶寒，发热，无汗，舌苔薄白。其证候是（　　　）
   A. 风寒袭肺咳嗽 　　　　　　　B. 风热犯肺咳嗽
   C. 肺肾阴虚咳嗽 　　　　　　　D. 痰热郁肺咳嗽

4. 桂龙咳喘宁胶囊除止咳化痰外，又能（　　　）
   A. 降气平喘 　　　　　　　　　B. 清热解毒
   C. 清肺润燥 　　　　　　　　　D. 清热通便

5. 某女，23 岁。患风寒咳嗽，咳嗽声重，痰稀色白，宜选用的成药是（　　　）
   A. 急支糖浆 　　　　　　　　　B. 通宣理肺丸
   C. 双黄连口服液 　　　　　　　D. 藿香正气水

6. 下列哪个选项是风热咳嗽症状中舌苔及脉的表现（　　　）
   A. 苔薄白，脉浮紧 　　　　　　B. 苔白腻，脉弦滑
   C. 舌红少苔，脉细数 　　　　　D. 舌边尖红、苔薄白或微黄，脉浮数

7. 风热犯肺咳嗽可用下列哪种药物进行治疗（　　　）
   A. 小青龙颗粒 　　　　　　　　B. 川贝枇杷糖浆
   C. 羚羊清肺丸 　　　　　　　　D. 二陈丸

8. 治疗肺热咳嗽，痰多，宜选用的成药是（　　　）
   A. 急支糖浆 　　　　　　　　　B. 小青龙合剂
   C. 通宣理肺丸 　　　　　　　　D. 养阴清肺膏

9. 清肺抑火丸除清肺止咳外，又能（　　　）
   A. 润肺止咳 　　　　　　　　　B. 清热解毒
   C. 解表散寒 　　　　　　　　　D. 化痰通便

10. 下列哪个选项不是痰热郁肺咳嗽的临床表现（　　　）

    A. 干咳无痰　　　　　　　　　　　B. 咳嗽气粗

    C. 痰多黏稠　　　　　　　　　　　D. 舌红，苔黄腻

11. 下列哪种药物可治疗痰湿阻肺咳嗽（　　　）

    A. 羚羊清肺丸　　　　　　　　　　B. 急支糖浆

    C. 百合固金丸　　　　　　　　　　D. 苏子降气丸

12. 二陈丸的功效是（　　　）

    A. 化痰止咳，宽中下气　　　　　　B. 清热燥湿，泻火解毒

    C. 清热化痰，止咳平喘　　　　　　D. 燥湿化痰，理气和胃

13. 某女，30 岁。肥胖，近日出现头痛眩晕症状，证属痰湿阻肺，宜选用的成药是（　　　）

    A. 半夏天麻丸　　　　　　　　　　B. 橘贝半夏颗粒

    C. 通宣理气丸　　　　　　　　　　D. 强力枇杷露

14. 二母宁嗽丸的主治病证是（　　　）

    A. 燥热蕴肺咳嗽　　　　　　　　　B. 风寒袭肺咳嗽

    C. 风热犯肺咳嗽　　　　　　　　　D. 痰热郁肺咳嗽

二、问答题

1. 如何辨别风寒袭肺咳嗽的证候？

2. 店员对于风热犯肺咳嗽患者应提出哪些建议？

3. 如何辨别痰热郁肺咳嗽的证候？

4. 店员对于肺肾阴虚咳嗽患者应提出哪些建议？

书网融合……

微课

自测题

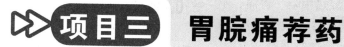 **项目三** **胃脘痛荐药**

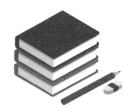

学习目标

知识要求

1. **掌握** 胃脘痛的主要症状。

2. **熟悉** 治疗胃脘痛的常用药。

3. **了解** 胃脘痛常用药的注意事项。

能力要求

1. 学会严格遵守药店工作人员标准行为规范。

2. 学会询问顾客患胃脘痛的关键症状并对症推荐用药。

3. 学会合理销售。

学习任务一 寒邪客胃型胃脘痛荐药

一、案例导入

某男，35 岁，喝冷饮诱发胃痛，有胃痛病史，拟选购一种治疗胃脘痛的药物，哪一种好？

二、案例分析

首先确认患者的姓名、年龄、性别、职业，然后进一步查询。

店员：是否经常有胃部不舒服的感觉？患者：是的。店员：疼痛剧烈还是隐隐作痛？患者：疼痛剧烈。店员：胃部疼痛是胀痛还是刺痛？患者：胀痛。店员：疼痛是阵发性吗？患者：不是。店员：疼痛时喜欢吃冷的还是喜欢热的？患者：吃热的东西疼痛会有所缓解。店员：有没有呕吐？患者：有呕吐清水。店员：口苦口干吗？大便如何？患者：没有口干口苦；大便是稀烂的。

初步分析该患者所患的胃脘痛是寒邪客胃引起。

三、案例分析所需知识

寒邪客胃 症见胃脘冷痛暴作，畏寒喜暖，遇寒则痛甚，口不渴，呕吐清水痰涎，大便溏，舌淡苔白，脉弦紧。

良 附 丸

【成分】高良姜、醋香附。

【功能主治】温中理气。用于寒凝气滞，脘痛吐酸，胸腹胀满等症状。

【注意事项】胃热者忌用；湿热中阻、胃痛、呕吐者不宜使用；不适用于阴虚患者；年老体弱者慎用；儿童及孕妇应遵医嘱；忌烟、酒及辛辣、生冷、鱼腥、油腻食物。

你知道吗

胃脘痛是指以上腹部近"心窝"处经常发生疼痛为主症的病证。多因外邪侵袭，恼怒过劳，饮食不节，起居失宜致气机阻滞，胃失和降而成。西医学中急性糜烂性胃炎、急性单纯性胃炎、慢性浅表性胃炎、胃黏膜脱垂症、胃痉挛、十二指肠炎，相当于中医胃脘痛。

胃脘痛的发生常因外邪犯胃、饮食伤胃、情志不畅和脾胃素虚等导致胃气阻滞、胃失和降、不通则痛。

请你想一想

某男，50岁。有胃痛病史，一周前因食冷面诱发胃痛，现胃脘冷痛，喜温喜按，得食痛减，乏力，纳少，四肢不温。舌淡红苔白。想买治疗胃脘痛的中成药，哪一种好？

学习任务二 肝胃不和型胃脘痛荐药

一、案例导入

某男，40岁，患慢性胃炎，常见胃脘胀痛，串及两胁，脾气暴躁则胃痛加剧。拟选购一种治疗胃脘痛的药物，哪一种好？

二、案例分析

首先确认患者的姓名、年龄、性别、职业，然后进一步查询。

店员：是否经常有胃部不舒服的感觉？患者：是的。店员：疼痛剧烈还是隐隐作痛？患者：疼痛剧烈。店员：胃部疼痛是胀痛还是刺痛？患者：胀痛。店员：疼痛有固定处吗？患者：胃痛时肋骨也会有影响。店员：情绪恼怒时疼痛会加剧吗？患者：会的。店员：食欲如何？患者：食欲比之前稍差。店员：口苦口干吗？大便如何？患者：有口干口苦的症状；大便正常，偶尔便秘。

初步分析该患者所患的胃脘痛是肝胃不和引起；如肝火犯胃，则推荐左金胶囊；如气机不畅，则推荐气滞胃痛颗粒。

三、案例分析所需知识

肝胃不和　症见胃脘胸胁胀闷，攻撑作痛，嗳气频繁，口苦口干，头晕目眩，心烦易怒，大便不畅，每因情志因素而发作或加剧，苔薄白，脉沉弦。

胃脘痛药应用时注意：胃痛症型较多，药物也多，店员必须协助患者清楚判断证型，否则，用药不对症，不但无效，且会加重病情；小儿、孕妇及年老体弱者必须慎重辩证，精心选药，必要时建议去就医；本类大多数药物，因为含有行气破气的成分，因此孕妇应该慎用，确有应用需要，需详细阅读说明书，在医生的指导下用药。

左金胶囊（片、丸）

【成分】黄连、吴茱萸。

【功能主治】泻火、疏肝、和胃、止痛。用于肝火犯胃，脘胁疼痛，口苦嘈杂，呕吐酸水，不喜热饮。

【注意事项】脾胃阴虚胃痛及肝阴不足胁痛者忌用；儿童、年老体弱者慎用；忌烟、酒及辛辣、生冷、鱼腥、油腻食物；忌情绪激动或抑郁不欢。

气滞胃痛颗粒（片）

【成分】柴胡、延胡索（炙）、枳壳、香附（炙）、白芍、炙甘草。

【功能主治】疏肝理气，和胃止痛。用于肝郁气滞，胸痞胀满，胃脘胀痛。

【注意事项】肝胃郁火、胃阴不足所致胃痛者慎用；重度胃痛应遵医嘱服用；儿童、孕妇、年老体弱者慎用；糖尿病患者慎用；忌气怒，忌食辛辣食物。

胃苏颗粒

【成分】紫苏梗、香附、陈皮、香橼、佛手、枳壳、槟榔、鸡内金（炙）。

【功能主治】理气消胀，和胃止痛。用于气滞型胃脘痛、窜及两胁，得嗳气或矢气则舒缓，情绪郁怒则加重，胸闷食少，排便不畅等；慢性胃炎及消化性溃疡见上述证候者。

【注意事项】脾胃阴虚或肝胃郁火胃痛者慎用；孕妇忌服；儿童、年老体弱者慎用；高血压、心脏病、肝病、肾病、糖尿病等慢性病严重者应遵医嘱服用；忌烟、酒及辛辣、生冷、鱼腥、油腻食物；忌生气恼怒。

请你想一想

1. 某男，32岁。胃部疼痛，头晕，口苦，口干，心烦易怒，大便不畅。选用哪种治疗胃脘痛的中成药好？

2. 某女，25岁。胃痛连左胁窜痛半年，近期因生气引起左胁窜痛连及胃脘痛，食后嘈杂，嗳气，吞酸，心烦少寐，食欲尚可，二便正常，舌苔薄白。选用哪种治疗胃脘痛的中成药好？

学习任务三　脾胃虚寒型胃脘痛荐药

一、案例导入

某女，35岁。近日感到脘腹冷痛、手足不温，又患呕吐泄泻。拟选购一种治疗胃脘痛的药物，哪一种好？

二、案例分析

首先确认患者的姓名、年龄、性别、职业，然后进一步查询。

店员：是否经常有胃部不舒服的感觉？患者：是的。店员：疼痛剧烈还是隐隐作痛？患者：隐隐作痛。店员：疼痛时喜欢吃冷的还是喜欢热的？患者：空腹的时候比较痛，吃热食后有所缓解。店员：有没有呕吐？患者：有的，呕吐清水。店员：口苦口干吗？大便如何？患者：口淡无味，没有口干口苦；大便是稀烂的。店员：还有其他不适的症状吗？患者：最近比较容易疲倦，四肢无力。

初步分析该患者所患的胃脘痛是脾胃虚寒引起；如脾胃虚寒导致的脘腹疼痛，则推荐小建中颗粒；如湿浊中阻导致的胃痛，则推荐香砂养胃颗粒。

三、案例分析所需知识

脾胃虚寒 症见胃脘隐痛，绵绵不休，喜温喜按，空腹痛甚，食后痛减，劳累或受凉后发作或加重；呕吐清水，神疲讷呆，四肢倦怠，手足不温，大便稀薄，舌淡苔白，脉虚弱或迟缓。

小建中颗粒（合剂、胶囊）

【成分】白芍、大枣、桂枝、炙甘草、生姜。

【功能主治】温中补肾，缓急止痛。用于脾胃虚寒，脘腹疼痛，喜温喜按，嘈杂吞酸，食少心悸及腹泻与便秘交替症状的慢性结肠炎，胃及十二指肠溃疡等。

【注意事项】孕妇忌服；阴虚内热胃痛者忌用；外感风热表证未清患者及脾胃湿热或明显胃肠道出血症状者不宜服用；儿童、年老体弱者慎用；糖尿病患者慎用；忌酒及辛辣、生冷、鱼腥、油腻食物。

附子理中丸

【成分】附子（制）、干姜、党参、炒白术、甘草。

【功能主治】温中健脾。用于脾胃虚寒所致的脘腹冷痛、呕吐泄泻、手足不温等症状。

【注意事项】所含附子有毒，故不宜过量与久服，孕妇慎用。湿热泄泻者忌用。

香砂养胃颗粒（丸）

【成分】白术、木香、砂仁、豆蔻（去壳）、广藿香、陈皮、姜厚朴、醋香附、茯苓、枳实（炒）、姜半夏、甘草、生姜、大枣。

【功能主治】温中和胃。用于胃阳不足、湿阻气滞所致的胃痛、痞满，症见胃痛隐隐、脘闷不舒、呕吐酸水、嘈杂不适、不思饮食、四肢倦怠。

【注意事项】胃阴不足或湿热中阻所致痞满、胃痛、呕吐者忌用。忌食生冷、油腻及酸性食物。

你知道吗

胃脘痛发病以中青年居多，起病或急或缓，多有反复发作病史。发病前常有明显诱因，如饮食失调、情志不畅、劳累过度、受寒等。此外，胃镜检查、胃肠 X 线钡剂造影、B 超以及肝功能等有助于诊断。

请你想一想

1. 某男，19 岁，胃部隐隐作痛，喜温喜按，吃东西后疼痛减弱，呕吐清水，手足不温，大便稀薄。选用哪种治疗胃脘痛的中成药好？

2. 某女，50 岁，胃中隐隐作痛，绵绵不绝，每遇劳倦、食不定时即疼痛加剧，揉按温敷或进食后痛减，舌淡苔白。选用哪种治疗胃脘痛的中成药好？

学习任务四　胃阴亏虚型胃脘痛荐药

一、案例导入

某女，30 岁。患胃病多年，症见胃脘灼热作痛、口苦口干、纳少消瘦、手足心热。拟选购一种治疗胃脘痛的药物，哪一种好？

二、案例分析

首先确认患者的姓名、年龄、性别、职业，然后进一步查询。

店员：是否经常有胃部不舒服的感觉？患者：是的。店员：疼痛剧烈还是隐隐作痛？患者：隐隐作痛。店员：胃部疼痛是胀痛还是刺痛？患者：胀痛，并且有灼烧感。店员：疼痛时喜欢吃冷的还是喜欢热的？患者：喜欢吃冷的。店员：口苦口干吗？大便如何？患者：有口干口苦；大便是干硬的。店员：还有其他不适的症状吗？患者：最近手足心比较热，晚上睡觉会出汗，食欲不佳。

初步分析该患者所患的胃脘痛是胃阴亏虚引起；如胃阴不足导致的脘腹疼痛，则推荐阴虚胃痛颗粒；如气阴两虚导致的胃痛，则推荐养胃舒胶囊。

三、案例分析所需知识

胃阴亏虚　症见胃脘灼痛，心烦，手足心热，口燥咽干，食少，大便干燥，舌红少津，脉细数。

阴虚胃痛颗粒（片）

【成分】北沙参、麦冬、石斛、川楝子、玉竹、白芍、甘草。

【功能主治】养阴益胃，缓急止痛。用于胃阴不足所致的胃脘隐隐灼痛、口干舌燥、纳呆干呕。慢性胃炎、消化性溃疡见上述证候者。

【注意事项】虚寒胃痛者忌用；儿童、年老体弱及糖尿病患者慎用；忌烟、酒及辛辣、生冷、鱼腥、油腻食物。

胃安胶囊

【成分】石斛、黄柏、南沙参、山楂、枳壳（炒）、黄精、甘草、白芍。

【功能主治】养阴益胃，补脾消炎，行气止痛。用于胃脘嘈杂，上腹隐痛，咽干口燥；萎缩性胃炎见上述证候者。

【注意事项】脾胃虚寒胃痛、痞满者不宜；儿童、年老体弱者慎用；忌烟、酒及辛辣、生冷、鱼腥、油腻食物。

养胃舒胶囊

【成分】党参、陈皮、黄精（蒸）、山药、玄参、乌梅、山楂、北沙参、干姜、菟丝子、白术（炒）。

【功能主治】扶正固本，滋阴养胃，调理中焦，行气消导。用于慢性胃炎，胃脘灼热胀痛、手足心热、口干、口苦、纳差、消瘦等。

【注意事项】肝胃火盛吞酸嗳腐者慎用；儿童、年老体弱者、孕妇慎用；湿热胃痛、重度胃痛及糖尿病患者应遵医嘱服用。

请你想一想

1. 某女，45 岁，胃部发热胀痛，手足心热、口苦、口干、胃口不好、消瘦。选用哪种治疗胃脘痛的中成药，哪一种好？

2. 某女，30 岁。患胃病多年，症见胃脘灼热作痛、口干口苦、纳少消瘦、手足心热。选用哪种治疗胃脘痛的中成药好？

你知道吗

本病发病，多与情志不遂、饮食不节有关，故在预防上要重视精神与饮食的调摄。患者要养成有规律的生活与饮食习惯，忌暴饮暴食，饥饱不匀。胃痛持续不止者，应在一定时期内进流质或半流质饮食，少食多餐，以清淡易消化的食物为宜，尽量避免进食浓茶、咖啡和辛辣食物，进食宜细嚼慢咽，慎用水杨酸、肾上腺皮质激素等药品。同时保持乐观的情绪，避免忧思恼怒等情志内伤，要劳逸结合，起居有常，避免外邪内侵。

学习任务五　饮食停滞型胃脘痛荐药

一、案例导入

某女，35 岁，症见胃痛胀满，嗳腐恶食，矢气后痛减。拟选购一种治疗胃脘痛的药物，哪一种好？

二、案例分析

首先确认患者的姓名、年龄、性别、职业，然后进一步查询。

店员：是否经常有胃部不舒服的感觉？患者：是的，有暴饮暴食病史。店员：疼痛剧烈还是隐隐作痛？患者：疼痛剧烈。店员：胃部疼痛是胀痛还是刺痛？患者：胀痛。店员：有没有呕吐？患者：有的，呕吐物有腐臭味。店员：呕吐后疼痛有没有减弱？患者：有的。店员：口苦口干吗？大便如何？患者：没有口干口苦；大便不畅。店员：食欲如何？患者：食欲不好，不想吃东西。

初步分析该患者所患的胃脘痛是饮食停滞引起；如消化不良导致的脘腹胀痛，则推荐健胃消食片和大山楂丸；如脾虚气滞导致的脘腹胀满，则推荐香砂六君合剂。

三、案例分析所需知识 📱微课

饮食停滞　症见脘腹胀满拒按，疼痛不适，嗳腐吞酸，呕吐不消化食物其味腐臭，吐后痛减；不思进食，夜卧不安，大便不爽，得矢气及便后稍舒，舌苔厚腻，脉滑。

香砂六君合剂（丸）

【成分】党参、白术（炒）、茯苓、陈皮、半夏（制）、木香、砂仁、炙甘草、生姜、大枣。

【功能主治】益气健脾，和胃。用于脾虚气滞，消化不良，嗳气食少，脘腹胀满，大便溏泄。

【注意事项】阴虚内热胃痛及湿热痞满泄泻者忌用；不适用于口干、舌少津、大便干燥者；不适用于急性肠胃炎患者；小儿用法用量应遵医嘱；忌烟、酒及辛辣、生冷、鱼腥、油腻食物。

保和颗粒（片、丸）

【成分】山楂（焦）、六神曲（炒）、半夏（制）、茯苓、陈皮、连翘、莱菔子（炒）、麦芽（炒）。

【功能主治】消食，导滞，和胃。用于食积停滞，脘腹胀满，嗳腐吞酸，不欲饮食。

【注意事项】孕妇忌服；不适用于因肝病或心、肾功能不全所致的饮食不消化、不欲饮食，脘腹胀满者；身体虚弱或老年人不宜长期服用；儿童、哺乳期妇女慎用；糖尿病患者慎用颗粒剂；忌烟、酒及辛辣、生冷、鱼腥、油腻食物。

健胃消食片

【成分】太子参、陈皮、山药、麦芽（炒）、山楂。

【功能主治】健胃消食。用于脾胃虚弱所致的食积，症见不思饮食、嗳腐酸臭、脘腹胀满、消化不良见上述证候者。

【注意事项】胃阴虚者不宜用；儿童、年老体弱者、哺乳期妇女、孕妇慎用；高血压、心脏病、肝病、肾病、糖尿病等慢性病严重者应遵医嘱服用；忌烟、酒及辛辣、生冷、鱼腥、油腻食物。

开胃山楂丸

【成分】山楂、六神曲（炒）、槟榔、山药、白扁豆（炒）、鸡内金（炒）、枳壳（麦麸）、麦芽（炒）、砂仁。

【功能主治】健脾胃，助消化。用于饮食积滞，脘腹胀满，食后疼痛，消化不良。

【注意事项】孕妇忌服；不适用于泛酸、上腹有烧灼感者；不适用于脾胃阴虚者；儿童、年老体弱者、哺乳期妇女慎用；忌烟、酒及辛辣、生冷、鱼腥、油腻食物。

木香顺气丸

【成分】木香、槟榔、香附（醋制）、厚朴（制）、枳壳（炒）、苍术（炒）、砂仁、陈皮、青皮（炒）、甘草。

【功能主治】行气化湿，健脾和胃。用于脘腹胀痛，恶心，嗳气。

【注意事项】本药对气机郁滞、肝气犯胃的胃痛窜走者效果好，不适用于其他证候的胃痛；阴液亏损及肝胃郁火胃痛痞满者慎用；孕妇忌用；忌烟、酒及辛辣、生冷、鱼腥、油腻食物；本药宜空腹用温开水服用。

请你想一想

1. 某男，29岁，胃部胀满或疼痛，不想吃饭，头晕，晚上睡不安稳，泻下酸臭。选用哪种治疗胃脘痛的中成药选用哪种好？

2. 某女，35岁，自助餐后觉得胃胀不适，疼痛两天，伴有嗳气酸腐，大便尚可。选用哪种治疗胃脘痛的中成药好？

目标检测

一、选择题

1. 下列哪个选项是寒邪客胃胃脘痛的症状（　　）

   A. 是以胃脘胸胁胀闷，攻撑作痛，嗳气频繁，口苦口干，头晕目眩，心烦易怒，大便不畅，每因情志因素而发作或加剧，苔薄白，脉沉弦等为主要症状的胃脘痛。

   B. 胃痛暴作，恶寒喜暖，得温痛减，遇寒加剧，口不渴，喜热饮，苔薄白，脉弦紧为常见症的证候。

   C. 症见胃脘隐痛，喜温喜按，食后痛减，呕吐清水，手足不温，大便稀薄等，舌淡苔白，脉细弱等。

   D. 症见脘腹胀满或疼痛不适，嗳腐吞酸，不思进食，夜卧不安，大便干燥，或泄下酸臭，舌苔厚腻，脉滑等。

2. 寒邪客胃胃脘痛可用下列哪种药物进行治疗（　　）

    A. 良附丸　　　　　　　　　　　B. 气滞胃痛颗粒

    C. 三九胃泰　　　　　　　　　　D. 左金丸

3. 良附丸以高良姜为君药，主治（　　）

    A. 脾胃虚寒所致的脘腹疼痛　　　B. 胃阳不足、湿阻气滞所致的胃痛痞满

    C. 寒凝气滞所致的脘痛吐酸　　　D. 阴虚内热胃痛

4. 下列哪个选项不是肝胃不和胃脘痛的临床症状（　　）

    A. 心烦易怒　　　　　　　　　　B. 胸胁胀闷

    C. 嗳气频繁　　　　　　　　　　D. 大便稀溏

5. 胃苏颗粒的主治病证是（　　）

    A. 肝火犯胃所致脘胁疼痛　　　　B. 寒凝气滞所致的胃痛暴作

    C. 气滞型胃脘痛　　　　　　　　D. 肝气不舒所致脾胃气郁

6. 某男，23 岁。症见脘胁疼痛、口苦嘈杂、呕吐酸水、不喜热饮。证属肝火犯胃，宜选用的成药是（　　）

    A. 良附丸　　　　　　　　　　　B. 香砂养胃颗粒

    C. 左金胶囊　　　　　　　　　　D. 养胃舒胶囊

7. 某男，63 岁。症见脘腹疼痛、喜温喜按、嘈杂吞酸、食少。证属脾胃虚寒，宜选用的成药是（　　）

    A. 良附丸　　　　　　　　　　　B. 香砂养胃颗粒

    C. 香砂平胃丸　　　　　　　　　D. 小建中合剂

8. 小建中颗粒既能温中补虚，又能（　　）

    A. 温胃理气　　　　　　　　　　B. 缓急止痛

    C. 健脾和胃　　　　　　　　　　D. 养阴益胃

9. 下列哪种药物可以治疗胃阴亏虚的胃脘痛（　　）

    A. 良附丸　　　　　　　　　　　B. 开胃山楂丸

    C. 胃安胶囊　　　　　　　　　　D. 舒肝平胃丸

10. 胃安胶囊既能养阴益胃，又能（　　）

    A. 温胃理气　　　　　　　　　　B. 行气止痛

    C. 健脾和胃　　　　　　　　　　D. 养阴益胃

11. 下列哪个选项不是饮食停滞胃脘痛的临床症状（　　）

    A. 症见胃痛暴作　　　　　　　　B. 不思进食，夜卧不安，大便不爽

    C. 脘腹胀满拒按　　　　　　　　D. 嗳腐吞酸

12. 下列哪种药物可以治疗饮食停滞的胃脘痛（　　）

    A. 小建中颗粒　　　　　　　　　B. 开胃山楂丸

    C. 胃安胶囊　　　　　　　　　　D. 舒肝平胃丸

二、问答题

1. 寒邪客胃胃脘痛的主要症状有哪些？
2. 店员对于肝胃不和胃脘痛的患者应提出哪些建议？
3. 脾胃虚寒胃脘痛的主要症状有哪些？
4. 店员对于饮食停滞胃脘痛的患者应提出哪些建议？

书网融合……

微课　　　　自测题

▶▶ 项目四 泄泻荐药

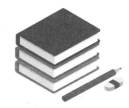

学习目标

知识要求

1. **掌握** 泄泻的主要症状。
2. **熟悉** 治疗泄泻的常用药。
3. **了解** 泄泻常用药的注意事项。

能力要求

1. 学会严格遵守药店工作人员标准行为规范。
2. 学会询问顾客患泄泻的关键症状并对症推荐常用药。
3. 学会合理销售。

学习任务一 急性泄泻荐药

一、案例导入

某男，36岁，腹痛腹泻，大便黏、臭。想买治疗泄泻的中成药，哪一种好?

二、案例分析

首先确认患者的姓名、年龄、性别、职业，然后进一步查询。

过去经常腹泻吗? 一天排几次大便? 口渴吗? 大便是什么颜色? 大便的气味怎样? 腹泻时肛门有灼热感吗?

经了解，患者不经常腹泻，大便黄褐色，臭，且有黏液，腹泻时有灼热感，口渴。初步判断是湿热型急性腹泻，推荐葛根芩连片。

三、案例分析所需知识

急性湿热泄泻 症见便稀有黏液，肛门灼热，腹痛，口渴喜冷饮，小便短赤，舌红，苔黄腻，脉濡数。

葛根芩连片

【成分】葛根、黄芩、黄连、炙甘草。

【功能主治】解肌，清热，止泻，止痢。用于湿热蕴结所致的泄泻，症见身热烦渴，下痢臭秽，腹痛不适。

【注意事项】高血压、心脏病、肾病及水肿的患者，孕妇或正在接受其他治疗的患者，请遵医嘱服用; 对因滥用抗生素造成的菌群紊乱病人疗效欠佳; 儿童、年老体弱者慎用; 不可过服或久用。

香 连 丸

【成分】黄连、木香。

【功能主治】治下痢赤白，脓血相杂，里急后重。

【注意事项】孕妇慎用；忌食辛辣，油腻食物。

急性寒湿泄泻大便清稀，水谷相混，肠鸣胀痛，头昏头重，胸膈痞满，口不渴，身寒喜温，舌淡，苔白滑，脉迟。

藿香正气水（口服液）

【成分】苍术、陈皮、厚朴（姜制）、白芷、茯苓、大腹皮、生半夏、甘草浸膏、广藿香油、紫苏叶油。

【功能主治】解表祛暑，化湿和中。用于外感风寒，内伤湿滞，夏伤暑湿，头痛昏重，脘腹胀痛，呕吐泄泻；胃肠型感冒。

【注意事项】饮食宜清淡；不宜在服药期间同时服用滋补性中成药。

请你想一想

　　某男，30 岁，腹泻不止，泻下物清稀或如水样，腹痛肠鸣，脘闷纳少，舌苔白腻，脉迟。想买点药，哪一种好？

你知道吗

泄泻与痢疾、霍乱的鉴别　 微课

　　泄泻与痢疾两者多发于夏秋季节，病变部位都在肠胃，皆可由外感时邪、内伤饮食而发病。然痢疾以腹痛、里急后重、痢下赤白黏液为表现；而泄泻以排便次数增多、粪便稀溏甚至如水样或完谷不化者为特点。泄泻亦有腹痛证，但多与肠鸣脘胀同时出现，其痛便后即减；而痢疾之腹痛与里急后重同时出现，其痛便后不减。泄泻亦可偶见里急后重，但无便脓血之证，二者不难鉴别。

学习任务二　慢性泄泻荐药

一、案例导入

　　患者，男，72 岁。久泻未愈，每日黎明前登厕，泻下清稀，形寒肢冷，腰膝酸软，苔白脉沉细。选用哪种治疗泄泻的中成药好？

二、案例分析

　　首先确认患者的姓名、年龄、性别、职业，然后进一步查询。

　　腹泻持续时间多久？一天排几次大便？大便是什么形状，颜色？大便的气味怎样？除此，是否伴有腰膝酸软、形寒肢冷、疼痛等其他症状？

经了解，患者腹泻已持续数月，每日排便时间固定，在黎明前，并伴有四肢发冷，腰膝酸软等症状。初步判断是脾肾阳虚，推荐四神丸。

三、案例分析所需知识

脾虚泄泻　症见大便溏薄，腹胀肠鸣，面色萎黄，神疲肢软，舌淡苔薄，脉细弱。

理　中　丸

【成分】党参、炮姜、白术（土炒）、炙甘草。

【功能主治】温中散寒，健胃。用于脾胃虚寒，呕吐泄泻，胸满腹痛；消化不良见上述证候者。

【注意事项】阴虚内热、感冒发热者忌用；孕妇忌用；湿热中阻所致胃痛、呕吐、泄泻者不宜使用；有慢性结肠炎、溃疡性结肠炎、便脓血等慢性病史者，患泄泻后应遵医嘱使用；儿童、年老体弱者慎用；高血压、心脏病、肝病、肾病、糖尿病等慢性病严重者应遵医嘱服用；饮食宜清淡，忌烟、酒及辛辣、生冷、鱼腥、油腻食物。

补脾益肠丸

【成分】外层：黄芪、党参（米炒）、砂仁、白芍、当归（土炒）、肉桂。内层：延胡索（制）、荔枝核、干姜（炮）、甘草（炙）、防风、木香、补骨脂（盐制）、赤石脂（煅）。

【功能主治】补中益气，健脾和胃，涩肠止泻，止痛止血，生肌消肿。用于脾虚泄泻证，症见腹泻腹痛、腹胀、肠鸣、黏液血便或阳虚便溏等。

【注意事项】大肠湿热泄泻者忌用；孕妇禁用；有慢性结肠炎、溃疡性结肠炎、便脓血等慢性病史者，患泄泻后应遵医嘱使用；感冒发热及儿童慎用；忌烟、酒及辛辣、生冷、鱼腥、油腻食物。

脾肾阳虚　黎明之前腹中微痛，肠鸣即泻，泻后痛减，形寒肢冷，腰膝酸软，舌淡苔白，脉沉细。

四　神　丸

【成分】补骨脂、吴茱萸、肉豆蔻、五味子、生姜、大枣。

【功能主治】温肾，涩止泻。用于脾肾虚寒之五更泄泻。不思饮食，或腹痛，腰酸，肢冷神疲乏力，舌淡苔薄白，脉沉迟无力。

【注意事项】忌食生冷之物。湿热泄泻，腹痛者禁用。

固本益肠片

【成分】党参、白术、补骨脂、黄芪、山药、炮姜、当归、白芍、延胡索、木香、地榆、赤石脂、儿茶、甘草。

【功能主治】健脾温肾，涩肠止泻。用于脾虚或脾肾阳虚所致慢性泄泻，症见慢性腹痛腹泻、大便清稀或有黏液或黏液血便、食少腹胀、腰酸乏力、形寒肢冷、舌淡苔白、脉虚。

【注意事项】湿热痢疾、泄泻及泄泻时腹部热胀痛者忌服；有慢性结肠炎、溃疡性结肠炎、便脓血等慢性病史者，患泄泻后应遵医嘱使用；小儿用法用量请遵医嘱；忌烟、酒及辛辣、生冷、鱼腥、油腻食物。

请你想一想

某女，54岁，大便稀薄，肚子胀，肠鸣，面色发黄，神情疲乏，四肢没力气。应选用哪种药物？

你知道吗

慢性泄泻，发病缓，病程较长，多由急性泄泻演变而来，便泻次数较少。胃主降，脾主升，脾胃健旺，则消化吸收功能正常。如脾胃功能失常，则发生泄泻。故泄泻病变脏腑主要在脾、胃和大小肠。其致病原因，有感受外邪、饮食不节、情志所伤及脏腑虚弱等，脾虚、湿盛是导致本病发生的重要因素，两者互相影响，互为因果。

目标检测

一、选择题

1. 下列哪个不是湿热急性泄泻的症状（　　　）
   A. 症见便稀有黏液，肛门灼热　　　B. 腹痛
   C. 舌红，苔黄腻，脉濡数　　　　　D. 腹胀肠鸣

2. 湿热急性泄泻可用下列哪种药物进行治疗（　　　）
   A. 藿香正气水（口服液）　　　　　B. 理中丸
   C. 四神丸　　　　　　　　　　　　D. 葛根芩连片

3. 下列哪个是寒湿急性泄泻的症状（　　　）
   A. 症见大便清稀，水谷相混，肠鸣胀痛，头昏头重，胸膈痞满，口不渴，身寒喜温，舌淡，苔白滑，脉迟等
   B. 症见便稀有黏液，肛门灼热，腹痛，口渴喜冷饮，小便短赤，舌红，苔黄腻，脉濡数等
   C. 症见大便溏薄，腹胀肠鸣，面色萎黄，神疲肢软，舌淡苔薄，脉细弱等
   D. 症见黎明之前腹中微痛，肠鸣即泻，泻后痛减，形寒肢冷，腰膝酸软，舌淡苔白，脉沉细等

4. 适用于急性寒湿泄泻的药物是（　　　）
   A. 藿香正气水（口服液）　　　　　B. 葛根芩连片
   C. 香连丸　　　　　　　　　　　　D. 固本益肠片

5. 治疗久泻，不宜过用（　　　）

A. 分利　　　　　B. 健脾　　　　　C. 补肾　　　　　D. 固涩

6. 患者泄泻清稀，甚者如水样，腹痛肠鸣，脘闷纳少，苔薄白或白腻，脉濡缓。
应诊为何种证候（　　　）

A. 脾虚泄泻　　　B. 肾虚泄泻　　　C. 寒湿泄泻　　　D. 湿热泄泻

7. 下列哪项是脾肾阳虚泄泻的症状（　　　）

A. 以大便清稀，水谷相混，肠鸣胀痛，头昏头重，胸膈痞满，口不渴，身寒喜温，舌淡，苔白滑，脉迟等为主要症状的泄泻

B. 便稀有黏液，肛门灼热，腹痛，口渴喜冷饮，小便短赤，舌红，苔黄腻，脉濡数为常见症的证候

C. 症见大便溏薄，腹胀肠鸣，面色萎黄，神疲肢软，舌淡苔薄，脉细弱等

D. 症见黎明之前腹中微痛，肠鸣即泻，泻后痛减，形寒肢冷，腰膝酸软，舌淡苔白，脉沉细等

8. 适用脾虚泄泻的药物是（　　　）

A. 藿香正气水（口服液）　　　　　B. 葛根芩连片

C. 香连丸　　　　　　　　　　　　D. 理中丸

二、问答题

1. 如何区分寒湿急性腹泻和湿热急性腹泻？
2. 店员应该如何提醒急性泄泻患者营养注意事项？
3. 如何区分急、慢性腹泻？
4. 店员应该如何提醒慢性泄泻患者营养注意事项？

书网融合……

e微课　　　自测题

项目五 便秘荐药

学习目标

知识要求

1. **掌握** 便秘的主要症状。
2. **熟悉** 治疗便秘的常用药。
3. **了解** 便秘常用药的注意事项。

能力要求

1. 学会严格遵守药店工作人员标准行为规范。
2. 学会询问顾客患便秘的关键症状并对症推荐常用药。
3. 学会合理销售。

学习任务一 热结便秘荐药

一、案例导入

某女，28岁，三天大便一次，胸胁脘腹胀痛，自觉口苦，口臭。想买治疗便秘的中成药，哪一种好？

二、案例分析

首先确认患者的姓名、年龄、性别、职业，然后进一步查询。

是不是喜欢吃辛辣刺激、油煎油炸食物？大便是不是很干、很臭？是否喜欢吃蔬菜水果？是不是会经常口渴？喜欢喝热的还是凉的？这种不适症状有多久了？根据询问，患者大便干结，很臭，喜欢吃辛辣刺激、油煎油炸食物，不喜欢吃水果，口渴，喜欢喝凉的。

初步判断为热结便秘，推荐使用清宁丸。

三、案例分析所需知识

热结便秘 症见肠胃积热，耗伤津液，肠道干涩失润，粪质干燥，难于排出。是因肠胃积热。

清 宁 丸

【成分】大黄、绿豆、车前草、白术（炒）、黑豆、半夏（制）、香附（醋制）、桑叶、桃枝、牛乳、厚朴（姜制）、麦芽、陈皮、侧柏叶。

【功能主治】清热泻火，消肿通便。用于火毒内蕴所致的咽喉肿痛、口舌生疮、头晕耳鸣、目赤牙痛、腹中胀满、大便秘结。

【注意事项】不适用于阴虚火旺者；孕妇忌服；儿童、年老体弱者、素体脾胃虚寒者慎用；不宜与滋补性或温热性中药同时服用；忌烟、酒及辛辣、生冷、鱼腥、油腻食物。

通便灵胶囊

【成分】番泻叶、当归、肉苁蓉。

【功能主治】泻热导滞，润肠通便。用于热结便秘，长期卧床便秘，一时性腹胀便秘及老年习惯性便秘。

【注意事项】脾胃虚寒、孕妇及妇女哺乳期、月经期禁用；儿童、年老体弱者慎用；忌烟、酒及辛辣、生冷、鱼腥、油腻食物。

麻仁丸（胶囊、软胶囊）

【成分】火麻仁、苦杏仁、大黄、枳实（炒）、厚朴（姜制）、白芍（炒）。

【功能主治】润肠通便。用于肠热津亏所致的便秘，症见大便干结难下、腹部胀满不舒；习惯性便秘见上述证候者。

【注意事项】孕妇忌服；虚寒性便秘不宜用；年轻体壮者便秘不宜用；儿童、年老体弱者慎用；有慢性病史者应遵医嘱服用；忌烟、酒及辛辣、生冷、鱼腥、油腻食物。

麻仁润肠丸

【成分】火麻仁、苦杏仁（去皮炒）、大黄、木香、陈皮、白芍。

【功能主治】润肠通便。用于肠胃积热，胸腹胀满，大便秘结。

【注意事项】孕妇忌服；结肠癌、严重的肠道憩室、肠梗阻及炎症性肠病等严重器质性病变引起的排便困难者忌用；虚寒性便秘不宜服用；年轻体壮者便秘时不宜用；女性生理期、儿童及年老体弱者慎用；忌烟、酒及辛辣、生冷、鱼腥、油腻食物。

请你想一想

> 某男，78 岁，术后卧床半月，出现大便干结难解，舌红苔黄，脉数。应选用哪种药物？

你知道吗

便秘，是指以大便次数减少，间隔时间长，排便困难和大便形状改变等为主要临床表现的病症。主要症状：大便次数减少，排便困难和大便形状改变，如变粗、变硬、羊屎状等。

学习任务二　阴虚便秘荐药

一、案例导入

患者，女，58 岁，吃感冒药后，出了好多汗，现在大便难解，口渴，想买治疗便秘的中成药，哪一种好？

二、案例分析

首先确认患者的姓名、年龄、性别、职业，然后进一步查询。

大便是不是很干？很臭？感冒伴随出汗有多长时间？汗出量大不大？是不是会经常觉得口渴？这种不适症状有多久了？根据询问，患者近期感冒导致大量的汗液排出，导致大便干结，口渴。

初步判断为阴虚便秘，推荐使用麻仁滋脾丸。

三、案例分析所需知识

阴虚便秘　症见久病、产后、老年体衰、气血两虚；脾胃内伤、饮水量少，化源不足，病中过于发汗、泻下伤阴等所致肠道干槁，便行艰涩。

麻仁滋脾丸

【**成分**】大黄（制）、火麻仁、枳实（麸炒）、厚朴（姜制）、苦杏仁（炒）、郁李仁、当归、白芍。

【**功能主治**】润肠通便，健胃消食。用于胸腹胀满，大便不通、饮食无味，烦躁不宁；年老体弱、久病虚弱者的便秘，阴虚津不足所致的便秘及习惯性便秘等。

【**注意事项**】孕妇忌服；脾胃虚寒性便秘者慎用；儿童、年老体弱者慎用；忌烟、酒及辛辣、生冷、鱼腥、油腻食物。

通乐颗粒

【**成分**】何首乌、地黄、当归、麦冬、玄参、枳壳（炒）。

【**功能主治**】滋阴补肾，润肠通便。用于阴虚便秘，症见大便秘结、口干、咽燥、烦热等；习惯性、功能型便秘见上述证候者。

【**注意事项**】孕妇禁服；儿童、年老体弱者慎用；高血压、心脏病、肝病、肾病、糖尿病等慢性病严重者应遵医嘱服用；不宜与滋补性或温热性中药同时服用；忌烟、酒及辛辣、生冷、鱼腥、油腻食物。

> 🛌 **请你想一想**
>
> 某女，27岁，大便秘结，面色无华，头晕目眩，舌淡苔少，脉细涩。想买点药，哪一种好？

你知道吗

预防便秘 🅔微课

便秘患者可增加水分摄入，可增加膳食纤维的摄入量，每天多吃蔬菜和水果。避免饮酒或摄入含有大量咖啡因的饮料。

学习任务三 脾肾两虚便秘荐药

一、案例导入

某男，63岁，大便干结，肚子胀，神情疲乏，气短，头晕，耳鸣，腰膝酸软。想买点药，用哪一种好？

二、案例分析

首先确认患者的姓名、年龄、性别、职业，然后进一步查询。

有没有耳鸣的症状？大便是不是很干？很臭？肚子胀不胀？是否还有其他不适症状？这种不适症状有多久了？根据询问，患者大便干结，腹胀，神情疲乏，面色无华，并伴有头晕，耳鸣，腰膝酸软等症状。

初步判断为脾肾两虚便秘，推荐使用便秘通。

三、案例分析所需知识

脾肾两虚便秘 症见大便秘结，面色无华，腹胀，神疲气短，头晕耳鸣，腰膝酸软。

便 秘 通

【成分】白术、枳壳、肉苁蓉（淡）。

【功能主治】健脾益气，润肠通便，用于虚性便秘，尤适于脾虚及脾肾两虚型便秘患者，症见大便秘结，面色无华，腹胀，神疲气短，头晕耳鸣，腰膝酸软。

【注意事项】儿童、年老体弱者慎用；忌烟、酒及辛辣、生冷、鱼腥、油腻食物。

> **请你想一想**
>
> 某男，48岁，近日大便干燥，腹胀，不思饮食，常伴有腰膝酸软。应选用哪种药物？

你知道吗

饮食不适，脾胃受损；或素体虚弱，阳气不足；或年老体弱，气虚阳衰；或久病产后，正气未复；或过食生冷，损伤阳气；或苦寒攻伐，伤阳耗气，均可导致气虚阳衰，气虚则大肠传导无力，阳虚则肠道失于温煦，阴寒内结，便下无力，使排便时间延长，形成便秘。

目标检测

一、选择题

1. 下列哪个不是热结便秘的症状（　　）

　　A. 症见肠胃积热，耗伤津液，肠道干涩失润

　　B. 神疲气短

　　C. 粪质干燥

　　D. 难于排出

2. 热结便秘可用下列哪种药物进行治疗（　　）

　　A. 清宁丸　　　　　　　　　　B. 麻仁滋脾丸

　　C. 通乐颗粒　　　　　　　　　D. 便秘通

3. 适用于虚性便秘，尤其是脾虚及脾肾两虚型便秘患者的非处方药是（　　）

　　A. 便秘通　　　　　　　　　　B. 苁蓉通便口服液

　　C. 麻仁润肠丸　　　　　　　　D. 润肠丸

4. 下列不属于脾肾两虚便秘的症状是（　　）

　　A. 腰膝酸软　　　　　　　　　B. 面色无华

　　C. 腹胀　　　　　　　　　　　D. 口舌生疮

5. 下列哪项不是便秘的主要病因（　　）

　　A. 体虚年衰　　　　　　　　　B. 饮食不洁

　　C. 情志失调　　　　　　　　　D. 饮食所伤

6. 下列哪种药物可以治疗阴虚便秘（　　）

　　A. 麻仁滋脾丸　　　　　　　　B. 通便灵胶囊

　　C. 麻仁润肠丸　　　　　　　　D. 便秘通

7. 对于慢性便秘患者下列错误的是（　　）

　　A. 进行食疗　　　　　　　　　B. 养成排便习惯

　　C. 用润滑性泻剂　　　　　　　D. 对习惯性便秘一定要手术治疗

8. 诱发便秘的病因病机有哪些（　　）

　　A. 肠胃积热　　　　　　　　　B. 气机郁滞

　　C. 气虚阳衰　　　　　　　　　D. 阴亏血少

9. 属于需要去医院就医的情形是（　　）

　　A. 便秘引起肛裂　　　　　　　B. 便秘伴有体重迅速减轻

　　C. 患者为幼童或妊娠妇女　　　D. 便中带血，便如细铅笔样

10. 便秘的病位主要在以下哪个脏腑（　　）

　　A. 大肠　　　　　B. 脾　　　　　　C. 胃　　　　　　D. 肺

二、简述题

1. 简述热结便秘患者的主要临床症状有哪些？

2. 店员应该如何提醒热结便秘患者的营养小贴士？

3. 阴虚便秘主要的判断依据是什么？

4. 简述脾肾两虚便秘患者的主要临床症状有哪些？

5. 店员应该如何提醒脾肾两虚结便秘患者的营养小贴士？

书网融合……

　微课

　自测题

项目六 实火证荐药

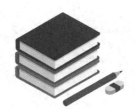

学习目标

知识要求

1. **掌握** 实火证的主要症状。
2. **熟悉** 治疗实火证的常用药。
3. **了解** 实火证常用药的注意事项。

能力要求

1. 学会严格遵守药店工作人员标准行为规范。
2. 学会询问顾客患实火证的关键症状并对症推荐常用药。
3. 学会合理销售。

一、案例导入

某男，25 岁，口舌生疮，牙龈痛，口气重，可能是上火了。想买点的去火的中成药，哪一种好？

二、案例分析

首先确认患者的姓名、年龄、性别、职业，然后进一步查询。

除口腔外，您还有没有其他不舒服的地方？您大便怎么样？有没有便秘？您的小便怎样？颜色黄不黄？口渴吗？您的这种症状持续了多长时间？

经了解，患者口舌生疮，牙龈肿痛，目赤胀痛，口干，口苦，口臭，伴有大便秘结、小便短赤。

初步判断是实火证，推荐三黄片。

三、案例分析所需知识

实火证 症见目赤胀痛，口干，口苦，口臭，牙龈肿痛，口舌生疮，或伴有大便秘结、小便短赤等为主要临床表现。起病急，病程短，热邪炽盛而机体正气尚盛。

三 黄 片

【成分】大黄、盐酸小檗碱、黄芩浸膏。

【功能主治】清热解毒，泻火通便。用于三焦热盛所致的目赤肿痛、口鼻生疮、咽喉肿痛、牙龈肿痛、心烦口渴、尿黄便秘。

【注意事项】忌烟、酒及辛辣食物；不宜在服药期间同时服用滋补性中药；有高血压、心脏病、糖尿病、肝病、肾病等慢性病严重者应在医师指导下服用；本品含盐酸小檗碱。儿童、哺乳期妇女、年老体弱及脾虚便溏者应在医师指导下使用。

一清颗粒（胶囊）

【成分】 黄连、大黄、黄芩。

【功能主治】 清热泻火解毒。用于火毒血热所致的身热烦躁、目赤口疮、咽喉牙龈肿痛、大便秘结；咽炎、扁桃体炎、牙龈炎见上述证候者。

【注意事项】 忌烟、酒及辛辣食物；不宜在服药期间同时服用滋补性中药；糖尿病患者及有高血压、心脏病、肝病、肾病等慢性病严重者应在医师指导下服用；出现腹泻时可酌情减量。

黄连上清丸

【成分】 黄连、栀子（姜制）、连翘、蔓荆子（炒）、防风、荆芥穗、白芷、黄芩、菊花、薄荷、酒大黄、黄柏（酒炒）、桔梗、川芎、石膏、旋覆花、甘草。

【功能主治】 清热通便，散风止痛。用于上焦风热，头昏脑胀，牙龈肿痛，口舌生疮，咽喉红肿，耳痛耳鸣，暴发火眼，大便干燥，小便黄赤。

【注意事项】 孕妇禁用；脾胃虚寒者禁服。

牛黄上清丸

【成分】 牛黄、薄荷、菊花、荆芥穗、白芷、川芎、栀子、黄连、黄柏、黄芩、大黄、连翘、赤芍、当归、地黄、桔梗、甘草、石膏、冰片。

【功能主治】 清热泻火，散风止痛。用于热毒内盛、风火上攻所致的头痛眩晕、目赤耳鸣、咽喉肿痛、口舌生疮、牙龈肿痛、大便燥结。

【注意事项】 忌烟、酒及辛辣食物；不宜在服药期间同时服用滋补性中药；有高血压、心脏病、肝病、糖尿病、肾病等慢性病严重者应在医师指导下服用；服药后大便次数增多且不成形者，应酌情减量。

牛黄解毒片

【成分】 牛黄、雄黄、石膏、大黄、黄芩、桔梗、冰片、甘草。

【功能主治】 清热解毒。用于火热内盛，咽喉肿痛，牙龈肿痛，口舌生疮，目赤肿痛。

【注意事项】 忌烟酒及辛辣、油腻食物；高血压、心脏病、肝病、糖尿病、肾病等慢性病患者应在医师指导下服用；服药后大便次数每日2～3次者，应减量。

龙胆泻肝丸

【成分】 龙胆、柴胡、黄芩、栀子（炒）、泽泻、木通、车前子（盐炒）、当归（酒炒）、地黄、炙甘草。

【功能主治】 清肝胆，利湿热。用于肝胆湿热，头晕目赤，耳鸣耳聋，耳肿疼痛，胁痛口苦，尿赤涩痛，湿热带下。

【注意事项】 孕妇，年老体弱，大便溏软者慎用；忌食辛辣刺激性食物；服本药时不宜同时服滋补性中成药。

板蓝根颗粒

【成分】板蓝根。

【功能主治】清热解毒，凉血利咽。用于肺胃热盛所致的咽喉肿痛、口咽干燥；急性扁桃体炎见上述证候者。

【注意事项】忌烟酒、辛辣、鱼腥食物；不宜在服药期间同时服用滋补性中药。

穿心莲片

【成分】穿心莲。

【功能主治】清热解毒，凉血消肿。用于感冒发热，咽喉肿痛，口舌生疮，顿咳劳嗽，泄泻痢疾，热淋涩痛，痈肿疮疡，毒蛇咬伤。

【注意事项】忌烟酒、辛辣、鱼腥食物；不宜在服药期间同时服用滋补性中药。

清热解毒口服液

【成分】石膏、知母、金银花、连翘、黄芩、栀子、龙胆、板蓝根、甜地丁、玄参、地黄、麦冬。

【功能主治】清热解毒。用于热毒壅盛所致发热面赤，烦躁口渴，咽喉肿痛等症；流感、上呼吸道感染见上述证候者。

【注意事项】忌烟酒、辛辣、鱼腥食物；不宜在服药期间同时服用滋补性中药。风寒感冒者不适用。

银黄口服液

【成分】金银花提取物（以绿原酸计）、黄芩提取物（以黄芩苷计）。

【功能主治】清热解毒，消炎。用于上呼吸道感染，急性扁桃体炎，咽炎。

【注意事项】忌烟酒、辛辣、鱼腥食物；不宜在服药期间同时服用滋补性中药。

新雪颗粒

【成分】清热解毒。用于热性病之发热，如扁桃腺炎、上呼吸道炎、咽炎、气管炎、感冒所引起的高热以及温热病之烦热不解。

【功能主治】清热解毒，凉血利咽。用于肺胃热盛所致的咽喉肿痛、口咽干燥；急性扁桃体炎见上述证候者。

【注意事项】忌烟、酒及辛辣、油腻食物；高血压、心脏病、肝病、糖尿病、肾病等慢性病患者，或正在接受其他治疗的患者均应在医师指导下服用；服药后大便次数每日2到3次者，应减量；每日3次以上者，应停用并向医师咨询。

复方鱼腥草颗粒

【成分】鱼腥草、黄芩、板蓝根、连翘、金银花。

【功能主治】清热解毒。用于外感风热引起的急喉痹（急性咽炎）、急喉暗（急性喉炎）、急乳蛾（急性扁桃体炎）、支气管炎、肺炎及感冒咳嗽、咯痰、发热、烟酒过度等。

【注意事项】忌辛辣、鱼腥食物；不宜在服药期间同时服用温补性中成药；糖尿病患者慎用；扁桃体化脓并全身有高热等症状者应去医院诊治。

请你想一想

某男，37 岁，自觉面热，咽喉疼痛，吞咽时更痛，口渴。应选用哪种药物？

你知道吗

实火证和虚火证的区别

实火证起病急，症状比较明显，患者的不适感较明显。比如有面红目赤、口舌生疮、大便干燥等症状。虚火证病程长，症状较轻。表现为全身潮热、夜晚盗汗、形体消瘦、口燥咽干、五心烦热、躁动不安、舌红无苔、脉搏细数。

目标检测

自测题

一、选择题

1. 下列哪个不是实火证的症状（　　　）

    A. 症见目赤胀痛
    B. 口干，口苦，口臭
    C. 牙龈肿痛，口舌生疮
    D. 大便稀薄

2. 实火证可用下列哪种药物进行治疗（　　　）

    A. 黄连上清丸
    B. 小建中颗粒（合剂、胶囊）
    C. 沉香化气丸
    D. 小青龙合剂

3. 下列哪个是实火证的症状（　　　）

    A. 以目赤胀痛，口干，口苦，口臭，牙龈肿痛，口舌生疮，或伴有大便秘结、小便短赤数等为主要症状

    B. 素体气虚，卫表不固，感受外邪，以恶寒发热，自汗，头痛鼻塞，语声低怯，气短倦怠，脉浮无力为常见症的证候

    C. 症见干咳少痰或痰中带血，午后咳甚，或伴五心烦热，颧红等

    D. 症见发热重，恶寒轻，头痛，咽喉疼痛，咳嗽，流稠涕，吐痰，口渴，苔薄黄，脉浮数等

4. 下列哪种药物可以治疗肝胆湿热，头晕目赤，耳鸣耳聋，耳肿疼痛，胁痛口苦，尿赤涩痛，湿热带下实火证（　　　）

    A. 银黄口服液
    B. 龙胆泻肝丸
    C. 牛黄解毒片
    D. 三黄片

5. 适用于热毒内盛、风火上攻所致的头痛眩晕、目赤耳鸣、咽喉肿痛、口舌生疮、

牙龈肿痛、大便燥结实火证的是（   ）

    A. 复方鱼腥草颗粒   B. 板蓝根颗粒

    C. 牛黄上清丸   D. 龙胆泻肝丸

6. 牛黄上清丸的功效（   ）

    A. 清热解毒，泻火通便   B. 清热泻火，散风止痛

    C. 清热通便，散风止痛   D. 清热泻火解毒

7. 下列哪个药不适用于实火证（   ）

    A. 复方鱼腥草颗粒   B. 穿心莲片

    C. 清热解毒口服液   D. 当归龙荟丸

8. 下列哪个药可以治疗实火证（   ）

    A. 银黄口服液   B. 解郁安神丸

    C. 酸枣仁丸   D. 小活络丸

二、简述题

1. 简述实火证的临床症状有哪些？

2. 店员应该如何提醒实火证患者的营养小贴士？

3. 列举五种以上治疗实火证的常用中成药。

▶▶ 项目七 不寐荐药

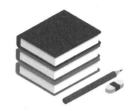

学习目标

知识要求

1. **掌握** 不寐的主要症状。

2. **熟悉** 治疗不寐的常用药。

3. **了解** 不寐常用药注意事项。

能力要求

1. 学会严格遵守药店工作人员标准行为规范。

2. 学会询问顾客患不寐的关键症状并对症推荐常用药。

3. 学会合理销售。

🖹 学习任务一 肝火扰心型不寐荐药

一、案例导入

某患者经常头晕头胀，入睡困难，多梦并经常噩梦惊醒，请问应用何药调理？

二、案例分析

首先确认患者的姓名、年龄、性别、职业，然后进一步查询。

出现这种症状多长时间？是否有多梦或者噩梦纷繁之症状？是否有心烦易怒，感觉胸闷？是否同时伴有头晕头胀？是否感觉口中多有苦味？

经了解，患者心烦易怒，胸胁胀满，头痛，口苦，目赤，舌红，苔黄。

初步判断肝火扰心之不寐，推荐使用龙胆泻肝丸。

三、案例分析所需知识

肝火扰心不寐 症见不寐多梦，甚则彻夜不眠，急躁易怒，伴头晕头胀，目赤耳鸣，口苦，便秘，舌红苔黄，脉弦数。

龙胆泻肝丸

【成分】龙胆、柴胡、黄芩、栀子（炒）、泽泻、关木通（注：含"关木通"的药物被禁止生产，国家药品监督管理局取消关木通药用标准；而据考证，当中可能为川木通或三叶木通）、车前子（盐炒）、当归（酒炒）、地黄、炙甘草。

【功能主治】清肝胆，利湿热。用于肝胆湿热，头晕目赤，耳鸣耳聋，耳肿疼痛，胁痛口苦，尿赤涩痛，湿热带下。

【注意事项】孕妇、年老体弱、大便溏软者慎用；忌食辛辣刺激性食物；服本药时不宜同时服滋补性中成药；有高血压、心律失常、心脏病、肝病、肾病、糖尿病等慢性病严重者以及正在接受其他治疗的患者，应在医师指导下服用。

当归龙荟丸

【成分】当归、芦荟、木香、麝香、龙胆草、青黛、黄芩、黄连、黄柏、栀子、大黄。

【功能主治】肝胆实火证。头晕目眩，神志不宁，谵语发狂，或大便秘结，小便赤涩。

【注意事项】孕妇禁用。

解郁安神颗粒

【成分】柴胡、郁金、栀子（炒）、胆南星、茯苓、石菖蒲、远志（制）、百合、酸枣仁（炒）、龙齿、浮小麦、炙甘草、大枣、半夏（制）、白术（炒）、当归。

【功能主治】舒肝解郁，安神定志。用于情志不舒，肝郁气滞等精神刺激所致的心烦，焦虑，失眠，健忘；以及更年期综合征、神经官能症等。

【注意事项】火郁证者不适用；孕妇及哺乳期妇女禁用；儿童、年老体弱者慎用；高血压、心脏病、肝病、肾病、糖尿病等慢性病严重者应遵医嘱服用；睡前不宜服用咖啡、浓茶等兴奋性饮品；忌烟、酒及辛辣、生冷、鱼腥、油腻食物；服药期间要保持情绪乐观，切忌生气恼怒；宜饭后服用。

请你想一想

　　某女，45岁，总喜欢唉声叹气，夜晚难以入睡，常容易忘记事情。 应选用哪种药物？

你知道吗

　　不寐的病因虽多，但其病理变化，总属阳盛阴衰，阴阳失交。一为阴虚不能纳阳，一为阳盛不得入于阴。肝火扰心之不寐属情志失常：喜怒哀乐等情志过极均可导致脏腑功能的失调，而发生不寐病证。或由情志不遂，暴怒伤肝，肝气郁结，肝郁化火，邪火扰动心神，神不安而不寐；或由五志过极，心火内炽，扰动心神而不寐；或由喜笑无度，心神激动，神魂不安而不寐。

学习任务二　心胆气虚型不寐荐药

一、案例导入

某患者经常感觉入睡困难，入睡后容易惊醒，常常感觉疲惫，请问用何药调理？

二、案例分析

首先确认患者的姓名、年龄、性别、职业，然后进一步查询。

出现这种症状多长时间？是否有多梦或者容易惊醒之症状？是否有胆怯心悸之症状？是否同时伴有气短？

是否容易感觉疲惫？

经了解，患者触事易惊，胆怯心悸，气短倦怠，舌淡，苔薄，脉弦细。初步判断心胆气虚之不寐，推荐使用天王补心丹。

三、案例分析所需知识

心胆气虚不寐　症见虚烦不寐，触事易惊，胆怯心悸，气短倦怠。舌淡苔薄，脉弦细。

酸枣仁丸

【成分】枣仁、人参、芍药、桂心、黄芪、甘草、茯苓、龙骨、牡蛎、生姜、半夏、泽泻。

【功能主治】虚劳，气血两虚，夜梦遗精，茎核微弱，惊惕松悸，小腹里急。

【注意事项】忌食辛辣刺激性食物。

安神补心颗粒（丸）

【成分】丹参、五味子（蒸）、石菖蒲、安神膏（合欢皮、菟丝子、墨旱莲、首乌藤、地黄、珍珠母、女贞子）。

【功能主治】养心安神。用于心血不足、虚火内扰所致的心悸失眠、头晕耳鸣。

【注意事项】外感发热、脾胃虚寒及素有痰湿者忌服；痰火忧心之失眠、心悸者不宜单独使用；孕妇慎用；睡前不宜服用咖啡、浓茶等兴奋性饮品；忌过度思虑、避免恼怒、抑郁等不良情绪；宜饭后服用。

养血安神丸（片）

【成分】熟地黄、地黄、合欢皮、首乌藤、鸡血藤、墨旱莲、仙鹤草。

【功能主治】养血安神。用于头眩，失眠多梦，心悸头晕。

【注意事项】痰火扰心之失眠、瘀血闭阻之心悸失眠者不宜使用；脾胃虚寒，大便溏者忌服；儿童慎用；睡前不宜服用咖啡、浓茶等兴奋性饮品；忌过度思虑、避免恼怒、抑郁等不良情绪；脾胃虚弱者宜在饭后服用，以减轻药物对肠胃的刺激。

天王补心丹

【成分】地黄、玄参、天门冬、麦门冬、丹参、当归、党参、茯苓、石菖蒲、远志（制）、五味子、酸枣仁（炒）、柏子仁、朱砂、桔梗、甘草。

【功能主治】滋阴养血，补心安神。多用于失眠、心悸、健忘等神经衰弱症状，表现为失眠多梦、心悸不宁、健忘迷惑、五心烦热、口舌生疮、舌质红、脉细数。

【注意事项】睡前不宜服用咖啡、浓茶等兴奋性饮品；忌过度思虑、避免恼怒、抑郁等不良情绪；脾胃虚弱者宜在饭后服用，以减轻药物对肠胃的刺激。

你知道吗

心胆气虚之不寐病因病机，多属情志失常，喜怒哀乐等情志过极均可导致脏腑功能的失调，而发生不寐病证。由暴受惊恐，导致心虚胆怯，神魂不安，夜不能寐。

学习任务三　心脾两虚型不寐荐药

一、案例导入

患者女性，42 岁，半年前下岗，常为家庭生活与前途发愁，晚间入睡困难，多梦，白天精神疲乏，感觉昏沉沉的。想买中成药调理，哪一种好？

二、案例分析

首先确认患者的姓名、年龄、性别、职业，然后进一步查询。

出现这种症状多长时间？是否有多梦或者噩梦纷繁之症状？是否有心悸感觉？是否有神疲乏力，食欲不振之症状？是否有腹胀或便溏之症？

经了解，患者不易入睡，多梦易醒，心悸健忘，肢倦神疲，腹胀便溏，面色少华，舌质淡，脉细弱。初步判断心脾两虚之不寐，推荐使用归脾丸。

三、案例分析所需知识

心脾两虚不寐　症见不易入睡，多梦易醒，心悸健忘，肢倦神疲，腹胀便溏，面色少华。舌质淡，脉细弱。

归　脾　丸

【成分】党参、黄芪、白术、当归、远志、茯苓、龙眼肉、酸枣仁、合欢皮、大枣。

【功能主治】用于心脾两虚，气短心悸，失眠多梦，头昏头晕，肢倦乏力，食欲不振，崩漏便血。

【注意事项】忌食辛辣刺激性食物。

柏子养心丸

【成分】柏子仁、党参、炙黄芪、川芎、当归、茯苓、远志、酸枣仁、肉桂、五味子、半夏曲、炙甘草，朱砂。

【功能主治】用于心气虚寒，心悸易惊，失眠多梦，健忘。

【注意事项】燥热心烦者、肝阳上亢等有热象者均不宜服用。服用期间应禁食辛辣和刺激性食物。

请你想一想

某女，36岁，失眠多梦，月经量突然增多，不思饮食。应选用哪种药物？

你知道吗

心脾两虚之不寐属劳逸失调：劳倦太过则伤脾，过逸少动亦致脾虚气弱，运化不健，气血生化乏源，不能上奉于心，以致心神失养而失眠。或因思虑过度，伤及心脾，心伤则阴血暗耗，神不守舍；脾伤则食少，纳呆，生化之源不足，营血亏虚，不能上奉于心，而致心神不安。

学习任务四　痰热扰心型不寐荐药

一、案例导入

某患者常觉入睡困难，白天进食很少，有胸闷之症，想调理。

二、案例分析

首先确认患者的姓名、年龄、性别、职业，然后进一步查询。

出现这种症状多长时间？是否有多梦或者噩梦纷繁之症状？是否有食欲不振，胸闷胀满之症？是否有恶心呕吐的症状？痰多为黄色或白色？

经了解，患者心烦不寐，胸闷，恶食嗳气，头重目眩，舌苔黄腻，脉滑数。初步判断痰热扰心之不寐，推荐使用黄连温胆丸。

三、案例分析所需知识

痰热扰心不寐　　心烦不寐，胸闷，恶食嗳气，头重目眩，舌苔黄腻，脉滑数。

黄连温胆丸

【成分】川连、竹茹、枳实、半夏、橘红、甘草、生姜、茯苓。

【功能主治】用于伤暑汗出，身不大热，烦闭欲呕。

【注意事项】孕妇禁用。

请你想一想

某女，25岁，心烦不寐，胸闷喜呕，嗳气频繁，舌苔黄腻，脉滑数。应选用哪种药物？

你知道吗

痰热扰心之不寐属饮食不节：暴饮暴食，宿食停滞，脾胃受损，酿生痰热，壅遏于中，痰热上扰，胃气失和，而不得安寐。此外，浓茶、咖啡、酒之类饮料也是造成不寐的因素。

🖹 学习任务五　心肾不交型不寐荐药

一、案例导入

某患者大病初愈，近段时间明显感觉入睡困难，想用药调理？

二、案例分析

首先确认患者的姓名、年龄、性别、职业，然后进一步查询。

出现这种症状多长时间？是否有多梦或者梦遗症状？是否有头晕耳鸣，口干之症？是否有腰膝酸软之症状？是否有五心烦热，午后潮热之症状？

经了解，患者头晕耳鸣，腰膝酸软，潮热盗汗，五心烦热，咽干。舌红苔少，脉细数。初步判断心肾不交之不寐，推荐使用六味地黄丸。

三、案例分析所需知识

心肾不交不寐　症见心烦不寐，入睡困难，心悸多梦，头晕耳鸣，腰膝酸软，潮热盗汗，五心烦热，咽干，遗精，月经不调。舌红苔少，脉细数。

六味地黄丸

【成分】熟地黄、山茱萸（制）、牡丹皮、山药、茯苓、泽泻。

【功能主治】用于肾阴亏损，头晕耳鸣，腰膝酸软，骨蒸潮热，盗汗遗精。

【注意事项】忌不易消化食物；感冒发热患者不宜服用；有高血压、心脏病、肝病、糖尿病、肾病等慢性病严重者应在医师指导下服用；儿童、孕妇、哺乳期妇女应在医师指导下服用。

🛏️**请你想一想**
　　某女，25岁，心烦不寐，胸闷喜呕，嗳气频繁，舌苔黄腻，脉滑数。应选用哪种药物？

目标检测

一、选择题

1. 下列哪个不是肝火扰心的不寐症状（　　）
   A. 症见彻夜难眠　　　　　　　　B. 头昏头胀
   C. 便秘　　　　　　　　　　　　D. 腰膝酸软

2. 肝火扰心的不寐可用下列哪种药物进行治疗（　　）
   A. 当归龙荟丸　　　　　　　　　B. 酸枣仁丸
   C. 归脾丸　　　　　　　　　　　D. 六味地黄丸

3. 症见不寐多梦，甚则彻夜不眠，急躁易怒，伴头晕头胀，目赤耳鸣，口苦，便秘，舌红苔黄，脉弦数。属不寐中的哪种证候（　　）
   A. 心胆气虚证　　　　　　　　　B. 心肾不交证
   C. 肝火扰心证　　　　　　　　　D. 痰热扰心证

4. 下列哪个不是心胆气虚的不寐症状（　　）
   A. 症见虚烦不寐　　　　　　　　B. 胆怯心惊
   C. 便秘　　　　　　　　　　　　D. 气短倦怠

5. 心胆气虚的不寐可用下列哪种药物进行治疗（　　）
   A. 当归龙荟丸　　　　　　　　　B. 酸枣仁丸
   C. 归脾丸　　　　　　　　　　　D. 六味地黄丸

6. 症见虚烦不寐，触事易惊，胆怯心悸，气短倦怠。舌淡苔薄，脉弦细。属不寐中的哪种证候（　　）
   A. 心胆气虚证　　　　　　　　　B. 心肾不交证
   C. 肝火扰心证　　　　　　　　　D. 痰热扰心证

7. 心脾两虚的不寐可用下列哪种药物进行治疗（　　）
   A. 当归龙荟丸　　　　　　　　　B. 酸枣仁丸
   C. 归脾丸　　　　　　　　　　　D. 六味地黄丸

8. 症见不易入睡，多梦易醒，心悸健忘，肢倦神疲，腹胀便溏，面色少华。舌质淡，脉细弱。属不寐中的哪种证候（　　）
   A. 心胆气虚证　　　　　　　　　B. 心脾两虚证
   C. 肝火扰心证　　　　　　　　　D. 痰热扰心证

9. 症见心烦不寐，胸闷，恶食嗳气，头重目眩，舌苔黄腻，脉滑数。属不寐中的哪种证候（　　）
   A. 心胆气虚证　　　　　　　　　B. 心肾不交证
   C. 肝火扰心证　　　　　　　　　D. 痰热扰心证

10. 痰热内扰型不寐，可考虑用什么方以降火逐痰（　　）

A. 黄连温胆丸   B. 龙胆泻肝丸

C. 礞石滚痰丸   D. 天王补心丹

11. 于心肾不交的不寐可用下列哪种药物进行治疗（　　　）

A. 当归龙荟丸   B. 酸枣仁丸

C. 归脾丸   D. 六味地黄丸

12. 症见心烦不寐，入睡困难，心悸多梦，头晕耳鸣，腰膝酸软，潮热盗汗，五心烦热，咽干，遗精，月经不调。舌红苔少，脉细数。属不寐中的哪种证候（　　　）

A. 心胆气虚证   B. 心肾不交证

C. 肝火扰心证   D. 痰热扰心证

二、简述题

1. 简述肝火扰心不寐症状的患者临床表现有哪些？

2. 心胆气虚不寐常用哪些药物进行治疗？

3. 简述心脾两虚不寐症状的患者临床表现有哪些？

4. 店员应该如何提醒痰热扰心不寐患者的营养小贴士？

5. 简述痰热扰心不寐症状的患者临床表现有哪些？

6. 简述心肾不交不寐症状的患者临床表现有哪些？

7. 店员应该如何提醒心肾不交不寐患者的营养小贴士？

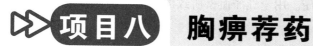 **项目八　胸痹荐药**

PPT

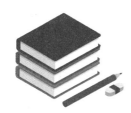

学习目标

知识要求

1. **掌握**　胸痹的主要症状。
2. **熟悉**　治疗胸痹的常用药。
3. **了解**　胸痹常用药的注意事项。

能力要求

1. 学会严格遵守药店工作人员标准行为规范。
2. 学会询问顾客患胸痹的关键症状并对症推荐常用药。
3. 学会合理销售。

学习任务一　心血瘀阻型胸痹荐药

一、案例导入

某患者，女性，60 岁，退休干部，胸部刺痛，痛有定处，入夜为甚，舌头紫暗有瘀斑，脉弦涩。到药店寻求帮助，可选用何药？

二、案例分析

首先确认患者的姓名、年龄、性别、职业，然后进一步查询。

出现这种症状多长时间？确定疼痛的具体位置？如患者疼痛在胸部，痛有定处；疼痛具体是何种，是钝痛还是刺痛？如患者是刺痛，有无胸闷心悸等其他症状；如患者胸闷，身体或舌质是否有瘀点、瘀斑；如患者舌头紫暗有瘀斑，则确认还有没有其他不适，如夜晚疼痛加重。

初步分析该患者所患胸痹是心血瘀阻证。胸闷、心前区刺痛，冠心病心绞痛，则推荐选用复方丹参片；气短、冠心病心绞痛，则推荐选用速效救心丸；胸胁痛、胃脘痛、腹痛，则推荐选用五灵止痛胶囊。

三、案例分析所需知识

心血瘀阻证　是指胸部闷痛，甚则胸痛彻背，气短喘息不得卧为主症的一种疾病。症见心胸刺痛，痛有定处，入夜为甚，胸闷，舌紫暗有瘀斑，脉弦涩等。轻者仅感胸闷如窒、呼吸欠畅，重者则有胸痛，严重者心痛彻背，背痛彻心。

复方丹参片（滴丸、注射液）

【成分】丹参、三七、冰片。

【功能主治】活血化瘀，理气止痛。用于气滞血瘀所致的胸痹，症见胸闷、心前区刺痛；冠心病心绞痛见上述证候者。

【注意事项】孕妇禁用。

速效救心丸

【成分】川芎、冰片、麝香、蟾酥等和硝酸甘油。

【功能主治】行气活血，祛瘀止痛，增加冠脉血流量，缓解心绞痛。适用于冠心病，心绞痛。

【注意事项】孕妇禁用。

五灵止痛胶囊

【成分】五灵脂、蒲黄、冰片。

【功能主治】行气止痛，通经活络，祛瘀散结，开窍避秽。用于因气滞血瘀所致的胸肋痛、胃脘痛、痛经、腹痛、亦可用于扭挫伤。

【注意事项】忌食生冷油腻不易消化食物；不适用于消化道溃疡出血，主要表现为大便稀呈黑色；孕妇及妇女月经量多者不宜服用；不宜与含有人参成分药物同时服用。

请你想一想

某女，40岁，心胸刺痛，痛有定处，夜晚疼痛加重，胸闷，舌紫暗有瘀斑，想买点药，用哪一种好？

你知道吗

1. 胸闷胸痛一般几秒到几十分钟可缓解。严重者可见疼痛剧烈，持续不解，汗出肢冷，面色苍白，唇甲青紫，心跳加快或心律失常等危候，可发生猝死。

2. 多见于中年以上，常因操劳过度，抑郁恼怒或多饮多食，感受寒冷而诱发。

3. 严重胸痹患者应随时就诊。

学习任务二　阴寒凝滞型胸痹荐药

一、案例导入

某患者，女性，44岁，胸痛彻背，受寒则甚，畏寒肢冷。舌质白滑，脉沉细。到药店寻求帮助，可选用何药？

二、案例分析

首先确认患者的姓名、年龄、性别、职业，然后进一步查询。

出现这种症状多长时间？确定疼痛的具体位置，前胸还是后背？如患者胸痛彻背；

确定疼痛有何特点。如患者受寒则甚，是否有遇冷则疼之加重等症状？如患者受寒则甚；是否有心悸自汗，四肢厥冷之症？如患者畏寒肢冷；确认还有没有其他不适，如患者舌质白滑，脉沉细。

初步分析该患者所患胸痹为阴寒凝滞证。推荐选用苏冰滴丸。

三、案例分析所需知识

阴寒凝滞证 胸痛彻背，受寒则甚，畏寒肢冷。舌质白滑，脉沉细。

苏冰滴丸

【成分】苏合香、冰片。

【功能主治】芳香开窍，理气止痛。用于冠心病心绞痛、胸闷、心肌梗死等。

【注意事项】孕妇慎服，胃病患者慎用。

冠心苏合香丸

【成分】苏合香油、安息香、沉香、麝香、丁香 、白术 、青木香、乌犀屑 、香附子（炒去毛）、朱砂（水飞）、诃黎勒（煨去皮）、白檀香、荜拨、龙脑（研）、熏陆香（另研）。

【功能主治】芳香开窍，行气止痛。用于中风、中暑、痰厥昏迷、心胃气痛。

【注意事项】孕妇禁用。

请你想一想

某女，46 岁，胸痛彻背，受寒则甚，畏寒肢冷。 可用何药？

你知道吗

本病多在中年以后发生，如治疗及时得当，可获较长时间稳定缓解，如反复发作，则病情较为顽固。病情进一步发展，可见心胸猝然大痛，出现真心痛证候，甚者可"旦发夕死，夕发旦死"。

学习任务三 痰浊闭阻型胸痹荐药

一、案例导入

某患者，女性，60 岁，胸闷痰多气短，肢重肥胖，倦怠乏力，吐涎。到药店寻求帮助，可选用何药？

二、案例分析

首先确认患者的姓名、年龄、性别、职业，然后进一步查询。

出现这种症状多长时间；确定疼痛的具体位置；是否有心悸头昏感觉；平素饮食

情况如何；有无咳喘，痰多，色白之症？

患者胸闷痰多气短，肢重肥胖，倦怠乏力，吐涎，舌胖有齿痕，苔腻或滑，脉滑。可初步判断为痰浊闭阻型胸痹，推荐选用瓜蒌半夏薤白片。

三、案例分析所需知识

痰浊闭阻型　症见胸闷痰多气短，肢重肥胖，倦怠乏力，吐涎，舌胖有齿痕，苔腻或滑，脉滑。

瓜蒌半夏薤白片

【成分】瓜蒌、半夏、薤白、陈皮、丹参、白豆蔻、甘草。

【功能主治】行气解郁，通阳散结。用于冠心病、心绞痛、胸闷痰多气短、倦怠无力。

【注意事项】忌食辛辣刺激性食物。

请你想一想

某女，40岁，胸闷痰多气短，肢重肥胖，倦怠乏力，吐涎，舌胖有齿痕，苔腻或滑，脉滑。想买点药，用哪一种好？

你知道吗

胸痹心痛是威胁中老年人生命健康的重要心系病证之一，随着现代社会生活方式及饮食结构的改变，发病有逐渐增加的趋势，因而本病越来越引起人们的重视。由于本病表现为本虚标实，有着复杂的临床表现及病理变化，而中医药治疗从整体出发，具有综合作用的优势，因而受到广泛的关注。

学习任务四　心肾阴虚型胸痹荐药

一、案例导入

某患者，女性，50岁，时感胸闷心痛，夜间盗汗，心烦睡不着，腰酸，耳鸣。到药店寻求帮助，可选用何药？

二、案例分析

首先确认患者的姓名、年龄、性别、职业，然后进一步查询。

出现这种症状多长时间？确认疼痛具体的位置及类型。是否有心悸气短感觉？是否有神疲乏力、食欲不振之症状？是否有腰膝酸软的症状？患者胸闷痛、心悸盗汗、心烦不寐、腰酸、耳鸣，舌质红少苔，脉细数或细涩，可初步判断为心肾阴虚型胸痹。如患者肝肾阴亏，眩晕耳鸣，羞明畏光，迎风流泪，视物昏花，则推荐选用杞菊地黄丸。如患者真阴不足，腰酸膝软，盗汗，神疲口燥，则推荐选用左归丸。

三、案例分析所需知识

心肾阴虚型 症见胸闷痛，心悸盗汗，心烦不寐，腰酸，耳鸣。舌质红少苔，脉细数或细涩。

杞菊地黄丸

【成分】 枸杞子、菊花、熟地黄、山茱萸（制）、牡丹皮、山药、茯苓、泽泻。

【功能主治】 滋肾养肝。用于肝肾阴亏，眩晕耳鸣，羞明畏光，迎风流泪，视物昏花。

【注意事项】 空腹服用。

左 归 丸

【成分】 枸杞子、菊花、熟地黄、山茱萸（制）、牡丹皮、山药、茯苓、泽泻。

【功能主治】 滋肾补阴。用于真阴不足，腰酸膝软，盗汗，神疲口燥。

【注意事项】 孕妇忌服；儿童禁用。外感寒湿、湿热、跌扑外伤、气滞血瘀所致腰痛忌用。感冒患者不宜服用。肾阳亏虚、命门火衰、阳虚腰痛者慎用。忌油腻、辛辣食物。

> **请你想一想**
>
> 某女，40岁，胸闷痛，心悸盗汗，心烦不寐，腰酸，耳鸣。应选用哪种药物？

你知道吗

胸痹分别与西医的冠状动脉粥样硬化性心脏病、心绞痛、心包炎等疾病引起的心前区疼痛以及肺部疾病、胸膜炎、肋间神经痛等，以胸痛为主症的疾病相类似，治法：滋阴益肾，养心安神。滋阴清火，养心和络。

学习任务五 气阴两虚型胸痹荐药

一、案例导入

某患者，女性，60岁，心胸隐痛时作，心悸气短，动则益甚，倦怠易汗出，舌淡胖有齿痕，脉虚细缓。到药店寻求帮助，可选用何药？

二、案例分析

首先确认患者的姓名、年龄、性别、职业，然后进一步查询。

出现这种症状多长时间？确定疼痛的具体位置。如患者疼痛部位在胸部，确认疼痛的类型。是隐痛还是绞痛？如患者隐痛，则平素饮食情况如何，是否有心悸气短之症？

患者心胸隐痛时作，心悸气短，动则益甚，倦怠易汗出，舌淡胖有齿痕，脉虚细缓或结代。可初步判断为气阴两虚型胸痹，推荐选用生脉散。

三、案例分析所需知识

气阴两虚型　症见心胸隐痛时作，心悸气短，动则益甚，倦怠易汗出，舌淡胖有齿痕，脉虚细缓或结代。以神疲乏力、口干少饮、舌质红或淡、脉细弱为主要临床特征的一类病证。常见于肺癌病、胸痹。

生　脉　散

【成分】人参、麦冬、五味子。

【功能主治】益气复脉，养阴生津。用于气阴两亏，心悸气短，脉微自汗。

【注意事项】热邪尚盛、表证未解者忌用；脾胃虚弱者慎用；儿童及孕妇应遵医嘱；高血压及糖尿病患者应遵医嘱；不宜与藜芦、五灵脂、皂角及其制剂同用；宜饭前服用；忌茶和白萝卜；忌烟、酒及辛辣、生冷、鱼腥、油腻食物。

> **请你想一想**
>
> 　某女，40岁，心胸隐痛时作，心悸气短，动则益甚，倦怠易汗出。应选用哪种药物？

你知道吗

患者宜保养精气，劳逸结合，养成良好的生活、饮食习惯，戒烟。保持心情愉快。宜进易于消化的而营养的食物，禁食辛辣腌炸、海膻发物，适当参加锻炼。

目标检测

自测题

一、选择题

1. 下列哪项不是心血瘀阻型胸痹的症状（　　）

　　A. 心胸刺痛，痛有定处　　　　B. 入夜为甚，胸闷

　　C. 舌紫暗有瘀斑　　　　　　　D. 胸痛彻背，受寒则甚

2. 胸痹以闷痛为特点者，属下列哪项（　　）

　　A. 寒凝心脉　　　　　　　　　B. 热郁心脉

　　C. 瘀阻心脉　　　　　　　　　D. 痰阻心脉

3. 下列哪项不是痰浊闭阻证的症状（　　）

A. 心胸刺痛，痛有定处   B. 胸闷痰多气短

C. 肢重肥胖，倦怠乏力   D. 舌胖有齿痕，苔腻或滑

4. 痰浊闭阻型胸痹可用下列哪种药物进行治疗（   ）

     A. 瓜蒌半夏薤白片   B. 苏冰滴丸

     C. 复方丹参片   D. 左归丸

5. 下列哪项不是阴寒凝滞型胸痹的症状（   ）

     A. 胸痛彻背   B. 受寒则甚，畏寒肢冷

     C. 痛有定处   D. 舌质白滑，脉沉细

6. 阴寒凝滞型胸痹可用下列哪种药物进行治疗（   ）

     A. 速效救心丸   B. 苏冰滴丸

     C. 复方丹参片   D. 左归丸

7. 下列哪项不是心肾阴虚型胸痹的症状（   ）

     A. 心胸刺痛，痛有定处   B. 胸闷痛，心悸盗汗

     C. 心烦不寐   D. 腰酸，耳鸣

8. 心肾阴虚型胸痹可用下列哪种药物进行治疗（   ）

     A. 瓜蒌半夏薤白片   B. 苏冰滴丸

     C. 复方丹参片   D. 左归丸

9. 下列哪项不是气阴两虚型胸痹的症状（   ）

     A. 心胸隐痛时作   B. 心悸气短，动则益甚

     C. 胸闷痛，心悸盗汗   D. 舌淡胖有齿痕，脉虚细缓或结代

10. 气阴两虚型胸痹可用下列哪种药物进行治疗（   ）

     A. 生脉散   B. 苏冰滴丸

     C. 复方丹参片   D. 左归丸

二、问答题

1. 心血瘀阻型胸痹的症状有哪些？常用哪些药物进行治疗？

2. 阴寒凝滞型胸痹的症状有哪些？常用哪些药物进行治疗？

3. 痰浊闭阻型胸痹的症状有哪些？常用哪些药物进行治疗？

4. 心肾阴虚型胸痹的症状有哪些？常用哪些药物进行治疗？

5. 气阴两虚型胸痹的症状有哪些？常用哪些药物进行治疗？

项目九　痹证荐药

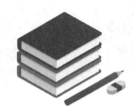

学习目标

知识要求

1. **掌握**　痹证的主要症状。
2. **熟悉**　治疗痹证的常用药。
3. **了解**　痹症常用药的注意事项。

能力要求

1. 学会严格遵守药店工作人员标准行为规范。
2. 学会询问患痹症的关键症状并对症推荐常用药。
3. 学会合理销售。

学习任务一　风寒湿痹型痹证荐药

一、案例导入

某患者，女性，33 岁，膝关节常感觉肿胀酸痛，如遇雨天更为严重，可用何药调理？

二、案例分析

首先确认患者的姓名、年龄、性别等基本信息，再进一步查询。

出现这种症状多长时间？确认疼痛的具体感觉，刺痛或酸痛？天气变化是否有明显影响？是否有食欲减退等症状？在饮食上是否还有其他喜好？

患者关节疼痛酸胀，遇阴雨天冷则疼痛加剧，热敷则缓解，喜热饮。初步分析该患者是风寒湿痹，推荐用追风透骨丸。

三、案例分析所需知识

风寒湿痹型　肌肉关节疼痛酸麻或有肿胀，遇阴雨寒冷则疼痛加剧，得热痛减，口淡不欲饮或喜热饮。舌质淡苔白腻，脉弦紧。

追风透骨丸

【成分】　制川乌，白芷，制草乌，香附（制），甘草，白术（炒），没药（制），麻黄，川芎，乳香（制），秦艽，地龙，当归，茯苓，赤小豆，羌活，天麻，赤芍，细辛，防风，天南星（制），桂枝，甘松。

【功能主治】　祛风除湿，通经活络，散寒止痛。用于风寒湿痹，通经活络，肢体麻木。

【注意事项】不宜久服，属风热痹者及孕妇忌用。

腰椎痹痛丸

【成分】桂枝、千年健、五加皮、桃仁、骨碎补、赤芍、防风、独活、草（解）、防己、威灵仙、制草乌、桑寄生、秦艽、红花、海风藤、白芷、续断、当归。

【功能主治】壮筋骨，益气血，舒筋活络，祛风除湿，通痹止痛。用于治疗实证腰痛。

【注意事项】感冒发热者勿服。

请你想一想

> 某男，45岁，肌肉关节疼痛酸麻，或有肿胀，遇阴雨寒冷则疼痛加剧。可用何药？

你知道吗

风寒湿痹是痹症的一种，由风、寒、湿三种外邪共同作用引起的痹症。即现代医学诊断的风湿热、风湿性关节炎、类风湿关节炎、纤维组织炎及神经痛等。常见症状是关节酸痛或部分肌肉酸重麻木，迁延日久可致肢体拘急，甚则关节肿大。中医治疗以祛风通络、散寒除湿、缓急止痛等原则。

学习任务二 风湿热痹型痹证荐药

一、案例导入

某患者，女性，33岁，关节疼痛，局部灼热红肿，得冷稍舒，痛不可触，可病及一个或多个关节，多兼有发热、恶风、口渴、烦闷不安。可用何药调理？

二、案例分析

首先确认患者的姓名、年龄、性别等基本信息，再进一步查询。

出现这种症状多长时间？确认疼痛的具体感觉，刺痛或酸痛？天气变化是否有明显影响？是否有食欲减退等症状？在饮食上是否还有其他喜好？

患者关节疼痛，局部灼热红肿，得冷稍舒，痛不可触，可病及一个或多个关节。初步分析该患者是风湿热痹，推荐用雷公藤片。

三、案例分析所需知识

风湿热痹型 关节疼痛，局部灼热红肿，得冷稍舒，痛不可触，可病及一个或多个关节，多兼有发热、恶风、口渴、烦闷不安。苔黄腻，脉滑数。风湿热等外邪侵袭人体，闭阻经络而导致气血运行不畅的病证。

雷公藤片

【成分】雷公藤提取物。

【功能主治】祛风除湿、消肿止痛、通经活络、清热解毒。用于治疗类风湿关节炎。

【注意事项】孕妇慎用，肝肾功能不全者慎用。

通　痹　丸

【功能成分】马钱子（制）、金钱白花蛇、当归、蜈蚣、川乌（制）、天麻、全蝎、地龙。

【功能主治】祛风胜湿，活血通络，消肿止痛。用于肝肾亏虚、寒湿阻络而致的痹证。现代多用于风湿性关节炎、类风湿关节炎等。

【注意事项】孕妇禁用。

> **请你想一想**
>
> 某女，65 岁，关节疼痛，局部灼热红肿，伴有发热。可用何药？

学习任务三　痰瘀痹阻型痹证荐药

一、案例导入

某患者，女性，33 岁，关节肿大，甚至强直畸形，屈伸不利。可用何药调理？

二、案例分析

首先确认患者的姓名、年龄、性别等基本信息，再进一步查询。

出现这种症状多长时间？确认疼痛的具体感觉，刺痛或酸痛？天气变化是否有明显影响？是否有食欲减退等症状？在饮食上是否还有其他喜好？

患者关节疼痛，痹证日久，关节肿大，甚至强直畸形，屈伸不利。舌质紫暗苔白腻，脉细涩。推荐用活络止痛丸。

三、案例分析所需知识

痰瘀痹阻型　痹证日久，关节肿大，甚至强直畸形，屈伸不利；舌质紫暗苔白腻，脉细涩；是痰瘀互结，留滞关节，闭塞经脉引起。通过治痰行瘀，蠲痹通络治疗。

小活络丸

【成分】胆南星、制川乌、制草乌、地龙、乳香（制）、没药（制）。

【功能主治】祛风除湿，活络通痹。用于风寒痹痛，肢体疼痛，麻木拘挛。

【注意事项】孕妇禁用。

活络止痛丸

【成分】鸡血藤、何首乌、过岗龙、牛大刀、豨莶草、半枫荷、两面针、臭屎茉莉、豆豉姜、走马胎、威灵仙、连线草、千斤拔、独活、穿破石、薏苡仁、土五加、钩藤、山白芷、宽筋藤。

【功能主治】活血舒筋，祛风除湿。用于风湿痹痛、手足麻木酸软。

【注意事项】孕妇忌服。儿童慎用；严重高血压、心脏病、肾病患者慎用；按照用法用量服用，年老体虚患者应在医师指导下服用。

请你想一想

问题：某男，35 岁，痹证日久，关节肿大，甚至强直畸形，屈伸不利。可用何药？

学习任务四　久痹正虚型痹证荐药

一、案例导入

某患者，男性，63 岁，骨节疼痛，时轻时重，腰膝软痛，形瘦无力。舌质淡，脉沉细无力。可用何药调理？

二、案例分析

首先确认患者的姓名、年龄、性别等基本信息，再进一步查询。

出现这种症状多长时间？确认疼痛的具体感觉，刺痛或酸痛？天气变化是否有明显影响？是否有食欲减退等症状？在饮食上是否还有其他喜好？

患者骨节疼痛，时轻时重，腰膝软痛，形瘦无力。舌质淡，脉沉细无力。推荐用舒筋健腰丸。

三、案例分析所需知识

久痹正虚型　骨节疼痛，时轻时重，腰膝软痛，形瘦无力。舌质淡，脉沉细无力。病程日久者，可出现痰瘀痹阻，气血不足及肝肾亏虚。治则为养血益气、培补肝肾。

舒筋健腰丸

【成分】狗脊、金樱子、鸡血藤、千斤拔、黑老虎、牛大力、女贞子（蒸）、桑寄生（蒸）、菟丝子（盐制）、延胡索（制）、两面针、乳香（制）、没药（制）。

【功能主治】补益肝肾，强健筋骨。用于腰膝酸痛，坐骨神经痛。

【注意事项】忌食生冷、油腻食物。不宜在服药期间同时服用温补性中药。经期及哺乳期妇女慎用，儿童、孕妇禁用。外感风寒，湿热有痰时禁用。

壮腰关节止痛丸

【成分】 狗脊（制）、金樱子、黑老虎根、鸡血藤、桑寄生（蒸）、千斤拔、牛大力、菟丝子、女贞子。

【功能主治】 壮腰健肾，祛风活络。主治肾亏腰痛，膝软无力，小便频数，遗精梦泄，风湿骨痛，神经衰弱等症。主要用于治疗肾亏外伤风湿之腰痛，也用于慢性肾炎、腰肌劳损、类风湿关节炎、神经官能症等。

【注意事项】 孕妇忌服，儿童禁用，感冒发热者忌服。

请你想一想

某女，45 岁，骨节疼痛，时轻时重，腰膝软痛，形瘦无力。舌质淡。可用何药？

目标检测

自测题

一、选择题

1. 下列哪个是追风透骨丸的功能（　　　）
   A. 壮筋骨，益气血　　　　　　　B. 祛风散寒，化痰除湿
   C. 祛风除湿，通经活络　　　　　D. 补益肝肾，强健筋骨

2. 下列哪个不是风湿热痹的症状（　　　）
   A. 关节疼痛　　　　　　　　　　B. 痛不可触
   C. 行瘦无力　　　　　　　　　　D. 苔黄腻

3. 适用于风湿热痹型痹症的是（　　　）
   A. 舒筋健腰丸　　　　　　　　　B. 活络止痛丸
   C. 追风透骨丸　　　　　　　　　D. 雷公藤片

4. 下列哪个不是痰瘀痹阻型痹症的症状（　　　）
   A. 关节肿大　　　　　　　　　　B. 苔质紫暗苔白腻
   C. 脉细涩　　　　　　　　　　　D. 脉滑数

5. 下列哪个不是久痹正虚型痹症的症状（　　　）
   A. 遇阴雨寒冷则疼痛加剧　　　　B. 骨节疼痛
   C. 腰膝软痛　　　　　　　　　　D. 舌质淡

6. 下列哪项可以治疗久痹正虚型痹症（　　　）
   A. 小活络丸　　　　　　　　　　B. 舒筋健腰丸
   C. 活络止痛丸　　　　　　　　　D. 雷公藤片

7. 舒筋健腰丸的使用注意事项错误的是（　　　）
   A. 风寒外感，湿热有痰时禁用　　B. 忌食生冷、油腻食物
   C. 感冒发热者勿服　　　　　　　D. 经期及哺乳期妇女慎用

8. 患者骨节疼痛，时轻时重，腰膝软痛，行瘦无力，舌质淡，脉沉细无力，属于（　　）

    A. 风寒湿痹型　　　　　　　　　　B. 风湿热痹型

    C. 久痹正虚型　　　　　　　　　　D. 痰瘀痹阻型

9. 主治风寒湿痹型的中成药为（　　）

    A. 舒筋健脾丸　　　　　　　　　　B. 活络止痛丸

    C. 追风透骨丸　　　　　　　　　　D. 雷公藤片

10. 痹证日久，关节肿大，甚至强直畸形，屈伸不利。舌质紫暗苔白腻，脉细涩的是（　　）

    A. 风寒湿痹型　　　　　　　　　　B. 风湿热痹型

    C. 久痹正虚型　　　　　　　　　　D. 痰瘀痹阻型

二、问答题

1. 请简述风寒湿痹的主要症状有哪些？

2. 痹症的类型有哪些？

PPT

项目十　淋证荐药

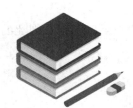

学习目标

知识要求

1. **掌握**　淋证的主要症状。
2. **熟悉**　治疗淋证的常用药。
3. **了解**　淋证常用药的注意事项。

能力要求

1. 学会严格遵守药店工作人员标准行为规范。
2. 学会询问顾客患淋症的关键症状并对症推荐常用药。
3. 学会合理销售。

学习任务一　热淋荐药

一、案例导入

某患者，女性，33 岁，近段时间小便色黄量少，时感灼烧，并伴有刺痛，可用何药调理？

二、案例分析

首先确认患者的姓名、年龄、性别等基本信息，再进一步查询。

出现这种症状多长时间？一天排尿的次数、尿量及颜色如何？是否排尿困难，排尿有疼痛；是否有其他不适？

患者小便量少，同时感觉排尿困难，伴有刺痛感。可初步判断患者为热淋。推荐用三金片。

三、案例分析所需知识

热淋证　症见小便频数短涩，灼热刺痛，溺色黄赤，少腹拘急胀痛，或有寒热、口苦、呕恶，或有腰痛拒按，或有大便秘结，苔黄腻，脉滑数。

八正颗粒

【成分】瞿麦、车前子（炒）、萹蓄、大黄、滑石、川木通、栀子、灯心草、甘草。

【功能主治】清热，利尿，通淋。用于湿热下注，小便短赤，淋沥涩痛，口燥咽干。

【注意事项】忌服辛辣刺激性食物；不宜在服药期间同时服用温补性中成药。

三　金　片

【成分】金樱根、菝葜、羊开口、金沙藤、积雪草。

【功能主治】清热解毒，利湿通淋，益肾。用于下焦湿热所致的热、小便短赤、淋沥涩痛、尿急频数；急慢性肾盂肾炎、膀胱炎、尿路感染见上述证候者。

【注意事项】孕妇慎用。

分清五淋丸

【成分】木通、车前子（盐炒）、黄芩、茯苓、猪苓、黄柏、大黄、萹蓄、瞿麦、知母、泽泻、栀子、甘草、滑石。

【功能主治】清热泻火，利尿通淋。用于湿热下注所致的淋证，症见小便黄赤，尿频尿急，尿道灼热涩痛。

【注意事项】孕妇慎用。

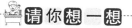 **请你想一想**

　　某男，45 岁，灼热刺痛，溺色黄赤，伴有大便秘结。　可用何药？

你知道吗

　　患者应增强体质，防止情志内伤，消除各种外邪入侵和湿热内生的有关因素，如忍尿、过食肥甘、纵欲过度、外阴不洁、湿热丹毒等。注意妊娠及产后卫生，对防止子淋、产后淋的发生有重要意义。积极治疗消渴、劳瘵等疾患，避免不必要的导尿及泌尿道器械操作。

学习任务二　石淋荐药

一、案例导入

某患者，男性，52 岁，近段时间小便涩痛，尿中带血，尿道刺痛感。

二、案例分析

首先确认患者的姓名、年龄、性别等基本信息，再进一步查询。

出现这种症状多长时间？一天排尿的次数、尿量及颜色如何？是否排尿困难，排尿有疼痛，是否有其他不适？

患者小便涩痛，尿中带血，排尿时突然中断，尿道刺痛。可初步判断患者为石淋。

三、案例分析所需知识

石淋证　症见小便涩痛，尿中夹石带血，或排尿时突然中断，尿道刺痛，窘迫难忍，或腰腹绞痛，少腹拘急。舌红，苔正常或薄黄而腻，脉弦或数。

排石冲剂（颗粒）

【成分】 连钱草、车前子、忍冬藤、石韦、徐长卿、瞿麦、滑石、冬葵子、木通。

【功能主治】 利水，通淋，排石。用于肾结石、输尿管结石，膀胱结石等泌尿系统结石症。

【注意事项】 服药期间绝大多数患者未产生不良反应，但极个别患者出现"血尿"现象。

复方金钱草颗粒

【成分】 广金钱草、车前草、石韦、玉米须。

【功能主治】 清热利湿，通淋排石。用于湿热下注所致的热淋、石淋，症见尿频、尿急、尿痛、腰痛；泌尿系统结石尿路感染见上述证候者。

【注意事项】 正气未虚及脾虚夹积者慎用；中病即止，不宜久服；忌食辛辣、生冷、油腻食物。

泌石通胶囊

【成分】 槲叶干浸膏、滑石粉。

【功能主治】 清热利湿，行气化淤。用于气滞血瘀型及湿热下注型肾结石或输尿管结石，适用于结石在 1.0cm 以下者。

【注意事项】 出现胃脘不适、头眩、血压升高者应停药。孕妇慎用。

请你想一想

某女，39 岁，小便涩痛，尿中夹石带血，尿道刺痛感，排尿突然中断。可用何药？

学习任务三　血淋荐药

一、案例导入

某患者，男性，62 岁，近段时间小便热涩刺痛，尿色深红或夹有血块。

二、案例分析

首先确认患者的姓名、年龄、性别等基本信息，再进一步查询。

出现这种症状多长时间？一天排尿的次数、尿量及颜色如何？是否排尿困难，排尿有疼痛感，是否有其他不适？

患者小便热涩刺痛，尿色深红，或夹有血块。可初步判断患者为血淋。

三、案例分析所需知识

血淋证　小便热涩刺痛，尿色深红，或夹有血块，疼痛满急加剧，或见心烦，舌尖红，苔黄，脉滑数。

小蓟饮子

【成分】生地黄、小蓟、滑石、蒲黄、藕节、淡竹叶、当归、山栀子、木通、炙甘草。

【功能主治】凉血止血，利水通淋。用于热结下焦之血淋、尿血。

【注意事项】孕妇慎用。

请你想一想

某女，39岁，小便有刺痛感，尿色深红，有隐血。可用何药？

学习任务四 膏淋荐药

一、案例导入

某患者，男性，52岁，近段时间小便乳白浑浊，上有浮油，有絮状沉淀，可以推荐哪种中成药？

二、案例分析

首先确认患者的姓名、年龄、性别等基本信息，再进一步查询。

出现这种症状多长时间？一天排尿的次数、尿量及颜色如何？是否排尿困难、排尿有疼痛感，是否有其他不适？

患者小便混浊乳白或如米泔水，上有浮油，直之沉淀，或伴有絮状凝块。可初步判断患者为膏淋。

三、案例分析所需知识

膏淋证 小便混浊乳白或如米泔水，上有浮油，置之沉淀，或伴有絮状凝块物，或混有血液、血块。尿道热涩疼痛，尿时阻塞不畅。口干，苔黄腻，舌质红，脉濡数。

程氏萆薢分清饮

【成分】萆、车前子、茯苓、莲子心、菖蒲、黄柏、丹参、白术。

【功能主治】清热利湿，分清泌浊。用于淋证日久，湿热郁阻，膀胱气化不利，清浊相混，小便混浊。

【注意事项】不适用于虚寒性病证患者；感冒者慎用；儿童及孕妇慎用；不宜与感冒药同时服用。

请你想一想

某女，39岁，小便如米泔水，上有浮油，伴有絮状凝块。可用何药？

学习任务五　气淋荐药

一、案例导入

某患者，女性，42 岁，近段时间小便涩滞，淋沥不宣，少腹胀满疼痛，苔薄白，脉弦。可以推荐哪种中成药。

二、案例分析

首先确认患者的姓名、年龄、性别等基本信息，再进一步查询。

出现这种症状多长时间？一天排尿的次数、尿量及颜色如何？是否排尿困难、排尿有疼痛感，是否有其他不适？患者小便涩滞，淋沥不宣，少腹胀满疼痛，苔薄白，脉弦。可初步判断患者为气淋。

三、案例分析所需知识

气淋证　郁怒之后，小便涩滞，淋沥不宣，少腹胀满疼痛，苔薄白，脉弦。

沉 香 散

【成分】沉香、砂仁、苍术、枳实、麦芽（炒焦）、青皮、紫苏叶、细辛、川芎、桔梗、茯苓、甘草、栀子、厚朴、香附、木香、山楂、陈皮、藿香、荆芥、白芷、防风、薄荷、半夏、白芍、葛根。

【功能主治】理气疏导，通淋利尿。用于气淋，脐下烦闷，小便疼不可忍。

【注意事项】孕妇慎用。

> **请你想一想**
>
> 某男，49 岁，小便涩滞，淋沥不宣，少腹胀满疼痛。可用何药？

自测题

目标检测

一、选择题

1. 淋证的主要症状是（　　）
   A. 小便淋沥涩痛　　　　　　　　B. 小便点滴不通
   C. 阴部生疮　　　　　　　　　　D. 小便红赤而不痛

2. 小蓟饮子主要用于治疗（　　）
   A. 血淋　　　　　B. 热淋　　　　　C. 膏淋　　　　　D. 气淋

3. 小便浑浊乳白色，上有浮油，置之沉淀，或伴有絮状凝块物，或混有血块。尿道热涩，疼痛，尿时阻塞不畅。描述的是（　　）
   A. 热淋　　　　　B. 膏淋　　　　　C. 血淋　　　　　D. 气淋

4. 小便频数短涩，淋沥刺痛，欲出未尽，或兼小腹拘急引痛溲有砂石的病证的是（　　）

    A. 热淋　　　　　B. 石淋　　　　　　C. 气淋　　　　　　D. 血淋

5. 小便热涩刺痛，尿色紫红，或挟有血块，小腹疼痛满急，可见心烦，舌苔薄黄，脉数有力的是（　　）

    A. 热淋　　　　　B. 石淋　　　　　　C. 气淋　　　　　　D. 血淋

6. 淋证的主要症状有哪些（　　）

    A. 小便频数　　　　　　　　　　　　B. 淋沥涩痛

    C. 小腹拘急引痛　　　　　　　　　　D. 小便点滴不通

二、问答题

1. 请简述热淋的病因病机？

2. 血淋的症状有哪些？请简述血淋的病因病机？

3. 石淋的症状有哪些？请简述石淋的病因病机？

4. 膏淋的症状有哪些？

5. 程氏萆薢分清饮主要用于治疗什么病证？

6. 气淋的症状有哪些？

7. 沉香散主要用于治疗什么病证？

项目十一　虚证荐药

学习目标

知识要求

1. **掌握**　气虚证的主要症状。
2. **熟悉**　治疗气虚证的常用药。
3. **了解**　气虚证常用药的注意事项。

能力要求

1. 学会严格遵守药店工作人员标准行为规范。
2. 学会询问顾客患虚症的关键症状并对症推荐常用药。
3. 学会合理销售。

学习任务一　气虚证荐药

一、案例导入

某患者，女性，43 岁，前段时间大病初愈，常有头晕目眩，浑身无力，声音低微，自汗等症。到药店寻求帮助，可选用何药？

二、案例分析

首先确认患者的姓名、年龄、性别、职业，然后进一步查询。

出现这种症状多长时间？是否愿意大声说话？是否有食欲降低、大便溏泄等症状？是否有四肢乏力、容易疲倦？是否有自汗等症状？确认还有没有其他不适？

患者大病初愈，声音低微，少气懒言，食欲欠佳，并有头晕目眩，浑身无力，大便溏泄，自汗，活动后加剧。可初步判断为气虚证，推荐选用补中益气丸。

三、案例分析所需知识

气虚证　症见少气懒言，声音低微，神疲乏力，食欲不振，头晕目眩，自汗，活动时诸症加剧，舌淡苔白，脉虚无力等。

四君子丸

【成分】党参、白术、茯苓、炙甘草。

【功能主治】益气健脾。用于脾胃气虚，胃纳不佳，食少便溏。

【注意事项】阴虚血热者慎用。

补中益气丸

【成分】黄芪（蜜炙）、党参、甘草（蜜炙）、白术（炒）、当归、升麻、柴胡、陈皮、生姜、大枣。

【功能主治】补中益气，升阳举陷。用于脾胃虚弱、中气下陷所致的泄泻、脱肛、阴挺，症见体倦乏力、食少腹胀、便溏久泄、肛门下坠或脱肛、子宫脱垂。

【注意事项】本品不适用于恶寒发热表证者，暴饮暴食，脘腹胀满实证者；不宜和感冒类药同时服用；高血压患者慎服；服本药时不宜同时服用藜芦或其制剂。

参苓白术散

【成分】人参、茯苓、白术（炒）、山药、白扁豆（炒）、莲子、薏苡仁（炒）、砂仁、桔梗、甘草。

【功能主治】补脾胃，益肺气。用于脾胃虚弱，食少便溏，气短咳嗽，肢倦乏力。

【注意事项】服本药时不宜同时服用藜芦、五灵脂、皂荚或其制剂；不宜喝茶和吃萝卜以免影响药效；不宜和感冒类药同时服用。

玉屏风颗粒

【成分】黄芪、白术（炒）、防风。

【功能主治】益气，固表，止汗。用于表虚不固，自汗恶风，面色㿠白，或体虚易感风邪者。

【注意事项】阴虚者不宜用。

请你想一想

> 某男，45 岁，全身疲倦乏力，声音低下，动则气短，容易出汗，胃口不佳。可用何药？

你知道吗

虚证是指正气虚弱不足的证候，因机体精、气、血、津液亏少，脏腑经络的生理功能减退，表现为一系列虚弱、衰退、不足症状。主要表现为面色不华，精神疲惫，气短音低，自汗盗汗，头晕眼花，心悸失眠，饮食减少，舌质淡胖或瘦瘪，脉虚细无力等。

学习任务二　血虚证荐药

一、案例导入

某患者，女性，44 岁，感觉头晕眼花，月经量很少，甚至没有，面色苍白或萎黄，口唇指甲苍白，心悸多梦，手脚发麻等症。到药店寻求帮助，可选用何药？

二、案例分析

首先确认患者的姓名、年龄、性别、职业，然后进一步查询。

出现这种症状多长时间？是否有食欲降低，大便溏泄等症状？是否有四肢乏力，容易疲倦？是否出现皮肤口唇泛白等症状？确认还有没有其他不适？

患者面色苍白或萎黄，口唇指甲苍白，甚至全身皮肤苍白，头晕，目眩，耳鸣，倦怠嗜睡，不耐劳，心悸，失眠，大便干燥，妇女月经色淡量少，舌淡白，脉细。可初步判断为血虚证，推荐选用四物合剂。

三、案例分析所需知识

血虚证　症见面色无华或萎黄，唇色淡，头晕目眩，心悸失眠，手足发麻，舌淡脉细等。

四物合剂（颗粒）

【成分】 当归、川芎、白芍、熟地黄。

【功能主治】 养血调经。用于血虚所致的面色萎黄，头晕眼花，心悸气短及月经不调。

【注意事项】 孕妇慎用。

复方阿胶浆（颗粒）

【成分】 阿胶、红参、熟地黄、党参、山楂。

【功能主治】 补气养血。用于气血两虚，头晕目眩，心悸失眠，食欲不振及白细胞减少症和贫血。

【注意事项】 服用本品同时不服用藜芦、五灵脂、皂荚或其制剂；不宜喝茶和吃萝卜，以免影响药效；凡脾胃虚弱，呕吐泄泻，腹胀便溏，咳嗽痰多者慎用；感冒患者不宜服用。

> **请你想一想**
>
> 某女，46岁，面色淡白，口唇、指甲色淡，心悸，失眠多梦，头晕眼花，经血量少、色淡。可用何药？

你知道吗

本类药物为补益剂，易滋腻碍胃，凡脾胃虚弱、呕吐泄泻、腹胀便溏、咳嗽便溏、咳嗽痰多者慎用。有的药物内含辛温之品，孕妇忌用或慎用。含参类的药物，不宜同时服用藜芦、赤石脂或其制剂。虚证证型较多，药物也多，店员必须协助患者清楚判断证型，否则，用药不对症，不但无效且会加重病情。

📋 学习任务三　阴虚证荐药

一、案例导入

某患者，男性，44岁，最近头晕耳鸣，失眠，经常做梦，口干舌燥，五心烦热，午后潮热，便结而尿短赤，盗汗。到药店寻求帮助，可选用何药？

二、案例分析

首先确认患者的姓名、年龄、性别、职业，然后进一步查询。

出现这种症状多长时间？是否有食欲降低、大便溏泄等症状？是否有五心烦热、咽干口燥等症？是否有午后潮热、尿黄等症状？确认还有没有其他不适。

患者五心烦热，咽燥口干，舌红或少苔、无苔，脉细数。次症：午后潮热，便结而尿短赤，盗汗。可初步判断为阴虚证，推荐选用六味地黄丸。

三、案例分析所需知识

阴虚证　形体消瘦，午后潮热，五心烦热，口燥咽干，颧红盗汗，口燥咽干，大便干燥，尿少色黄，舌红绛少苔或无苔，脉细数等。

六味地黄丸

【成分】熟地黄、酒萸肉、牡丹皮、山药、茯苓、泽泻。

【功能主治】滋阴补肾。用于肾阴亏损，头晕耳鸣，腰膝酸软，骨蒸潮热，盗汗遗精，消渴。

【注意事项】忌不易消化食物；感冒发热患者不宜服用。

左　归　丸

【成分】熟地黄、菟丝子、怀牛膝、龟板胶、鹿角胶、山药、山茱萸、枸杞子。

【功能主治】滋肾补阴。用于真阴不足，腰酸膝软，盗汗，神疲口燥。

【注意事项】孕妇忌服，儿童禁用；忌不易消化食物；感冒发热患者不宜服用。

大补阴丸

【成分】熟地黄，盐知母、盐黄柏、醋龟甲、猪脊髓。

【功能主治】滋阴降火。用于阴虚火旺，潮热盗汗，咳嗽咯血，耳鸣遗精。

【注意事项】糖尿病患者禁服；忌辛辣、生冷、油腻食物；孕妇慎用；感冒患者不宜服用；虚寒性患者不适用。

🛏请你想一想

某男，60岁，近段时间口燥咽干，颧红，夜晚睡觉容易出汗，醒来汗止，大便干燥，尿少色黄。想买中成药，哪一种好？

你知道吗

药食同源，食物也有偏性，食物的偏性作用于不同体质，称食补。食补有时比药补更为重要，因为食补不仅可补虚祛邪，并可扶正，大道补虚扶正的要求，使机体的气血阴阳达到新的平衡，恢复健康，故有"药补不如食补"。食补方法有四种：平补、温补、清补、温散。

学习任务四　阳虚证荐药

一、案例导入

某患者，男性，44 岁，最近头晕耳鸣，失眠，经常做梦，口干舌燥，五心烦热，午后潮热，便结而尿短赤，盗汗。到药店寻求帮助，可选用何药？

二、案例分析

首先确认患者的姓名、年龄、性别、职业，然后进一步查询。

出现这种症状多长时间？是否有食欲降低、大便溏泄等症状？是否有全身或局部畏寒？是否说话无力、平素无精打采？确认还有没有其他不适。

患者全身或局部畏寒或肢冷，面足虚浮，舌淡胖苔润，脉沉微迟。次症：夜尿频多，便溏而尿清长。可初步判断为阳虚证，推荐选用桂附地黄丸。

三、案例分析所需知识

阳虚证　畏寒肢冷，面色苍白，倦怠乏力，少气懒言，自汗，小便清长或夜尿频多，大便稀溏，腰膝酸软，阳痿早泄，舌淡胖嫩，苔白滑，脉沉迟无力等。

桂附地黄丸

【成分】肉桂、附子（制）、熟地黄、酒萸肉、牡丹皮、山药、茯苓、泽泻。

【功能主治】温补肾阳。用于肾阳不足，腰膝酸软，肢体浮肿，小便不利，痰饮喘咳，消渴。

【注意事项】忌不消化食物；感冒发热患者不宜服用；阴虚内热者不适用；治疗期间，宜节制房事。

右　归　丸

【成分】熟地黄、炮附片、肉桂、山药、酒萸肉、菟丝子、鹿角胶、枸杞子、当归、盐杜仲。

【功能主治】温补肾阳，填精止遗。用于肾阳不足，命门火衰，腰膝酸冷，精神不振，怯寒畏冷，阳痿遗精，大便溏薄，尿频而清。

【注意事项】忌不消化食物；感冒发热患者不宜服用；阴虚内热者不适用；治疗期间，宜节制房事。

肾宝合剂

【成分】蛇床子、川芎、菟丝子、补骨脂、茯苓、红参、小茴香、五味子、金樱子、白术、当归、覆盆子、制何首乌、车前子、熟地黄、枸杞子，山药，淫羊藿、胡芦巴、黄芪、肉苁蓉，炙甘草。

【功能主治】温补肾阳，固精益气。用于肾阳亏虚、精气不足所致的阳痿遗精、精神不振、夜尿频多、畏寒怕冷、月经过多，白带清稀。

【注意事项】忌不消化食物；感冒发热期停服；阴虚内热者不适用；治疗期间，宜节制房事。

五子衍宗丸

【成分】枸杞子、菟丝子（炒）、覆盆子、五味子（蒸）、盐车前子。

【功能主治】补肾益精。用于肾虚精亏所致的阳痿不育、遗精早泄、腰痛、尿后余沥。

【注意事项】忌不消化食物；感冒发热期停服；阴虚内热者不适用；治疗期间，宜节制房事。

请你想一想

朱先生，76岁。患多种慢性疾病。半年来感觉腰部和两膝关节酸凉疼痛，浑身怕冷，解小便的次数比以前明显增多，夜里更加明显，每天黎明时肚子总是"咕噜、咕噜"响、疼痛，必须解大便，平时还经常拉肚子，脸上也没以前红润了，终日无精打采的，四肢没力气。想买中成药，哪一种好？

学习任务五 其他虚证荐药

一、案例导入

某患者，女性，45岁，最近感觉神疲乏力、劳累后心悸气短、头晕心慌、自汗、食少，指甲苍白不红润，伴有肢体麻木，月经量少。到药店寻求帮助，可选用何药？

二、案例分析

首先确认患者的姓名、年龄、性别、职业，然后进一步查询。

出现这种症状多长时间？是否有食欲降低等症状？是否有肢体麻木，有面色、唇、眼睑、舌、指甲苍白不红润？是否说话无力，平素无精打采？确认还有没有其他不适。

患者神疲乏力、劳累后心悸气短、头晕心慌、自汗、食少，指甲苍白不红润，伴有肢体麻木，月经量少。可初步判断为气血两虚证，推荐选用当归补血口服液。

三、案例分析所需知识

1. 气血两虚证 神疲乏力、劳累后心悸气短、头晕心慌、自汗、食少，还伴有面色、唇、眼睑、舌、指甲苍白不红润，伴有肢体麻木，女性会出现月经量少，月经后延、闭经、舌质淡、脉细等症状。

当归补血口服液

【成分】当归、黄芪。

【功能主治】补养气血。适用于气血两虚证。

【注意事项】忌油腻食物，高血压患者慎用，本品宜饭前服用，月经提前量多，色深红或经前、经期腹痛拒按，乳房胀痛者不宜服用，按照用法用量服用，小儿及孕妇应在医师指导下服用，服药两周或服药期间症状无改善，或症状加重，或出现新的严重症状，应立即停药并去医院就诊。

2. 气阴两虚证　面色苍白，食欲不振，口干咽燥，神疲乏力，手足心热，心烦不舒，头晕肢乏，舌体瘦小、干红少津，脉细弱无力等症状。

生　脉　饮

【成分】人参、麦冬、五味子。

【功能主治】益气，养阴生津。用于气阴两亏，心悸气短，自汗。

【注意事项】忌不易消化食物，感冒发热患者不宜服用。糖尿病患者及有高血压、心脏病、肝病、肾病等慢性病严重者应在医师指导下服用。儿童、孕妇、哺乳期妇女应在医师指导下服用。

请你想一想

朱女士，40岁。心悸气短、头晕心慌、自汗，面色萎黄，食欲不振，四肢乏力，月经过少。想买中成药，哪一种好？

你知道吗

虚证常见证型有六种：气虚证、血虚证、阴虚证、阳虚证、气血两虚证和气阴两虚证。气血两虚证常用药还有八珍颗粒、十全大补丸、人参养荣丸、人参归脾丸。

目标检测

自测题

一、选择题

1. 下列哪项不是气虚的症状（　　　）

    A. 神疲乏力，食欲不振　　　　　B. 少气懒言，声音低微

    C. 五心烦热，颧红盗汗　　　　　D. 头晕目眩，自汗

2. 气虚可用下列哪种药物进行治疗（　　　）

    A. 四君子丸　　　　　　　　　　B. 四物颗粒

    C. 六味地黄丸　　　　　　　　　D. 桂附地黄丸

3. 下列哪项不是阴虚的症状（　　　）

    A. 五心烦热，口燥咽干　　　　　B. 潮热盗汗，大便干燥

    C. 尿少色黄，舌红绛少苔　　　　D. 心悸失眠，手足发麻

4. 阴虚可用下列哪种药物进行治疗（　　　）

A. 四君子丸　　　　　　　　　B. 四物合剂

C. 六味地黄丸　　　　　　　　D. 桂附地黄丸

5. 下列哪项不是血虚的症状（　　　）

A. 面色无华或萎黄　　　　　　B. 唇色淡，头晕目眩

C. 五心烦热，颧红盗汗　　　　D. 心悸失眠，手足发麻

6. 血虚可用下列哪种药物进行治疗（　　　）

A. 四君子丸　　　　　　　　　B. 四物合剂

C. 六味地黄丸　　　　　　　　D. 桂附地黄丸

7. 下列哪项不是阳虚的症状（　　　）

A. 畏寒肢冷，面色苍白　　　　B. 腰膝酸软，阳痿早泄

C. 倦怠乏力，少气懒言，自汗　D. 心悸失眠，手足发麻

8. 阳虚可用下列哪种药物进行治疗（　　　）

A. 四君子丸　　　　　　　　　B. 四物合剂

C. 六味地黄丸　　　　　　　　D. 桂附地黄丸

9. 下列哪项不是气阴两虚的症状（　　　）

A. 神疲乏力、心悸气短　　　　B. 头晕心慌、自汗、食少

C. 指甲苍白，肢体麻木　　　　D. 腰膝酸软，阳痿早泄

10. 气血两虚可用下列哪种药物进行治疗（　　　）

A. 四君子丸　　　　　　　　　B. 四物合剂

C. 当归补血口服液　　　　　　D. 桂附地黄丸

二、问答题

1. 气虚的症状有哪些？常用哪些药物进行治疗？

2. 血虚的症状有哪些？常用哪些药物进行治疗？

3. 阴虚的症状有哪些？常用哪些药物进行治疗？

4. 阳虚的症状有哪些？常用哪些药物进行治疗？

5. 气阴两虚证的症状有哪些？常用哪些药物进行治疗？

项目十二 妇科用药荐药

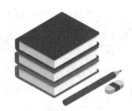

学习目标

知识要求

1. **掌握** 妇科疾病的主要症状。
2. **熟悉** 治疗妇科疾病的常用药。
3. **了解** 妇科常用药的注意事项。

能力要求

1. 学会严格遵守药店工作人员标准行为规范。
2. 学会询问顾客患妇科的关键症状并对症推荐常用药。
3. 学会合理销售。

学习任务一 月经不调荐药

一、案例导入

患者，女，28岁，月经不调，经行时小腹冷痛喜热、腰膝酸痛。宜选哪种药物？

二、案例分析

首先确认患者的姓名、年龄、性别、职业，然后进一步查询。

出现这种症状多长时间？是否会痛经？胸胁是否胀痛？小腹喜冷还是喜热？舌质是否有瘀点或瘀斑？

患者长期从事冷库保管工作，小腹疼痛、经行小腹冷痛喜热、腰膝酸痛。初步分析该患者所患为虚寒所致的月经不调。推荐用艾附暖宫丸。

三、案例分析所需知识

月经不调证 也称月经失调，表现为月经周期或出血量的异常，可伴月经前、经期时的腹痛及全身症状。

乌鸡白凤丸

【成分】乌鸡（去毛爪肠）、鹿角胶、醋鳖甲、煅牡蛎、桑螵蛸、人参、黄芪、当归、白芍、醋香附、天冬、甘草、地黄、熟地黄、川芎、银柴胡、丹参、山药、芡实（炒）、鹿角霜。

【功能主治】补气养血，调经止带。用于气血两虚，身体瘦弱，腰膝酸软，月经不调，崩漏带下。

【注意事项】忌辛辣、生冷食物；感冒发热患者不宜服用。

逍 遥 丸

【成分】柴胡、当归、白芍、炒白术、茯苓、炙甘草、薄荷。

【功能主治】疏肝健脾，养血调经。用于肝郁脾虚所致的郁闷不舒、胸胁胀痛、头晕目眩、食欲减退、月经不调。

【注意事项】忌生冷及油腻难消化的食物；服药期间要保持情绪乐观，切忌生气恼怒。

益母草膏（颗粒、片）

【成分】益母草。

【功能主治】活血调经。用于血瘀所致的月经不调、产后恶露不绝，症见月经量少、淋漓不净、产后出血时间过长；产后子宫复旧不全见上述证候者。

【注意事项】孕妇禁用。忌辛辣、生冷食物。

艾附暖宫丸

【成分】艾叶（炭）、醋香附、制吴茱萸、肉桂、当归、川芎、白芍（酒炒）、地黄、炙黄芪、续断。

【功能主治】理气养血，暖宫调经。用于血虚气滞、下焦虚寒所致的月经不调、痛经，症见行经后错、经量少、有血块、小腹疼痛、经行小腹冷痛喜热、腰膝酸痛。

【注意事项】孕妇禁用；忌辛辣、生冷食物；注意保暖；感冒时不宜服用；患有其他疾病者，应在医师指导下服用；经行有块伴腹痛拒按或胸胁胀痛者不宜选用。

痛经宝颗粒

【成分】红花、当归、肉桂、三棱、莪术、丹参、五灵脂、木香、延胡索（醋制）。

【功能主治】温经化瘀，理气止痛。用于寒凝气滞血淤，妇女痛经，少腹冷痛，月经不调，经色暗淡。

【注意事项】忌生冷食物、不宜洗凉水澡；服药期间不宜同时服用人参或其制剂；感冒发热患者不宜服用。

🛏️ 请你 想 一想

1. 某女，22 岁，近日心情不畅，胸胁胀痛，头晕目眩，食欲减退，月经不调，可选用何药？

2. 某女，28 岁，身体较瘦弱，面色苍白，唇甲色淡，少气懒言，声音低微，腰膝酸软，月经不调，可选用何药？

📖 学习任务二　带下证荐药

一、案例导入

患者，女，35 岁，带下量多色白清稀，神疲乏力，腰膝酸痛。宜选哪种药物？

二、案例分析

首先确认患者的姓名、年龄、性别、职业，然后进一步查询。

可通过患者带下量多色白清稀，神疲乏力，腰膝酸痛等症状判断为带下证，并对症用药。推荐使用千金止带丸。注意：忌食生冷，少进油腻；感冒时不宜服用本药。

三、案例分析所需知识

带下证　白带明显增多，色、质、气味发生异常，或伴有全身症状、局部症状。

千金止带丸（水丸）

【成分】党参、炒白术、当归、白芍、川芎、醋香附、木香、砂仁、小茴香（盐炒）、醋延胡索、盐杜仲、续断、盐补骨脂、鸡冠花、青黛、椿皮（炒）、煅牡蛎。

【功能主治】健脾补肾，调经止带。用于脾肾两虚所致的月经不调、带下病，症见月经先后不定期、量多或淋漓不净、色淡无块，或带下量多、色白清稀、神疲乏力、腰膝酸软。

【注意事项】忌食生冷，少进油腻；感冒时不宜服用本药

妇科千金片

【成分】千斤拔、金樱根、穿心莲、功劳木、单面针、当归、鸡血藤、党参。

【功能主治】清热除湿，益气化瘀。用于湿热瘀阻所致的带下症、腹痛，症见带下量多、色黄质稠、臭秽，小腹疼痛，腰骶酸痛，神疲乏力；慢性盆腔炎、子宫内膜炎、慢性宫颈炎见上述证候者。

【注意事项】忌辛辣、生冷、油腻食物。

妇炎康片

【成分】赤芍、土茯苓、醋三棱、炒川楝子、醋莪术、醋延胡索、炒芡实、当归、苦参、醋香附、黄柏、丹参、山药。

【功能主治】清热利湿，理气活血，散结消肿。用于湿热下注、毒瘀互阻所致带下病，症见带下量多、色黄、气臭，少腹痛，腰骶痛，口苦咽干；阴道炎、慢性盆腔炎见上述证候者。

【注意事项】孕妇禁用。非湿热瘀滞证者不宜使用。

花　红　片

【成分】一点红、白花蛇舌草、鸡血藤、桃金娘根、白背叶根、地桃花、菥蓂。

【功能主治】清热解毒，燥湿止带，祛瘀止痛。用于湿热瘀滞所致带下病、月经不调，症见带下量多、色黄质稠、小腹隐痛、腰骶酸痛、经行腹痛；慢性盆腔炎、附件炎、子宫内膜炎见上述证候者。

【注意事项】孕妇禁用。忌食辛辣、生冷、油腻食物。妇女经期、哺乳期慎用。月

经过多者慎用。带下清稀者不宜选用。

请你想一想

某女，35岁，带下量多，色黄质稠，小腹隐痛，腰骶酸痛，经行腹痛，可选用何药？

学习任务三　乳汁不下荐药

一、案例导入

患者，女，28岁，产后气血亏损，乳汁少，乳汁不通。宜选哪种药物？

二、案例分析

首先确认患者的姓名、年龄、性别、职业，然后进一步查询。

可通过患者产后气血亏损，乳汁少，乳汁不通等症状判断为乳汁不下证，并对症用药。推荐使用通乳颗粒。注意：忌食辛辣，勿过食咸味、酸味食物，宜食富有营养的食物；恶露过多者不宜服用；感冒发热患者不宜服用。

三、案例分析所需知识

乳汁不下证　哺乳期间产妇乳汁甚少或全无。

通乳颗粒

【成分】黄芪、熟地黄、通草、瞿麦、天花粉、路路通、漏芦、党参、当归、川芎、白芍（酒炒）、王不留行、柴胡、穿山甲（烫）、鹿角霜。

【功能主治】益气养血，通络下乳。用于产后气血亏损，乳少，无乳，乳汁不通。

【注意事项】忌食辛辣，勿过食咸味、酸味，宜食富有营养的食物；恶露过多者不宜服用；感冒发热患者不宜服用。

路路通益母膏

【成分】人参、当归、黄芪、麦冬、益母草、郁金、路路通、通草、麦芽。

【功能主治】补血养血，化瘀通络。用于妇女产后血虚血瘀所致的缺乳。

【注意事项】忌食辛辣、勿过食咸味、酸味，宜食富有营养的食物；恶露过多者不宜服用；感冒时不宜服用。

请你想一想

某女，26岁，产后身体一直不佳，脸色苍白，易疲倦，乳汁不通。可选用何药？

学习任务四　外阴瘙痒荐药

一、案例导入

患者，女，36岁，阴部瘙痒红肿，夜间加重，带下量多、色黄。宜选哪种药物？

二、案例分析

首先确认患者的姓名、年龄、性别、职业，然后进一步查询。

可通过患者阴部瘙痒红肿，夜间加重，带下量多、色黄等症状判断为外阴瘙痒证，并对症用药。推荐使用洁尔阴洗液。

三、案例分析所需知识

外阴瘙痒证　多发生于阴蒂、小阴唇，也可波及大阴唇、会阴和肛周。多为阵发性发作，一般夜间重。瘙痒重者，可见皮肤抓痕。以下主要介绍外用药。

洁尔阴洗液

【成分】蛇床子、艾叶、独活、石菖蒲、苍术、薄荷、黄柏、黄芩、苦参、地肤子、茵陈、土荆皮、栀子、山银花。

【功能主治】清热燥湿，杀虫止痒。主治妇女湿热带下。症见阴部瘙痒红肿，带下量多、色黄或如豆渣状，口苦口干，尿黄便结。适用于霉菌性、滴虫性阴道炎见上述症状者等。用于下述皮肤病：湿疹（湿热型）、接触性皮炎（热毒夹湿型）、体股癣（风湿热型）

【注意事项】经期、妊娠期妇女禁用。本品为外用药，禁止内服；忌食辛辣、生冷、油腻食物；切勿接触眼睛、口腔等黏膜处；皮肤破溃处禁用；治疗期间忌房事，配偶如有感染应同时治疗；外阴白色病变、糖尿病所致的瘙痒不宜使用；若使用中出现刺痛，皮肤潮红加重，暂停使用。

妇炎洁洗液

【成分】苦参、百部、蛇床子、黄柏等。

【功能主治】清热利湿，祛风止痒。用于阴部瘙痒，或灼热痛，带下量多，色黄如脓或赤白相间，或呈黄色泡沫状；霉菌性、滴虫性、非特异性阴道炎及外阴炎见以上证候者。

【注意事项】忌口服；月经期、妊娠期不宜使用。本品为外用药，禁止内服；忌食辛辣、生冷、油腻食物；切勿接触眼睛、口腔等黏膜处；皮肤破溃处禁用；治疗期间忌房事，配偶如有感染应同时治疗；外阴白色病变、糖尿病所致的瘙痒不宜使用；若使用中出现刺痛，皮肤潮红加重，暂停使用。

请你想一想

某患者，女，33岁，阴部瘙痒红肿，带下量多，色黄。可选用何药？

目标检测

自测题

一、选择题

1. 患者，女，带下量多，色白清稀，可选用（　　）
   A. 逍遥丸　　　　　　B. 妇科千金片　　　　　C. 千金止带丸
   D. 妇炎康片　　　　　E. 路路通益母膏

2. 患者，女，带下量多，色黄，臭秽，可选用（　　）
   A. 逍遥丸　　　　　　B. 妇科千金片　　　　　C. 千金止带丸
   D. 艾附暖宫丸　　　　E. 路路通益母膏

3. 肝郁所致的月经不调，可选用（　　）
   A. 逍遥丸　　　　　　B. 妇科千金片　　　　　C. 千金止带丸
   D. 艾附暖宫丸　　　　E. 路路通益母膏

4. 血淤所致的月经不调，可选用（　　）
   A. 逍遥丸　　　　　　B. 妇科千金片　　　　　C. 千金止带丸
   D. 艾附暖宫丸　　　　E. 益母草膏

5. 虚寒所致的月经不调，可选用（　　）
   A. 逍遥丸　　　　　　B. 妇科千金片　　　　　C. 千金止带丸
   D. 艾附暖宫丸　　　　E. 益母草膏

6. 能疏肝健脾、养血调经的中成药是（　　）
   A. 益母草颗粒　　　　　　B. 逍遥丸
   C. 艾附暖宫丸　　　　　　D. 痛经宝颗粒

7. 能活血调经的中成药是（　　）
   A. 益母草颗粒　　　　　　B. 逍遥丸
   C. 艾附暖宫丸　　　　　　D. 痛经宝颗粒

8. 能理气养血、暖宫调经的中成药是（　　）
   A. 益母草颗粒　　　　　　B. 逍遥丸
   C. 艾附暖宫丸　　　　　　D. 痛经宝颗粒

9. 下列哪种中成药具有清热除湿、益气化瘀的功能（　　）
   A. 千金止带丸　　　　　　B. 妇科千金片
   C. 妇炎康片　　　　　　　D. 花红片

二、问答题

1. 白带异常，可选用哪些药物进行治疗？

2. 月经不调常用哪些药物进行治疗？

3. 带下证的主要症状有哪些？

4. 简述月经不调的病因病机。

5. 女性在月经期间使用药物应注意什么？

6. 妇科千金片的主要功效是什么？

7. 哪些疾病会引发痛经？

项目十三 外科用药荐药

学习目标

知识要求

1. **掌握** 外科疾病的主要症状。
2. **熟悉** 治疗外科病症的常用药。
3. **了解** 外科常用药的注意事项

能力要求

1. 学会严格遵守药店工作人员标准行为规范。
2. 学会询问顾客外科疾病的关键症状并对症推荐常用药。
3. 学会合理销售。

学习任务一 虫蜇伤类荐药

一、案例导入

患者，男，20岁，夏季傍晚户外活动归来后皮肤起丘疹瘙痒发热，红肿疼痛。宜选用哪种药物？

二、案例分析

首先确认患者的姓名、年龄、性别、职业，然后进一步查询。

可通过患者皮肤起丘疹瘙痒发热，红肿疼痛等症状判断为被虫蜇伤，并对症用药。推荐用风油精。注意：孕妇和三岁以下儿童慎用；皮肤有烫伤、损伤及溃疡者禁用；涂药时注意不要将药误入眼内等。

三、案例分析所需知识

虫蜇伤类 症见临床上以皮肤起丘疹、风团、斑点、水疱，瘙痒发热，红肿疼痛等为其特征。

风油精

【成分】薄荷脑、樟脑、桉油、丁香酚、水杨酸甲酯。

【功能主治】临床可用于虫、蚊咬伤，消除和缓解局部的红、肿、热、痛、痒等症状。早期使用效果较为明显，可防止由于局部痒、痛抓搔过度而致皮肤损伤引起的局部感染，减少并发症的产生。除用于虫、蚊叮咬外，还可用于防治晕车、晕船，伤风感冒引起的头痛、头晕等症。疲劳过度所致的精神萎靡不振，肢体困乏时使用本品有醒脑、提神之功效。

【注意事项】孕妇和三岁以下儿童慎用；皮肤有烫伤、损伤及溃疡者禁用；涂药时注意不要将药误入眼内等。

季德胜蛇药片

【成分】七叶一枝花、蟾蜍皮、蜈蚣、地锦草等。

【功能主治】清热解毒，消肿止痛。用于毒蛇、毒虫咬伤。

【注意事项】如伤口感染发生溃烂，应配合外科治疗。

请你想一想

　　1. 张某，女，18岁，被蚊虫叮咬后，皮肤局部红、肿、热、痛、痒。想买药，哪一种好？

　　2. 杨某，男，36岁，被毒蛇咬伤后，皮肤红肿疼痛。想买药，哪一种好？

学习任务二　冻伤类荐药

一、案例导入

患者，女，刘某，50岁，每到冬季，手背、耳郭发凉红肿、瘙痒疼痛、皮肤紫暗。宜选用哪种药物？

二、案例分析

首先确认患者的姓名、年龄、性别、职业，然后进一步查询。

可通过患者手背、耳郭等部位发凉红肿、皮肤紫暗、溃烂等症状判断为冻伤，并对症用药。推荐使用风痛灵。注意：皮肤破溃禁用。

三、案例分析所需知识

冻伤类　临床以手背、足背、耳郭、面颊等处局部受冻后，出现发凉红肿、瘙痒疼痛，甚至皮肤紫暗、溃烂为其特征。

风　痛　灵

【成分】乳香、没药、血竭、痹香草脑、冰片、樟脑、薄荷脑、三氯甲烷、香精、丁香罗勒油、水杨酸甲酯。

【功能主治】临床多用于低温所致的轻度冷冻伤。除用于冻伤外，还可用于软组织扭挫引起的局部红肿瘀血，亦可用于风湿、类风湿关节炎引起的疼痛。

【注意事项】孕妇慎用，皮肤破溃禁用。

请你想一想

　　李某，女，60岁，冬季手背发凉红肿，瘙痒疼痛。想买药，哪一种好？

学习任务三 疖肿类荐药

一、案例导入

刘某，男，58 岁，肌肤局部色红，灼热，疼痛，肿胀，局部急性化脓性，宜选用哪种药物?

二、案例分析

首先确认患者的姓名、年龄、性别、职业，然后进一步查询。

可通过患者皮肤红肿、灼热、疼痛等症状判断为外科疖肿，并对症用药。推荐用连翘败毒丸。

注意：高血压、心脏病、肝病、肾病、糖尿病等慢性病患者慎用。

三、案例分析所需知识

疖肿类 临床表现为局部色红、灼热、疼痛、肿胀局部突出浮浅为其特征。

连翘败毒丸

【成分】金银花、连翘、大黄、紫花地丁、蒲公英、栀子、白芷、黄芩、赤芍、浙贝母、桔梗、玄参、木通、防风、白鲜皮、甘草、蝉蜕、天花粉。

【功能主治】清热解毒，消肿止痛。用于疮疖溃烂、灼热发烧、流脓流水，丹毒疱疹，疥癣痛痒。

【注意事项】孕妇忌服；疮疡阴证、儿童、年老体弱以及高血压、心脏病、肝病、肾病、糖尿病等慢性病患者慎用；不宜与滋补性或温热性药物同用；忌烟、酒及辛辣、生冷、鱼腥、油腻食物。

如意金黄散

【成分】姜黄、大黄、黄柏、苍术、厚朴、陈皮、甘草、生天南星、白芷、天花粉。

【功能主治】清热解毒，消肿止痛。用于热毒瘀滞肌肤所致的疮疡肿痛，丹毒流注，症见肌肤红、肿、热、痛；亦用于跌打损伤。

【注意事项】本品为外用药，禁止内服；疮疡阴证、化脓、破溃者忌用；孕妇慎用；外敷面积最好超出肿胀范围，干后可用原调药汁蘸湿；不宜同时服用滋补性或温热性药物；忌烟、酒及辛辣、生冷、鱼腥、油腻食物。

> **请你想一想**
>
> 陈某，男，48 岁，皮肤局部灼热发烧、流脓流水。想买药，哪一种好?

学习任务四 手足皲裂类荐药

一、案例导入

王某，男，55岁，手掌部皮肤增厚、干燥、粗糙甚至出现开裂、出血并伴有疼痛，宜选用哪种药物？

二、案例分析

首先确认患者的姓名、年龄、性别、职业，然后进一步查询。

可通过患者手掌部皮肤增厚、干燥、粗糙甚至出现开裂、出血并伴有疼痛等症状判断为手部皲裂，并对症用药。推荐用紫归治裂膏。注意：本品为外用药，禁止内服；孕妇慎用，皲裂较大敷药时可能有疼痛，疼痛不剧者可继用；有真菌感染，或伴有足癣（脚气）者应在医师指导下配合其他药物治疗。

三、案例分析所需知识

手足皲裂类 临床表现以手掌、足底部皮肤增厚、干燥、粗糙，甚至出现皲裂、出血、疼痛为其特征。

紫归治裂膏

【成分】紫草、当归、白蔹、甘草、冰片、二甲基亚砜。

【功能主治】活血、生肌、止痛。用于手足皲裂。

【注意事项】本品为外用药，禁止内服；孕妇慎用；皲裂较大敷药时可能有疼痛，疼痛不剧者可继用；有真菌感染，或伴有足癣（脚气）者应在医师指导下配合其他药物治疗。

> **请你想一想**
>
> 刘某，男，54岁，足底部皮肤增厚，干燥，粗糙，出血并且疼痛。想买药，哪一种好？

学习任务五 水火烫伤类荐药

一、案例导入

程某，男，15岁，手部被开水烫后出现红、肿、热、痛，起水疱的症状，宜选用哪种药物？

二、案例分析

可通过患者手部被开水烫后红、肿、热、痛，起水疱等症状判断为手部被烫伤，并对症用药。推荐用京万红。

三、案例分析所需知识

水火烫伤类 临床上以伤处红、肿、热、痛，起水疱，结焦痂为主要表现。

京 万 红

【成分】 地榆、地黄、罂粟壳、当归、桃仁、黄连、木鳖子、血余炭、棕榈、半边莲、土鳖虫、穿山甲、白蔹、黄柏、紫草、金银花、红花、大黄、苦参、五倍子、槐米、木瓜、苍术、白芷、赤芍、黄芩、胡黄连、川芎、栀子、乌梅、冰片、血竭、乳香、没药。

【功能主治】 活血解毒，祛瘀止痛，解毒排脓，消肿止痛，去腐生肌。用于轻度水、火、电灼烫伤，疮疡肿痛，皮肤损伤，创面溃烂等。

【注意事项】 本品为外用药，禁止内服；Ⅲ度烧伤及孕妇慎用；烫伤局部用药一定要注意创面的清洁干净，在清洁的环境下最好采用暴露疗法；用药后如有高热、全身发抖等症状时，应及时去医院就诊；轻度烧烫伤用药 1 天内症状无改善或刨面有脓苔者应去医院就诊；重度烧烫伤时不宜自我治疗，应去医院就诊。

烧 伤 药

【成分】 地榆、白及、虎杖、忍冬藤、黄连、冰片。

【功能主治】 泻火凉血，消肿止痛。主要用于烧伤、烫伤，可在创面上形成保护膜，减少创面水分蒸发，防止感染，减少疼痛。大面积烧、烫伤应用后，可减轻休克发生。对中小面积Ⅰ度以下烧、烫伤疗效较为可靠。日晒疮亦可用。

【注意事项】 本品仅限外用，不可入口。勿使药物进眼内，以防刺激，用药后应将创面立即盖好，防止感染。

> **请你想一想**
>
> 林某，女，12 岁，手臂被火灼伤出现红、肿、热、痛的症状。 想买药，哪一种好？

学习任务六 痔疮类荐药

一、案例导入

余某，女，34 岁。自述大便经常干燥艰涩，便时滴血，近两年来，大便时肛门右侧有异物脱出。宜选用哪种药物？

二、案例分析

可通过患者便血，便时肛门有异物脱出等症状判断为痔疮，并对症用药。推荐用马应龙麝香痔疮膏。

三、案例分析所需知识

痔疮 主要症状：痔疮早期症状有便血、疼痛，便时有物脱出，肛门瘙痒，坠胀不适，流脓，有分泌物，便秘，便频，有异物感。

槐 角 丸

【成分】槐角（炒）、地榆（炭）、黄芩、枳壳（炒）、当归、防风。

【功能主治】清肠疏风，凉血止血。用于血热所致的肠风便血，痔疮肿痛。

【注意事项】失血过多身体虚弱者禁用；虚寒性便血、孕妇及 3 岁以下儿童慎用；痔疮便血、发炎肿痛严重和便血呈喷射状者应去医院就诊；内痔出血过多，或原因不明的便血、黏液血、内痔脱出不能自行还纳者，均应及时诊治；忌烟、酒及辛辣、生冷、鱼腥、油腻食物。

马应龙麝香痔疮膏

【成分】麝香、人工牛黄、珍珠、炉甘石（煅）、硼砂、冰片、琥珀。

【功能主治】清热解毒，活血消肿，去腐生肌。用于湿热瘀阻所致的各类痔疮、肛裂，症见大便出血或疼痛、有下坠感；亦用于肛周湿疹。

【注意事项】本品为外用药，禁止内服；敷药前应将肛门洗净；孕妇慎用；忌食辛辣、油腻、海鲜食品；保持大便通畅。

消痔软膏

【成分】熊胆粉、地榆、冰片。

【功能主治】凉血止血，消肿止痛。用于炎性、血栓性外痔及Ⅰ、Ⅱ期内痔属风热瘀阴或湿热壅滞证。

【注意事项】本品为外用药，不可内服；孕妇慎用；忌食辛辣、油腻、海鲜食品；保持大便通畅。

地榆槐角丸

【成分】地榆（炭）、槐角（蜜炙）、槐花（炒）、黄芩、大黄、地黄、当归、赤芍、红花、防风、荆芥穗、枳壳（麸炒）。

【功能主治】疏风润燥，凉血泻热。用于脏腑实热，大肠火盛，肠风便血，痔疮瘘疮，湿热便秘，肛门肿痛。

【注意事项】孕妇忌服；失血过多、身体虚弱者禁用；脾胃虚寒者慎用；痔疮便血、发炎肿痛严重、便血呈喷射状、身体虚弱者慎用；3 岁以下儿童慎用；内痔出血过多，或原因不明的便血或黏液血，或内痔脱出不能自行还纳者，均应及时诊治；忌烟、酒及辛辣、生冷、鱼腥、油腻食物。

请你想一想

李某，女，34 岁。自述大便经常干燥艰涩，便时滴血，近两年来，大便时肛门右侧有异物脱出。想买药，哪一种好？

目标检测

一、选择题

1. 皮肤病最常见的自觉症状是（　　　）
   A. 瘙痒　　　　　B. 灼热　　　　　　C. 疼痛　　　　　　D. 麻木

2. 京万红可以治疗（　　　）
   A. 虫蜇伤　　　　B. 冻伤　　　　　　C. 疖肿　　　　　　D. 水火烫伤

3. 冻疮的好发部位是（　　　）
   A. 项背　　　　　B. 手足　　　　　　C. 腰膝　　　　　　D. 颜面

4. 痔疮可以分为（　　　）
   A. 内痔　　　　　B. 外痔　　　　　　C. 混合痔　　　　　D. 以上都是

5. 哪项不是手足皲裂者要注意的（　　　）
   A. 防寒　　　　　B. 防潮　　　　　　C. 防风　　　　　　D. 防冻

二、问答题

1. 如何区分痔疮的类别？
2. 店员应该如何提醒皮肤病患者的营养小贴士？
3. 冻伤的主要症状有哪些？
4. 外科常见病证有哪些？
5. 患者使用马应龙麝香痔疮膏有哪些注意事项？

书网融合……

划重点　　　自测题

▶▶ 项目十四　骨伤科用药荐药

学习目标

知识要求

1. **掌握**　骨伤科疾病的主要症状。

2. **熟悉**　治疗骨伤科疾病的常用药。

3. **了解**　骨伤科常用药的注意事项

能力要求

1. 学会严格遵守药店工作人员标准行为规范。

2. 学会询问顾客骨伤科的关键症状并对症推荐常用药。

3. 学会合理销售。

▤ 学习任务一　内服药荐药

一、案例导入

患者，男，陈某，25 岁，摔倒跌伤，腿部瘀血肿痛。想买一种内服的中成药，宜选用哪种药物？

二、案例分析

首先确认患者的姓名、年龄、性别、职业，然后进一步查询。

可通过患者由于摔倒跌伤导致的腿部瘀血肿痛等症状判断，对症用药。推荐用跌打丸。

三、案例分析所需知识

跌打丸（片）

【成分】三七、当归、白芍、赤芍、桃仁、红花、血竭、北刘寄奴、骨碎补（烫）、续断、苏木、牡丹皮、乳香（制）、没药（制）、姜黄、三棱（醋制）、防风、甜瓜子、枳实（炒）、桔梗、甘草、木通、自然铜（煅）、土鳖虫。

【功能主治】活血散瘀，消肿止痛。用于跌打损伤，筋断骨折，瘀血肿痛，闪腰岔气。

【注意事项】孕妇及肝、肾功能异常者禁用；脾胃虚弱及儿童慎用；若长期服用应遵医嘱。

养血荣筋丸

【成分】当归、鸡血藤、何首乌（黑豆酒炙）、赤芍、续断、桑寄生、铁丝威灵仙

（酒炙）、伸筋草、透骨草、油松节、补骨脂（盐炒）、党参、白术（麸炒）、陈皮、木香、赤小豆。

【功能主治】 养血荣筋，祛风通络。用于跌打损伤日久引起的筋骨疼痛，肢体麻木等陈旧性疾患。

【注意事项】 孕妇忌服；6 岁以下儿童慎用；年老体虚患者应遵医嘱服用。

骨疏康颗粒

【成分】 淫羊藿、熟地黄、骨碎补、黄芪、丹参、木耳、黄瓜子。

【功能主治】 补肾益气，活血壮骨。用于肾虚气血不足所致的中老年骨质疏松症，见有腰脊酸痛、胫膝酸软、神疲乏力等症状者；原发性骨质疏松症；由糖尿病、甲状旁腺功能亢进等引起的继发性骨质疏松症；骨折的迁延不愈，缺血性股骨头坏死。

【注意事项】 偶有轻度胃肠反应，一般不影响继续服药。

活血止痛散

【成分】 当归、土鳖虫、三七、乳香（制）、冰片、自然铜（煅）。

【功能主治】 活血散瘀，消肿止痛。用于跌打损伤，瘀血肿痛。

【注意事项】 孕妇及 6 岁以下儿童禁用；肝、肾功能异常者禁用；长期服用应遵医嘱。

七　厘　散

【成分】 麝香、冰片、乳香、没药、红花、血竭、朱砂、儿茶。

【功能主治】 具有活血祛瘀、消肿止痛的功能。主治跌打损伤后瘀滞肿痛。

【注意事项】 孕妇忌服。

> **请你想一想**
>
> 某患者，男，30 岁，扭伤，瘀血肿痛，行动困难。想买口服的中成药，哪一种好？

学习任务二　外用药荐药

一、案例导入

某男，17 岁，学生，最近参加田径运动会，在比赛中，不慎把腿部韧带拉伤，特咨询如何用药？

二、案例分析

首先确认患者的姓名、年龄、性别、职业，然后进一步查询。

可通过患者疼痛、肿胀的症状判断，并对症用药。推荐用云南白药气雾剂。

三、案例分析所需知识

代温灸膏

【成分】辣椒、肉桂、生姜、肉桂油。

【功能主治】温通经脉,散寒镇痛。用于风寒阻络所致的痹病,症见腰背、四肢关节冷痛;寒伤脾胃所致的脘腹冷痛、虚寒泄泻;慢性风湿性关节炎、慢性胃肠炎见上述证候者。

【注意事项】本品为外用药,禁止内服;孕妇禁用;风湿热痹、脾胃炽热、儿童、年老体弱者慎用;用药后皮肤过敏者应停止使用,症状严重者应作对症处理;皮肤破损处不宜使用。

正 骨 水

【成分】九龙川、木香、海风藤、土鳖虫、豆豉姜、猪牙皂、香加皮、莪术、买麻藤、过江龙、香樟、徐长卿、降香、两面针、碎骨木、羊耳菊、虎杖、五味藤、千斤拔、朱砂根、横经席、穿壁风、鹰不扑、草乌、薄荷脑、樟脑。

【功能主治】活血祛瘀,舒筋活络,消肿止痛。用于跌打扭伤,骨折脱位以及体育运动前后消除疲劳。

【注意事项】本品为外用药,禁止内服;孕妇及血虚无瘀者禁用;经期及哺乳期妇女慎用;皮肤破溃处禁用;用药后皮肤过敏如出现瘙痒、皮疹等现象时,应停止使用,症状严重者应作对症处理;切勿接触眼睛、口腔、鼻等黏膜处;不宜长期、大面积、过量使用;忌烟、酒及辛辣、生冷、鱼腥、油腻食物。

云南白药气雾剂 🅔 微课

【成分】三七、重楼等。

【功能主治】活血散瘀,消肿止痛。用于跌打损伤,瘀血肿痛,肌肉酸痛及风湿疼痛。

【注意事项】本品为外用药,禁止内服;孕妇及对云南白药过敏者禁用;小儿及老年体弱者慎用;皮肤破损处不宜使用;对乙醇过敏者禁用;切勿接触眼睛、口腔、鼻等黏膜处;用药后皮肤过敏者应停止使用,症状严重者应作对症处理;使用云南白药气雾剂保险液时先振摇,喷嘴离皮肤5~10cm,喷射时间应限制在3~5秒,以防止局部冻伤;切勿置本品于近火及高温处,并严禁剧烈碰撞,使用时勿近明火。

消痛贴膏

【成分】独一味、棘豆、姜黄、花椒、水牛角、水柏枝。

【功能主治】活血化瘀,消肿止痛。用于急、慢性扭挫伤,亦适用于腰肌劳损和陈旧性伤痛。

【注意事项】孕妇禁用;小儿及老年体弱者慎用;皮肤破损处不宜使用;皮肤过敏者停用。

红 花 油

【成分】丁香罗勒油、水杨酸甲酯、姜樟油、肉桂油、桂皮醛、柠檬醛、冰片。

【功能主治】活血祛风，舒筋止痛。用于风湿骨痛，肢体麻木，跌打损伤蚊虫叮咬。

【注意事项】外用，孕妇禁用。

请你想一想

某男，48 岁，腰痛近一月，扭挫伤，近来阴天加重，想买点外贴膏药，用哪一种好？

学习任务三 口服兼外用药荐药

一、案例导入

某男，45 岁，最近膝盖摔伤，素有关节炎、疼痛，想购买一种既能口服又能外用的药物，可选用何药？

二、案例分析

首先确认患者的姓名、年龄、性别、职业，然后进一步查询。

可通过患者膝盖摔伤，有关节炎、疼痛的症状判断，推荐用云南白药酊。

三、案例分析所需知识

云南白药酊

【成分】三七等。

【功能主治】活血散瘀，消肿止痛。用于跌打损伤，风湿麻木，筋骨及关节疼痛，肌肉酸痛，冻伤。

【注意事项】孕妇禁用；小儿及老年体弱者慎用；用药后皮肤过敏者应停止使用，症状严重者应作对症处理；皮肤破损处不宜使用；对乙醇过敏者禁用；用药后一日内，忌食蚕豆、鱼类、酸冷食物。

请你想一想

某患者，女，55 岁，风湿麻木，筋骨及关节疼痛，肌肉酸痛，想买一种药，用哪一种好？

目标检测

一、选择题

1. 下列哪个项是可以内服的药物（　　　）
   A. 云南白药酊　　　　　　　　B. 代温灸膏
   C. 正骨水　　　　　　　　　　D. 红花油

2. 外伤出血时可用下列哪种药物进行治疗（　　　）
   A. 跌打丸　　　　　　　　　　B. 代温灸膏
   C. 正骨水　　　　　　　　　　D. 红花油

3. 下列哪项是既可内服又可外用的药物（　　　）
   A. 云南白药酊　　　　　　　　B. 消痛贴膏
   C. 活血止痛胶囊　　　　　　　D. 红花油

4. 跌打损伤药的服用最好以（　　　）
   A. 热茶送服　　　　　　　　　B. 温黄酒送服
   C. 淡盐水送服　　　　　　　　D. 食醋送服

5. 以下哪种药品适用于急性软组织损伤，达到迅速止痛的目的（　　　）
   A. 云南白药气雾剂　　　　　　B. 骨疏康颗粒
   C. 养血荣筋丸　　　　　　　　D. 消痛贴膏

6. 能补肾益气，活血壮骨的中成药是（　　　）
   A. 跌打丸　　　　　　　　　　B. 养血荣筋丸
   C. 骨疏康颗粒　　　　　　　　D. 活血止痛散

7. 用于跌打扭伤，骨折脱位以及体育运动前后消除疲劳的中成药是（　　　）
   A. 正骨水　　　　　　　　　　B. 骨疏康颗粒
   C. 红花油　　　　　　　　　　D. 代温灸膏

8. 用于风湿骨痛，肢体麻木，跌打损伤蚊虫叮咬的中成药是（　　　）
   A. 养血荣筋丸　　　　　　　　B. 骨疏康颗粒
   C. 红花油　　　　　　　　　　D. 代温灸膏

二、问答题

1. 如何区分不同证型的跌打损伤用药？
2. 店员应该提醒跌打损伤患者哪些用药注意事项？

书网融合……

微课　　　　　自测题

项目十五 皮肤科用药荐药

PPT

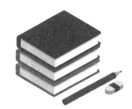

学习目标

知识要求

1. **掌握** 皮肤科疾病的主要症状。
2. **熟悉** 治疗皮肤科疾病的常用药。
3. **了解** 治疗皮肤疾病常用药的注意事项。

能力要求

1. 学会严格遵守药店工作人员标准行为规范。
2. 学会询问顾客患皮肤科的关键症状并对症推荐常用药。
3. 学会合理销售。

学习任务一 痱子荐药

一、案例导入

患者，男，李某，19岁，夏季皮肤发红，然后出现针头大小的红色丘疹或丘疱疹，密集成片，剧痒疼痛，宜选用哪种药物？

二、案例分析

首先确认患者的姓名、年龄、性别、职业，然后进一步查询。

可通过患者夏季皮肤发红，然后出现针头大小的红色丘疹或丘疱疹，密集成片，剧痒疼痛等症状判断，对症用药。推荐用防风通圣丸。

三、案例分析所需知识

痱子 初起时皮肤发红，然后出现针头大小的红色丘疹或丘疱疹，密集成片，其中有些丘疹呈脓性。生了痱子后剧痒、疼痛，有时还会有一阵阵热辣的灼痛等表现。

防风通圣丸

【成分】防风、荆芥穗、薄荷、麻黄、大黄、芒硝、栀子、滑石、桔梗、石膏、川芎、当归、白芍、黄芩、连翘、甘草、白术（炒）。

【功能主治】解表通里，清热解毒。用于外感内热，表里俱实，恶寒壮热，头痛咽干，小便短赤，大便秘结，初起瘰疬，风疹湿疮。

【注意事项】孕妇及脾虚便溏者慎用；不宜与滋补性药物同时服用；服用后出现荨麻疹等相似的皮肤症状者，属于药物过敏（药疹），应立即去医院就诊；宜食清淡易消化食物，忌食油腻鱼虾海鲜类食物。

连翘败毒散

【成分】连翘、金银花、地丁、黄连、大黄、麻黄。

【功能主治】清热解毒，散风消肿。用于脏腑积热、风热湿毒引起的疮疡初起、红肿疼痛、憎寒发热、风湿疙瘩、遍身刺痒、大便秘结等症状。

【注意事项】不宜与滋补性药物同时服用；宜食清淡易消化食物，忌食油腻鱼虾海鲜类食物。

> **请你想一想**
>
> 某男，55 岁，夏天在劳作后，皮肤发红，出现针头大小的红色丘疹，有的密集成片，有的丘疹呈眹性，痒，有时还会有一阵阵热辣的灼痛感觉。想买点药，用哪一种好？

学习任务二 痤疮荐药

一、案例导入

某男，20 岁，近段时间脸上的痘痘出现红、肿、痛、痒的症状，想咨询用药。

二、案例分析

首先确认患者的姓名、年龄、性别、职业，然后进一步查询。

可通过患者脸上的痘痘出现红、肿、痛、痒等症状判断，对症用药。推荐用清热暗疮片。

三、案例分析所需知识

痤疮 多都有黑头粉刺及油性皮脂溢出，还常有丘疹、结节、脓疱、脓肿、窦道或瘢痕等。

清热暗疮片

【成分】金银花、大黄浸膏、穿心莲浸膏、牛黄、蒲公英浸膏、珍珠层粉、山豆根浸膏、甘草、栀子浸膏。

【功能主治】清热解毒，凉血散瘀，泻火通腑。用于痤疮及疖肿、毛囊炎、脓疱疮、口舌疮等症。

【注意事项】服药期间宜食清淡。孕妇慎用。

金花消痤丸

【成分】金银花、栀子（炒）、大黄（酒炙）、黄芩（炒）、黄连、黄柏、薄荷、桔梗、甘草。

【功能主治】清热泻火，解毒消肿。用于肺胃热盛所致的痤疮（粉刺），口舌生疮，胃火牙痛，咽喉肿痛，目赤，便秘，尿黄赤等。

【注意事项】孕妇、哺乳期妇女及脾胃虚寒者慎用；服药后出现胃脘不适、食欲减少，或大便溏软者，应减量或停服；感冒时不宜服用；如有多个结节、囊肿、脓疱等严重症状者应去医院就诊；忌食辛辣、刺激性食物。

复方珍珠暗疮片

【成分】金银花、蒲公英、当归尾、地黄、黄柏、大黄（酒炒）、水牛角浓缩粉、羚羊角粉、北沙参、黄芩、赤芍、珍珠层粉。

【功能主治】清热解毒，凉血通脉。用于消除青年人脸部痤疮及皮肤湿疹、皮炎。

【注意事项】孕妇慎用。忌食辛辣腥发食物。

请你想一想

某女，15岁，脸部粉刺多，油性皮脂，还有时脓疱、脓肿、有瘢痕等。想买点中成药治疗，哪一种好？

学习任务三　皮肤瘙痒荐药

一、案例导入

某男，69岁，近段时间皮肤干燥、脱皮，皮肤瘙痒，想咨询用药。

二、案例分析

首先确认患者的姓名、年龄、性别、职业，然后进一步查询。

可通过患者的年龄及皮肤干燥、脱皮，皮肤瘙痒等症状判断，对症用药。推荐用湿毒清胶囊。

三、案例分析所需知识

皮肤瘙痒症　皮肤瘙痒而无原发性皮肤损害者称之为瘙痒症。

湿毒清胶囊

【成分】地黄、当归、丹参、苦参、蝉蜕、黄芩、白鲜皮、土茯苓、甘草。

【功能主治】养血润燥，化湿解毒，祛风止痒。用于皮肤瘙痒症属血虚湿蕴皮肤证者。

【注意事项】孕妇禁用；哺乳期妇女、湿热俱盛或火热炽盛者慎用；不适用于因糖尿病、肾病、肝病、肿瘤等疾病引起的皮肤瘙痒；儿童、年老体弱者应遵医嘱用药；患处不宜用热水洗烫；不宜与温热性药物同时服用；忌食辛辣、刺激性食物。

当归苦参丸

【成分】当归、苦参。

【功能主治】凉血，祛湿。用于血燥湿热引起的头面生疮，粉刺疙瘩，湿疹刺痒，酒鼓鼻赤等症状。

【注意事项】孕妇、哺乳期妇女及脾胃虚寒者慎用；儿童、年老体弱者应遵医嘱用药；如有多个结节、囊肿、脓疱等严重症状者应去医院就诊；不宜与温热性药物同时服用；忌食辛辣、刺激性食物。

二 妙 丸

【成分】苍术、黄柏。

【功能主治】燥湿清热。用于湿热下注，足膝红肿热痛，下肢丹毒，白带，阴囊湿痒等。

【注意事项】忌烟酒、辛辣、油腻及腥发食物；有高血压、心脏病、肝病、糖尿病、肾病等慢性病严重者应在医师指导下服用；儿童、哺乳期妇女、年老体弱者应在医师指导下服用；服药期间，如局部皮疹需要使用外用药时，应向专科医师咨询。

皮肤康洗液

【成分】金银花、蒲公英、马齿苋、土茯苓、大黄、赤芍、地愉、蛇床子、白鲜皮、甘草。

【功能主治】清热解毒，凉血除湿，杀虫止痒。用于湿热阻于皮肤所致湿疹症见瘙痒、红斑、丘疹、水泡、渗出、糜烂等，以及湿热下注所致阴痒、白带过多；皮肤湿疹及各类阴道炎见上述证候者。

【注意事项】本品为外用药，禁止内服；阴性疮疡、月经期妇女及对乙醇过敏者禁用；孕妇及重度宫颈糜烂者慎用；皮肤干燥、肥厚伴有裂口者不宜使用；若有皮肤变态反应，应停止使用。

甘霖洗剂

【成分】甘草、苦参、白鲜皮、土荆皮、冰片、薄荷脑。

【功能主治】清热除湿，祛风止痒。用于风湿热蕴肌肤所致的皮肤瘙痒和下焦湿热所致的外阴瘙痒。

【注意事项】对本品及乙醇过敏者忌用；妇女妊娠期忌用；月经期禁用于阴道；局部有明显皮肤破损者忌用；儿童及属风寒感冒咽痛者慎用；患处出现红、肿、热、痛时，应停用，并去医院就诊；忌烟、酒、辛辣、鱼腥等刺激性食物。

请你想一想

某女，36岁，患有湿疹症引起瘙痒、红斑、丘疹、水泡等。想买点外用的中成药治疗，哪一种好？

目标检测

一、选择题

1. 清热暗疮片可以治疗（　　）
   A. 皮肤瘙痒 　　　　　　　B. 痤疮
   C. 手足皲裂 　　　　　　　D. 痱子

2. 二妙丸可以治疗（　　）
   A. 冻伤 　　　　　　　　　B. 痤疮
   C. 皮肤瘙痒 　　　　　　　D. 痱子

3. 能解表通里，清热解毒的中成药是（　　）
   A. 连翘败毒散 　　　　　　B. 清热暗疮片
   C. 防风通圣丸 　　　　　　D. 金花消痤丸

4. 不可以内服的中成药是（　　）
   A. 二妙丸 　　　　　　　　B. 湿毒清胶囊
   C. 皮肤康洗液 　　　　　　D. 当归苦参丸

5. 能治疗痤疮的中成药有（　　）
   A. 当归苦参丸 　　　　　　B. 清热暗疮片
   C. 防风通圣丸 　　　　　　D. 皮肤康洗液

二、问答题

1. 痱子的主要症状有哪些？如何避免痱子的发生？
2. 二妙丸有哪些用药注意事项？
3. 常见的皮肤病证有哪些？
4. 简述店员应该提醒皮肤病患者的营养小贴士。

▶▶ 项目十六　五官科用药荐药

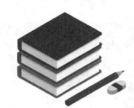

学习目标

知识要求

1. **掌握**　五官科疾病的主要症状。
2. **熟悉**　治疗五官科疾病的常用药。
3. **了解**　五官科常用药的注意事项。

能力要求

1. 学会严格遵守药店工作人员标准行为规范。
2. 学会询问顾客患五官科的关键症状并对症推荐常用药。
3. 学会合理销售。

📖 学习任务一　眼病荐药

一、案例导入

某女，29岁，公司白领，近日发现眼睛发红但无溃烂，早上起床后头眩晕耳鸣，并发现自己变成"兔眼"，且畏光、流泪不止。想买眼病用药，选哪种好？

二、案例分析

首先确认患者的姓名、年龄、性别、职业，然后进一步查询。

患者有无眼睛发红、皮肤溃烂？是否头晕、耳鸣、畏光、流泪不止？

根据患者的具体症状推荐使用杞菊地黄丸。

三、案例分析所需知识

眼病，常见的眼病可分为沙眼、针眼、眼内翳障、迎风流泪、视疲劳等多种。

明目地黄丸

【成分】熟地黄、牡丹皮、茯苓、枸杞子、当归、蒺藜、山茱萸（制）、山药、泽泻、菊花、白芍、石决明（煅）。

【功能主治】滋肾，养肝，明目。用于肝肾阴虚，目涩畏光，视物模糊，迎风流泪。

【注意事项】肝经风热、肝胆湿热、肝火上扰以及脾胃虚弱、运化失调者慎用。服药期间，不宜食油腻肥甘、辛辣热燥之物。

明目蒺藜丸

【成分】黄连、川芎、白芷、蒺藜（盐水炙）、地黄、荆芥、旋覆花、菊花、薄荷、蔓荆子（微炒）、黄柏、连翘、密蒙花、防风、赤芍、栀子（姜水炙）、当归、甘草、决明子（炒）、黄芩、蝉蜕、石决明、木贼。

【功能主治】清热散风、明目退翳。用于上焦火盛所致的暴发火眼，云蒙障翳，羞明多眵，眼边赤烂，红肿痒痛，迎风流泪。

【注意事项】阴虚火旺及脾虚便溏者慎用；小儿及老年患者用量酌减；忌烟、酒、辛辣、鱼腥等刺激性食物。

名目上清丸

【成分】桔梗、熟大黄、天花粉、石膏、麦冬、玄参、栀子、蒺藜、蝉蜕、甘草、陈皮、菊花、车前子、当归、黄芩、赤芍、黄连、枳壳、薄荷脑、连翘、荆芥油。

【功能主治】清热散风，明目止痛。用于外感风热所致的暴发火眼、红肿作痛、头晕目眩、眼边刺痒、大便燥结、小便赤黄。

【注意事项】孕妇慎用。脾胃虚寒者忌用。服药期间忌食辛辣燥热、油腻黏滞之物。

杞菊地黄丸

【成分】枸杞子、菊花、熟地黄、山茱萸（制）、牡丹皮、山药、茯苓、泽泻。

【功能主治】滋肾养肝。用于肝肾阴亏，眩晕耳鸣，羞明畏光，迎风流泪，视物昏花。

【注意事项】实火亢盛或脾虚便溏者慎用；儿童及青年患者应去医院就诊；忌酸冷食物。

石斛夜光丸

【成分】石斛、人参、山药、茯苓、甘草、肉苁蓉、枸杞子、菟丝子、地黄、熟地黄、五味子、天冬、麦冬、苦杏仁、防风、川芎、枳壳（炒）、黄连、牛膝、菊花、蒺藜（盐炒）、青葙子、决明子、水牛角浓缩粉、羚羊角。

【功能主治】滋阴补肾，清肝明目。用于肝肾两亏，阴虚火旺，内障目暗，视物昏花。

【注意事项】本品适用于早期圆聚内障（老年性白内障）；糖尿病患者禁用：肝经风热、肝火上攻者不宜使用；孕妇及脾胃虚弱者慎用；忌烟、酒、辛辣、鱼腥等刺激性食物。

黄连羊肝丸

【成分】黄连、龙胆、胡黄连、黄芩、黄柏、密蒙花、木贼、茺蔚子、夜明砂、决明子（炒）、石决明（煅）、柴胡、青皮（醋炒）、鲜羊肝。

【功能主治】泻火明目。肝火旺盛所致的目赤肿痛，视物昏暗，见风流泪。

【注意事项】本品苦寒，故阴虚火旺者、脾胃虚寒者及体弱年迈者慎用，不可过量或持久服用。服药期间忌食辛辣、肥甘之物。

珍视明滴眼液

【成分】珍珠层粉、天然冰片、硼砂、硼酸。

【功能主治】清热解痉，去翳明目。用于肝阴不足。肝气偏盛所致的不能久视，轻度眼胀，眼痛，青少年远视力下降；青少年假性近视、视力疲劳、轻度青光眼见上述证候者。

【注意事项】使用前要排除物理或化学方面的刺激；滴眼时勿使眼睫毛触及瓶口，使用后应将瓶盖拧紧，以免污染药液；用药后发生沙涩磨痛，流泪频频者，应去医院就诊；用药如发生眼痒、眼睑皮肤潮红、结膜水肿者，应立即停用，并去医院就诊。

麝珠明目滴眼液

【成分】麝香、珍珠、冰片、石决明、炉甘石、冬虫夏草、黄连、黄柏、蛇胆汁、猪胆膏、紫苏叶、荆芥、大黄。

【功能主治】消翳明目，用于老年性初、中期白内障。

【注意事项】本品为外用药，禁止内服；孕妇慎用；滴眼时要充分振摇，滴后旋紧瓶盖；治疗过程中局部出现炎症反应，立即停药，并对症治疗；用药如发生眼痒、眼睑皮肤潮红、结膜水肿，以及视力下降明显者，应立即停用，并去医院就诊。用药后偶见球结膜充血，轻度水肿。

八宝眼药散

【成分】炉甘石（三黄汤飞）、地栗粉、熊胆、硼砂（炒）、冰片、珍珠、朱砂、海螵蛸（去壳）、麝香。

【功能主治】消肿止痛，退翳明目。肝胃火盛所致的目赤肿痛、眼缘溃烂、畏光怕风、眼角涩痒。

【注意事项】本品苦寒，故阴虚火旺者、脾胃虚寒者及体弱年迈者慎用，不可过量或持久服用。服药期间忌食辛辣、肥甘之物。

障眼明片

【成分】熟地黄、菟丝子、枸杞子、肉苁蓉、山茱萸、蕤仁（去内果皮）、决明子、密蒙花、菊花、车前子、青葙子、蔓荆子、党参、黄芪、黄精、白芍、川芎、石菖蒲、升麻、葛根、关黄柏、甘草。

【功能主治】补益肝肾，退翳明目。肝肾不足所致的干涩不舒、单眼复视、腰膝酸软或轻度视力下降；早、中期年龄相关性白内障见上述证候者。

【注意事项】脾胃虚寒者慎用。治疗过程中不宜食用辛辣烧烤、黏腻肥甘食物。

请你想一想

1. 某男，60岁，风吹流泪、视物模糊、畏光，用何药为好？
2. 某女，18岁，眼睛干涩发痒、眼胀、眼痛，用何药为好？

你知道吗

眼病，多为肾虚不足所导致的眼干、眼涩，以及肝阴不足所导致的眼干、眼涩、眼睛发红，治疗过程中一方面配合口服药物治疗，另一方面通过穴位经络针灸、按摩的方式进行治疗，比较常见的是眼保健操、针刺头部的相关穴位，对于眼睛疾患进行调整。

学习任务二　鼻病荐药

一、案例导入

某男，27 岁，公司职员，近日鼻塞，流黄稠鼻涕，发热，头痛，有慢性鼻炎史。想买鼻病用药，选哪种好？

二、案例分析

首先确认患者的姓名、年龄、性别、职业，然后进一步查询。

患者有无鼻炎病史？如有，则选用慢性鼻炎药品。是否头痛？如有，根据表证特征判断表寒证还是表热证。是否发热？如有，根据表证特征判断表寒证还是表热证。是否鼻塞？如有，根据表证特征判断表寒证还是表热证。是否流涕？流清涕还是浊涕？如患者流清涕，排除风热表证；如有浊涕，则为风热蕴肺。

根据患者的具体症状推荐使用鼻炎丸。

三、案例分析所需知识

鼻病：临床以鼻痒、鼻塞、流涕等为主要症状。

辛芩颗粒

【成分】黄芪、白芷、白术、防风、荆芥、细辛、苍耳子、桂枝、石菖蒲、黄芩。

【功能主治】益气固表，祛风通窍。肺气不足、风邪外袭所致的鼻痒、喷嚏、流清涕、易感冒；过敏性鼻炎见上述证候者。

【注意事项】外感风热或风寒化热者慎用。服药期间，戒烟酒，忌食辛辣之物。含有小毒的苍耳子与细辛，故不宜过量服用或持久服用。

辛夷鼻炎丸（片）

【成分】苍耳子、山白芷、菊花、三叉苦、薄荷、板蓝根、广藿香、鹅不食草、防风、鱼腥草、辛夷、甘草、紫苏叶。

【功能主治】祛风，清热，解毒。用于鼻炎。

【注意事项】外感风寒、肺脾气虚及气滞血瘀者慎用；儿童慎用；用药后感觉唇部麻木者，应停服；用药 3 天后症状未改善，或症状加重，或出现其他严重症状者，应去医院就诊；不宜过量长期应用；忌烟、酒、辛辣、鱼腥等刺激性食物。

鼻炎康片

【成分】 广藿香、苍耳子、鹅不食草、野菊花、黄芩、麻黄、当归、猪胆粉、薄荷油、马来酸氯苯那敏。

【功能主治】 清热解毒，宣肺通窍，消肿止痛。用于急、慢性鼻炎，过敏性鼻炎。

【注意事项】 肺脾气虚或气滞血瘀者慎用；过敏性鼻炎属虚寒证者慎用；孕妇、儿童慎用；高血压、心脏病等慢性病患者应遵医嘱服用；用药期间不宜驾驶车辆、操纵机器及高空作业等；个别患者服用后偶有胃部不适，停药后可消失；又因其对 H_1 受体有拮抗作用，故膀胱颈梗阻、甲状腺功能亢进、青光眼、高血压和前列腺肥大者慎用；建议饭后服用；不宜过量长期应用；忌烟、酒、辛辣、鱼腥等刺激性食物。

千柏鼻炎片

【成分】 千里光、卷柏、川芎、麻黄、白芷、决明子、羌活。

【功能主治】 清热解毒，活血祛风，宣肺通窍。风热犯肺、内郁化火、凝滞气血所致的鼻塞、鼻痒气热、流涕黄稠或持续鼻塞、嗅觉迟钝；急慢性鼻炎、急慢性鼻窦炎见上述证候者。

【注意事项】 外感风寒、肺脾气虚者慎用。高血压、青光眼患者慎用。服药期间，忌食辛辣厚味、油腻、鱼腥发物，戒烟酒。因含千里光，故不宜过量或持久服用。

藿胆丸（片）

【成分】 广藿香叶、猪胆粉。丸剂辅料为滑石粉、黑氧化铁。片剂辅料为淀粉、糊精、硬脂酸镁。

【功能主治】 芳香化浊，清热通窍。湿浊内蕴、胆经郁火所致的鼻塞、流清涕或浊涕、前额头痛。

【注意事项】 对本品过敏者禁用。过敏体质者慎用。不宜在服药期间同时服用滋补性中药。有高血压、心脏病、肝病、糖尿病、肾病等慢性病严重者应在医师指导下服用。儿童、孕妇、哺乳期妇女、年老体弱者、脾虚便溏者应在医师指导下服用。服药3天症状无缓解者，应去医院就诊。

鼻炎滴剂（喷雾剂）

【成分】 金银花、辛夷油、冰片、黄芩苷、盐酸麻黄碱。

【功能主治】 散风，清热，通窍。用于风热蕴肺型急、慢性鼻炎。

【注意事项】 外感风寒、肺脾气虚、气滞血瘀及过敏性鼻炎属虚寒证者慎用；小儿及年老体弱者慎用；高血压、青光眼、心脏病等慢性病患者应遵医嘱使用；急性鼻炎服药3天后症状无改善，或出现其他症状者应去医院就诊；忌烟、酒、辛辣、鱼腥等刺激性食物。

鼻渊舒胶囊（口服液）

【成分】 辛夷、苍耳子、栀子、黄芩、柴胡、薄荷、川芎、细辛、白芷、茯苓、川木通、桔梗、黄芪。

【功能主治】疏风清热，祛湿通窍。鼻炎、鼻窦炎属肺经风热及胆腑郁热证者。

【注意事项】孕妇慎用。肺脾气虚或气滞血瘀者慎用。对本品过敏者忌用。服药期间，戒烟酒，忌辛辣油腻食物。所含细辛、苍耳子均有小毒，故不宜过量服用或持久服用。

鼻窦炎口服液

【成分】辛夷、荆芥、薄荷、桔梗、竹叶、柴胡、苍耳子、白芷、川芎、黄芩、栀子、茯苓、川木通、黄芪、龙胆。

【功能主治】疏散风热，清热利湿，宣通鼻窍。用于风热犯肺、湿热内蕴所致的鼻塞不通、流黄稠涕；急慢性鼻炎、鼻窦炎见上述证候者。

【注意事项】忌烟酒、辛辣、鱼腥食物。不宜在服药期间同时服用滋补性中药。有高血压、心脏病、肝病、糖尿病、肾病等慢性病严重者应在医师指导下服用。儿童、孕妇、哺乳期妇女、年老体弱、脾虚便溏者应在医师指导下服用。严格按用法用量服用，该药品不宜长期服用。

请你想一想

某男，18岁，经常流鼻涕、鼻塞、嗅觉减弱、头晕，用何药为好？

学习任务三　口病荐药

一、案例导入

某女，27岁，职业职员，近日牙龈出血，口腔溃烂，并主诉近一个月工作压力大，熬夜加班，经常出现牙龈出血和口腔溃烂情况。想买口腔疾病用药，选哪种好？

二、案例分析

首先确认患者的姓名、年龄、性别、职业，然后进一步查询。

是否有口腔溃烂？是否牙龈出血？是否牙龈疼痛？患者是否工作压力大，经常出现此种情况？如有，考虑阴虚火旺证。并问患者是否有潮热，盗汗？如有，阴虚火旺证；如无，排除阴虚火旺证。

根据患者的主诉症状推荐使用口炎清颗粒。

三、案例分析所需知识

口病　口疮是指口腔溃疡黏膜发生浅表溃疡，呈圆形或椭圆形，感觉烧灼样疼痛。

口腔溃疡散

【成分】青黛、白矾、冰片。

【功能主治】解表和中。用于复发性口腔溃疡，疱疹性口腔溃疡。

【注意事项】老人、儿童、阴虚火旺及素体脾胃虚弱者慎用；饮食宜清淡，忌食辛辣油腻食物。

口炎清颗粒

【成分】天冬、麦冬、玄参、金银花、甘草。

【功能主治】滋阴清热，解毒消肿。用于阴虚火旺所致的口腔炎症。

【注意事项】脾胃积热、胃火炽盛者不宜用；脾虚大便溏薄者、孕妇、糖尿病患者、小儿及老年体弱者慎用；高血压、心脏病、肝病、肾病、糖尿病等慢性病患者慎用；不宜与温补性药物同时服用；忌烟酒、辛辣、鱼腥等刺激性食物。

桂林西瓜霜（胶囊、含片）

【成分】西瓜霜、硼砂（煅）、黄柏、黄连、山豆根、射干、浙贝母、青黛、冰片、无患子果（炭）、大黄、黄芩、甘草、薄荷脑。

【功能主治】清热解毒，消肿止痛。用于风热上攻、肺胃热盛所致的乳蛾、喉痹、口糜，症见咽喉肿痛、喉核肿大、口舌生疮、牙龈肿痛或出血；急、慢性咽炎，扁桃体炎，口腔炎，口腔溃疡，牙龈炎见上述证候者及轻度烫伤（表皮未破）者。

【注意事项】孕妇、哺乳期妇女及皮肤破溃处禁用；阴虚火旺者忌用；属风寒感冒咽痛者慎用；不宜与温补性药物同时服用；老人、儿童及素体脾胃虚弱者慎用；扁桃体化脓并有高热等症状者，应去医院就诊；外用时应首先清洗患部，取适量药物敷上；口腔内喷药或敷药时应暂停呼吸，以防药粉进入呼吸道而引起呛咳；用药后 0.5~1 小时内不得进食、饮水；不宜过量服用或长期服用；饮食宜清淡，忌烟、酒、辛辣、鱼腥等刺激性食物。

复方草珊瑚含片

【成分】肿节风浸膏、薄荷脑、薄荷素油。

【功能主治】疏风清热，消肿止痛，清利咽喉。用于外感风热所致的喉痹，症见咽喉肿痛，声哑失音；急性咽喉炎见上述证候者。

【注意事项】阴虚火旺者慎用；不宜与温补性药物同时服用；儿童慎用；饮食宜清淡，忌烟酒、辛辣、鱼腥等刺激性食物。

请你想一想

某男，40岁，今日常吃麻辣火锅后，长了口腔溃疡想买治疗溃疡的药，哪一种好？

你知道吗

口疮的实证多见心脾积热证，多由于过食辛辣厚味或嗜饮醇酒，复感风、火、燥邪，或五志化火而致，以口疮色红灼痛为主要特征，实证宜清热泻火为主。虚证多见脾肾阳虚证，常易反复发作，以口疮色白或暗，缠绵难愈为主要特征，虚证宜温补敛疮为主。

学习任务四 喉病荐药

一、案例导入

某女，27 岁，职业教师，近两日咽喉肿痛，声音嘶哑，口舌干燥，有"吭""咯"动作。想买喉病用药，选哪种好？

二、案例分析

首先确认患者的姓名、年龄、性别、职业，然后进一步查询。

患者是否长期用嗓？患者为教师，用嗓较多。是否有咽喉肿痛？是否声音嘶哑？查看患者是否咽部红肿？观察患者是否有"吭""咯"动作？如有，判断为慢性咽炎。如无，则为急性咽炎。并问患者是否有口鼻干燥？如有，阴虚火旺证；如无，排除阴虚火旺。

根据患者的主诉症状推荐使用清音丸。

三、案例分析所需知识

喉痹病 可分为急性和慢性，急性以咽喉痛为主要症状，重者可有声音嘶哑甚至呼吸困难；慢性主要表现为咽干、微痛，常有"吭""咯"的动作。

复方鱼腥草片

【成分】鱼腥草、黄芩、板蓝根、连翘、金银花。

【功能主治】清热解毒。用于外感风热所致的急喉痹、急乳蛾，症见咽部红肿疼痛；急性咽炎、急性扁桃体炎见上述证候者。

【注意事项】虚火喉痹、乳蛾者慎用；小儿及老年体弱者慎用；扁桃体化脓并有高热等症状者，应去医院就诊；不宜与温补性中药同时服用；忌烟、酒、辛辣、鱼腥等刺激性食物。

玄麦柑桔颗粒（含片）

【成分】玄参、麦冬、甘草、桔梗。

【功能主治】清热滋阴，祛痰利咽。用于阴虚火旺、虚火上浮，口鼻干燥、咽喉肿痛。

【注意事项】风热喉痹、乳蛾、儿童、糖尿病患者慎用；饮食宜清淡，忌烟、酒。

金 果 饮

【成分】地黄、玄参、西青果、蝉蜕、麦冬、胖大海、南沙参、太子参、陈皮、薄荷素油。

【功能主治】养阴生津，清热利咽。用于肺热阴伤所致的咽部红肿、咽痛、口干咽燥；急、慢性咽炎见上述证候者。亦可用于放疗引起的咽干不适。

【注意事项】忌食辛辣、油腻、厚味食物。

清 咽 丸

【成分】青黛、北寒水石、硼砂（煅）、桔梗、薄荷、冰片、诃子、乌梅肉、甘草。

【功能主治】清热利咽，生津止渴。用于肺胃热盛所致的咽喉肿痛、声音嘶哑、口舌干燥、咽下不利。

【注意事项】忌食烟、酒、辛辣之物。

铁笛丸（口服液）

【成分】麦冬、玄参、瓜蒌皮、诃子肉、青果、凤凰衣、桔梗、浙贝母、茯苓、甘草。

【功能主治】润肺利咽，生津止渴。用于阴虚肺热津亏所致的咽干声哑，咽喉疼痛，口渴烦躁。

【注意事项】属外感风寒者忌用；实热急喉痹、儿童慎用；发热重，咽喉痛甚者不宜使用；若声嘶日久逐渐加重，或伴痰中带血者，须及时去医院就诊；饮食宜清淡，忌食辛辣、煎炸、鱼虾等食物。

黄氏响声丸

【成分】薄荷、浙贝母、连翘、蝉蜕、胖大海、大黄（酒制）、川芎、儿茶、桔梗、诃子肉、甘草、薄荷脑。

【功能主治】疏风清热，化痰散结，利咽开音。用于风热外束、痰热内盛所致的急、慢性喉喑，症见声音嘶哑，咽喉肿痛，咽干灼热，咽中有痰或寒热头痛，或便秘尿赤；急、慢性喉炎及声带小结、声带息肉初起见上述证候者。

【注意事项】属外感风寒者忌用；孕妇、阴虚火旺、中寒便溏、小儿及老年体弱者慎用；不宜与温补性药物同时服用；声带小结、息肉较重者应当在医生指导下使用；声哑、咽喉痛同时伴有心悸、胸闷、咳嗽、气喘、痰中带血等症者，应去医院就诊；饮食宜清淡，忌烟、酒、辛辣、鱼腥等刺激性食物。

请你想一想

某男，29岁，今日咽喉肿痛、扁桃体肿大。想买点药，用哪一种好？

你知道吗

咽喉肿痛是以咽痛或咽部不适感，或咽部红肿为主要特征的咽喉部疾病。咽喉肿痛的辨证有风热、实火、虚火之分。基本治法为清利咽喉、消肿止痛，在表者宜疏风解表；火毒者宜泻火解毒；虚火者宜滋补肺肾。

学习任务五　耳病荐药

一、案例导入

某男，45 岁，公司职员，近一周头晕头痛，耳鸣，耳内流脓。想买耳病用药，选哪种好？

二、案例分析

首先确认患者的姓名、年龄、性别、职业等，然后进一步查询。

是否头痛？是否耳痒？是否耳鸣？是否耳内流脓？

根据患者的具体症状推荐使用滴耳油，并告知及时到医院五官科就诊。

三、案例分析所需知识

耳病　耳鸣是指自觉耳内鸣响的听觉幻觉；耳聋则指听力减退，临床上可单独出现，亦可同时出现。

耳　聋　丸

【成分】龙胆、黄芩、栀子、羚羊角、泽泻、木通、地黄、当归、九节菖蒲、甘草。

【功能主治】清肝泻火，利湿通窍。肝胆湿热所致的头晕头痛、耳聋耳鸣、耳内流脓。

【注意事项】孕妇及脾胃虚寒者慎用。服药期间，忌食辛辣油腻之物。

耳聋左慈丸

【成分】磁石（煅）、熟地黄、山茱萸（制）、牡丹皮、山药、茯苓、泽泻、竹叶柴胡。

【功能主治】滋肾平肝。用于肝肾阴虚的耳鸣耳聋，头晕目眩。

【注意事项】突发性耳聋患者禁用；肝火上炎，痰瘀阻滞实证慎用；凡属外耳、中耳病变而出现的耳鸣，如外耳道异物等，应去医院就诊；忌烟、酒、辛辣、鱼腥等刺激性食物。

滴　耳　油

【成分】核桃油、黄柏、五倍子、薄荷油、冰片。

【功能主治】清热解毒，消肿止痛。用于肝经湿热上攻所致的耳鸣耳聋，耳内生疮，肿痛刺痒，破流脓水，久不收敛。

【注意事项】耳病如化脓性中耳炎出现头痛重者忌用；耳内流脓日久属虚证或虚实夹杂之证者慎用；儿童慎用；不宜与温补性药物同时服用；忌烟、酒、辛辣、鱼腥等刺激性食物。

请你想一想

1. 某男，27岁，耳朵发痒，流脓，用何药为好？
2. 某男，70岁，耳聋、耳鸣、头晕目眩。用何药为好？

你知道吗

耳鸣，是指患者自觉耳内鸣响，如闻蝉声，或如潮声；耳聋，是指不同程度的听觉减退，甚至消失。耳鸣可伴有耳聋，耳聋亦可由耳鸣发展而来。西医的耳科病变（如中耳炎、鼓膜穿孔）、急性热性传染病（如猩红热、流行性感冒）、颅内病变（如脑肿瘤、听神经瘤）、药物中毒以及高血压、贫血、神经衰弱等疾病。

目标检测

一、最佳选择题

1. 杞菊地黄丸的功能主治不包括（　　　）
   - A. 迎风流泪
   - B. 眩晕耳鸣
   - C. 视物昏花
   - D. 目赤肿痛

2. 下列糖尿病患者禁用的药物是（　　　）
   - A. 黄连羊肝丸
   - B. 石斛夜光丸
   - C. 明目蒺藜丸
   - D. 明目上清丸

3. 明目上清丸的功能主治是（　　　）
   - A. 清热散风，明目止痛
   - B. 清风散热，明目退翳
   - C. 滋阴补肾，清肝明目
   - D. 清热解痉，去翳明目

4. 猪胆膏是下列哪位药的成分（　　　）
   - A. 麝珠名目滴眼液
   - B. 杞菊地黄丸
   - C. 黄连羊肝丸
   - D. 珍视明滴眼液

5. 用于老年性初、中期白内障的药物是（　　　）
   - A. 石斛夜光丸
   - B. 麝珠名目滴眼液
   - C. 明目上清丸
   - D. 明目地黄丸

6. 成分含盐酸麻黄碱的药物是（　　　）
   - A. 千柏鼻炎片
   - B. 鼻炎康片
   - C. 辛夷鼻炎丸
   - D. 鼻炎滴剂

7. 藿胆丸的成分不包括（　　　）
   - A. 广藿香叶
   - B. 滑石粉
   - C. 猪胆粉
   - D. 苍耳子

8. 用于风热犯肺，湿热内蕴所致鼻炎的药物是（　　）

    A. 辛芩颗粒   B. 藿胆丸

    C. 鼻窦炎口服液   D. 辛夷鼻炎丸

9. 含细辛、苍耳子均有小毒，不宜过量服用或持久服用的药物是（　　）

    A. 藿胆丸   B. 鼻窦炎口服液

    C. 鼻渊舒口服液   D. 鼻炎康片

10. 阴虚火旺所致的口腔炎症应选用下列哪种药物（　　）

    A. 复方草珊瑚含片   B. 桂林西瓜霜

    C. 口炎清颗粒   D. 口腔溃疡散

11. 下列哪种药物可用于疱疹性口腔溃疡（　　）

    A. 桂林西瓜霜   B. 口炎清颗粒

    C. 复方草珊瑚含片   D. 口腔溃疡散

12. 口炎清颗粒的成分不包括（　　）

    A. 金银花   B. 麦冬

    C. 甘草   D. 薄荷脑

13. 既可以用于口腔炎症也可以用于牙龈炎牙龈肿痛的药物是（　　）

    A. 口腔溃疡散   B. 桂林西瓜霜

    C. 口炎清颗粒   D. 复方草珊瑚含片

14. 黄氏响声丸的功效是（　　）

    A. 润肺利咽   B. 化痰散结

    C. 生津止渴   D. 化痰利咽

15. 用于阴虚肺热所致咽喉疼痛的药物是（　　）

    A. 清咽丸   B. 铁笛丸

    C. 黄氏响声丸   D. 金果饮

16. 清咽丸的功能主治是（　　）

    A. 清热利咽，生津止渴   B. 疏风清热，化痰散结

    C. 养阴生津，清热利咽   D. 清热滋阴，祛痰利咽

17. 用于外感风热所致的咽喉炎的药物是（　　）

    A. 金果饮   B. 玄麦甘桔颗粒

    C. 复方鱼腥草片   D. 黄氏响声丸

18. 肝胆湿热所致的头晕耳鸣推荐用药是（　　）

    A. 耳聋丸   B. 板蓝根颗粒

    C. 小柴胡颗粒   D. 耳聋左慈丸

19. 滴耳油的功能是（　　）

    A. 滋肾平肝   B. 清肝泻火

    C. 凉血消肿   D. 清热解毒，消肿止痛

20. 下列哪一项不是耳聋丸的功能主治（　　　）

  A. 头晕头痛   B. 耳鸣耳聋

  C. 破流脓水   D. 耳内生疮

二、问答题

1. 如何判断眼疾？

2. 如何区分急、慢性鼻炎？

书网融合……

划重点   自测题

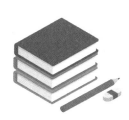

项目十七　儿科用药荐药

学习目标

知识要求

1. **掌握**　小儿疾病的主要症状。
2. **熟悉**　治疗小儿疾病的常用药。
3. **了解**　小儿疾病常用药的注意事项。

能力要求

1. 学会严格遵守药店工作人员标准行为规范。
2. 学会询问顾客患小儿疾病的关键症状并对症推荐常用药。
3. 学会合理销售。

学习任务一　小儿脾虚泄泻证荐药

PPT

一、案例导入

杨某，男，3岁，腹泻近2个月，便质稀薄，色淡黄，味不臭，时轻时重，每日3～5次，进食油腻食物后加重，精神欠佳，面色偏黄，纳差，形体消瘦，睡眠尚可，无呕吐。可以用何药调理？

二、案例分析

首先确认患者的姓名、年龄、性别，然后进一步查询。

腹泻情况？大便质地如何？如泄泻则须看大便质地，如有食物残渣等，则为伤食泄泻；如大便清稀，则为风寒泄泻；如大便溏薄，则为脾虚泄泻；如久泻不止，大便清稀，则为脾肾阳虚泄泻。

小孩是否发胖？如发胖，则可能为饮食不洁所致泄泻；如消瘦，则可能与脾虚所致泄泻。精神如何？如精神欠佳，则考虑为脾虚泄泻。

初步分析患者为脾虚泄泻，推荐用启脾丸。

三、案例分析所需知识

小儿脾虚泄泻证　症见大便溏薄，多于食后泄泻，色淡不臭，时轻时重，反复发作，面色萎黄，神疲体倦，形体消瘦，舌淡苔白，指纹淡，脉缓等。

启　脾　丸

【成分】人参、白术（炒）、茯苓、甘草、陈皮、山药、莲子（炒）、山楂（炒）、六神曲（炒）、麦芽（炒）、泽泻。

【功能主治】健脾和胃。用于脾胃虚弱，消化不良，腹胀便稀。

【注意事项】湿热泄泻、虚寒冷泻者不宜单独使用；不宜与藜芦、五灵脂、皂角及其制剂同服；忌茶和白萝卜；忌食辛辣、生冷、油腻食物；养成良好的饮食习惯，不偏食。

龙牡壮骨颗粒

【成分】党参、黄芪、麦冬、龟甲（醋制）、白术（炒）、山药、五味子（醋制）、龙骨、牡蛎（煅）、茯苓、大枣、甘草、鸡内金（炒）、乳酸钙、维生素（D_2）、葡萄糖酸钙。

【功能主治】强筋壮骨，和胃健脾。用于治疗和预防小儿佝偻病、软骨病；对小儿多汗、夜惊、食欲不振、消化不良、发育迟缓等也有治疗作用。

【注意事项】实热证者慎用；患儿发热期间暂停服用，佝偻病合并手足抽搐应加服西药；严重维生素D缺乏症者请遵医嘱；冲服时有微量不溶物，系有效成分，须搅匀服下，服药期间应多晒太阳，多食含钙及易消化的食品，忌食辛辣、油腻食物。

小儿健脾贴膏

【成分】丁香、吴茱萸、五倍子、磁石、冰片、麝香。

【功能主治】疏通经络，温和健脾。用于小儿消化不良。

【注意事项】本品为外用贴剂，不可内服；湿热泄泻者不宜使用；要辨证循经取准穴位，过敏体质者慎用，穴位处皮肤破损者忌用；敷贴时间不宜过长，须据用药要求按时更换。

> **请你想一想**
>
> 　　某患儿，男，3岁，其母亲拿着医师开具的处方来购买龙牡壮骨颗粒。请药师对其进行正确的用药指导。

你知道吗

常见症候有伤食泄泻、风寒泄泻、湿热泄泻、脾虚泄泻、脾肾阳虚泄泻。多因气阴两伤，阴竭阳脱而引起。小儿应饮食有节，科学、合理地添加辅食，注意饮食卫生。衣着适宜，避免腹部着凉。

学习任务二　小儿厌食荐药

PPT

一、案例导入

某患儿，男，2岁3个月，近一个月来，食欲不振、食少甚至拒食，面容苍白，形体弱小，精神俱佳，好动，排便正常。可以用何药调理？

二、案例分析

首先确认患者的姓名、年龄、性别，然后进一步查询。

是否食欲佳？吃得多吗？如食欲不振，食少甚至拒食，则为小儿厌食症。

大便如何？如大便稀溏，则为脾胃气虚所致的厌食；如大便正常，则可能为消化不良导致的厌食。

小孩是否发胖？如面黄肌瘦，则考虑脾弱肝滞所致的厌食，推荐用肥儿疳积颗粒。

恶心呕吐吗？如恶心呕吐，则考虑为小儿胃热停食，推荐用小儿化食口服液。

初步分析该患儿为消化不良所致小儿厌食，推荐用健儿口服液。

三、案例分析所需知识

小儿厌食 症见长时间不思饮食，厌食为主症，常伴有面色少华，形体偏瘦，脘腹痞闷，大便不调等症状；精神尚好外，无其他系统疾病。

儿康宁糖浆

【成分】党参、黄芪、白术、茯苓、山药、薏苡仁、麦冬、制何首乌、大枣、焦山楂、麦芽（炒）、桑枝。

【功能主治】益气健脾，消食开胃。用于脾胃气虚所致的厌食，症见食欲不振，消化不良，面黄肌瘦，大便稀溏。

【注意事项】食积化热、胃阴不足所致厌食者不宜使用；轻症厌食者可服用，若服用 10 ~ 14 天，仍无改善症状者，应到医院就诊；节制饮食，不要偏食；忌食生冷、辛辣食物；养成良好的饮食习惯。

小儿化食口服液

【成分】山楂（炒焦）、神曲（炒焦）、麦芽（炒）、槟榔（炒焦）、三棱（麸炒）、大黄、莪术（醋制）、牵牛子（炒）。

【功能主治】消食化积，泻火通便。用于小儿胃热停食，肚腹胀满、恶心呕吐、烦躁、口渴、大便干燥。

【注意事项】正气未虚及脾虚夹积者慎用；中病即止，不宜久服；忌食辛辣、生冷、油腻食物。

肥儿疳积颗粒

【成分】使君子（炒，去壳）、莲子、芡实、牵牛子（炒）、茯苓、苍术（炒）、鸡内金（炒）、乌梅（炒）、车前子、薏苡仁（炒）、苦楝皮、槟榔（炒）、白芍（酒炙）、芜荑、水红花子、山药（炒）、麦芽、蓝花参、雷丸（炒）、甘草、白术、百部。

【功能主治】健脾和胃，平肝杀虫。用于脾弱肝滞，面黄肌瘦，消化不良。

【注意事项】糖尿病患儿禁服；感冒者不宜用；婴儿应遵医嘱服用；用药后如有不良反应立即停服；长期厌食、体弱消瘦及腹胀重、腹泻次数增多者应去医院就诊；服驱虫药前，应先作大便常规检查；忌食辛辣、生冷、油腻食物。

健儿口服液

【成分】山楂、鸡内金、怀山药、焦神曲。

【功能主治】健脾开胃，平促进消化，增强食欲。用于儿童消化不良，消化不良性腹泻，厌食，消瘦，疳积，营养不良等。

【注意事项】本品久贮后可能会有少量沉淀，不影响疗效。

请你想一想

某患儿，男，7岁，其母亲听身边朋友介绍，前来药店购买肥儿疳积颗粒用于小孩的厌食症。请药师对其进行正确的用药指导。

学习任务三　小儿积滞证荐药

PPT

一、案例导入

某患儿，男，3岁，三周前饮食不节制，出现大便干结较粗，难以排出，3~4日内偶有腹胀、手足心热，近日患儿出现纳差、口臭、睡眠差、易做噩梦并惊醒。可以用何药调理？

二、案例分析

首先确认患者的姓名、年龄、性别，然后进一步查询。

食欲佳？吃得多吗？如饮食不节，不思饮食，则考虑为小儿积滞症。

是否发热？如发热，则考虑为胃肠积滞，外感时邪所致小儿积滞症，推荐用香苏调胃片。

是否腹胀？如腹部胀满，则为乳食停滞。

精神如何？是否手足心热？如纳呆食少，手足心热，则为饮食不节损伤脾胃引起的小儿积滞症。

初步分析该患儿为小儿积滞症，推荐用健儿消食口服液。

三、案例分析所需知识

小儿积滞　症见不思饮食，腹部胀满，嗳腐吐酸，大便不调等。

小儿积滞需要在孩子日常饮食上多加注意，平时让孩子少吃零食，这样在正餐时就可以合理把握宝宝的食量，也有助于把控孩子的饮食结构。饮食应适度，不要偏食、挑食，食物应该新鲜、清洁，不要多吃煎炒和不容易消化的食物。婴儿喂养时必须注意做到"乳贵有时，食贵有节。"建议定时定量喂养。

合理安排小孩的运动量及运动习惯，让孩子自主合理的运动，帮助消化；让孩子饮用适量的水，保持胃肠道的水分，预防宝宝便秘；帮孩子按摩肚子，沿着肚脐位置顺时针、逆时针进行合理按摩，促进肠道蠕动，帮助孩子消化及排便。

小儿消食片

【成分】鸡内金（炒）、山楂、六神曲（炒）、麦芽（炒）、槟榔、陈皮。

【功能主治】消食化积、健脾和胃。用于脾胃不和，消化不良，食欲不振，便秘，食滞，疳积。

【注意事项】脾虚泄泻，火大，便溏薄，次数多者应慎用或不用；忌食辛辣、生冷、油腻食物；依法按量服用，厌食症状在 1 周内未改善，并出现其他不良反应时，应及时向医师咨询。

健儿消食口服液

【成分】炙黄芪、白术（麸炒）、麦冬、陈皮、莱菔子（炒）、山楂（炒）、黄芩。

【功能主治】健脾益胃，理气消食。用于小儿饮食不节，损伤脾胃，纳呆食少，脘腹胀痛，手足心热，自汗乏力，大便不调，以及厌食、恶食等。

【注意事项】胃阴不足者慎用；调节饮食，纠正不良饮食习惯。

健脾消食丸

【成分】白术（炒）、枳壳（炒）、木香、草豆蔻、鸡内金（醋炙）、槟榔（炒焦）、荸荠粉。

【功能主治】健脾、消食、化积。用于小儿脾胃不健引起的乳物停滞，脘腹胀满，食欲不振，面黄肌瘦，大便不调。

【注意事项】脾胃虚弱无积滞者忌用；宜食用清淡易消化食物；讲究科学喂养，养成良好饮食习惯。

香苏调胃片

【成分】广藿香、香薷、木香、紫苏叶、厚朴（姜炙）、砂仁、枳壳（去瓤麸炒）、陈皮、茯苓、山楂（炒）、麦芽（炒）、白扁豆（去皮）、葛根、甘草、六神曲（麸炒）、生姜。

【功能主治】解表和中，健胃化滞。用于胃肠积滞，外感时邪所致的生热体倦，饮食少进，呕吐乳食，腹胀便泻，小便不利。

【注意事项】不适用于大便呈水样、腹泻频繁者；食积无表证者慎用；孕妇忌服；哺乳期妇女慎用；忌食辛辣、生冷、油腻食物。

请你想一想

1. 患儿，男，6 岁，表现为发热，身体倦怠，不思饮食，呕吐，腹胀，泄泻。想买点药，用哪一种好？

2. 患儿，女，7 岁，表现为食欲不振，消化不良，面黄肌瘦，大便稀溏，平常喜欢吃冰淇淋、冰水等冰冷食物。想买点药，用哪一种好？

PPT

学习任务四　小儿感冒咳嗽类荐药

一、案例导入

某患儿，女，6岁，表现为发热，汗出，咳嗽有痰，痰黄兼喘息，口干而渴。可以用何药治疗？

二、案例分析

首先确认患者的姓名、年龄、性别，然后进一步查询。

发热吗？如患儿发热，则考虑外感所致发热。

是否出汗？如患儿不自汗，则排除气虚外感。

咳嗽吗？有痰吗？痰液颜色？如患儿咳嗽有痰，痰黄兼喘息，则为热邪犯肺卫所致风热感冒咳嗽。

初步分析该患儿所患感冒是热邪犯肺卫所致风热感冒咳嗽，推荐用肺热咳喘口服液（颗粒）。

三、案例分析所需知识

小儿感冒咳嗽　症见小儿感冒后病情以热证、实证多，寒证、虚证少，夹痰、夹食、夹惊等兼证为常见。

预防小儿感冒咳嗽措施如下。

1. 加强锻炼，多进行户外活动，提高机体抗病能力。

2. 气候转变时及时增减衣服，防止过冷或过热。

3. 少带小儿去拥挤的公共场所，减少感染机会。

4. 经常开窗，流通新鲜空气。

5. 及时接受预防注射，减少传染病发生。

6. 多吃富含优质蛋白或维生素C的食物，可增加宝宝的抵抗力。

小儿感冒颗粒

【成分】广藿香、菊花、连翘、大青叶、板蓝根、地黄、地骨皮、白薇、薄荷、石膏。

【功能主治】疏风解表，清热解毒。用于小儿风热感冒，症见发热，头胀痛，咳嗽痰黏，咽喉肿痛；流感见上述证候者。

【注意事项】风寒感冒慎用；大便稀且次数多者慎用；避免与滋补性中药同时服用；忌食辛辣、生冷、油腻食物；1岁以内每次服6g（颗粒），应分多次服用。

咳喘灵颗粒（口服液）

【成分】麻黄、金银花、苦杏仁、板蓝根、石膏、甘草、瓜蒌。

【功能主治】宣肺、止咳、平喘。用于发热或不发热，咳嗽有痰，气促。

【注意事项】风寒感冒、阴虚肺热咳喘者不宜用；不宜与滋补性中药同时服用；凡高热痰多，气促鼻煽者，应及时去医院就诊；忌食辛辣、生冷、油腻食物。

肺热咳喘口服液

【成分】麻黄、苦杏仁、石膏、甘草、金银花、连翘、知母、黄芩、板蓝根、麦冬、鱼腥草。

【功能主治】清热解毒，宣肺化痰。用于热邪犯肺卫所致的发热，汗出，微恶风寒，咳嗽，痰黄，或兼喘息，口干而渴。

【注意事项】风寒感冒、风寒闭肺喘咳、内伤肺肾亏虚喘咳忌用；脾虚易腹泻者慎用；婴儿及糖尿病患儿慎用；高血压、心脏病患儿慎用；忌食辛辣、生冷、油腻食物；大剂量服用，可能有轻度胃肠不适反应。

感冒宁糖浆

【成分】薄荷、荆芥穗、苦杏仁、牛蒡子、黄芩、桔梗、前胡、白芷、栀子（炒）、山楂（焦）、六神曲（焦）、麦芽（焦）、芦根、金银花、连翘。

【功能主治】疏散风热，清热止咳。用于春、秋、冬季小儿感冒发烧，汗出不爽，鼻塞流涕，咳嗽咽痛。

【注意事项】风寒感冒者不适用；脾虚易腹泻者慎服；服药期间避免同时服用滋补性中药；忌食辛辣、生冷、油腻、不易消化食物。

解肌宁嗽丸

【成分】紫苏叶、前胡、葛根、苦杏仁、桔梗、半夏（制）、陈皮、浙贝母、天花粉、枳壳、玄参、木香、茯苓、甘草。

【功能主治】解表宣肺，化痰止咳。用于外感风寒、痰浊阻肺所致的小儿感冒发热、咳嗽痰多。

【注意事项】风热感冒者不适用；服药期间避免同时服用滋补性中药；忌食辛辣、生冷、油腻食物。

请你想一想

1. 某女，5岁，表现为发热，汗出不爽，鼻塞，流浊涕，咳嗽咽痛，疑是感冒。想买治疗小儿感冒咳嗽的中成药，哪一种好？

2. 某女，3岁，表现为发热，鼻塞，流清涕，咳嗽痰多，痰液清稀怀疑是感冒。想买治疗小儿感冒咳嗽的中成药，哪一种好？

目标检测

一、单项选择题

1. 下列哪个不是小儿脾虚泄泻的症状（　　　）

A. 症见大便清稀、色黄而臭　　　B. 形体消瘦

　　　　C. 面色萎黄　　　　　　　　　　D. 舌淡苔白，脉缓

2. 下列哪个是小儿脾虚泄泻的症状（　　　）

　　A. 症见大便溏薄，夹有食物残渣或乳块，气味酸败如败卵，脘腹胀满，腹痛拒
　　　　按，便前腹痛，泻后痛减，不思乳食，嗳气酸馊，夜卧不安，舌苔厚腻，指
　　　　纹紫滞，脉滑有力等

　　B. 症见大便清稀，或如水样，或如蛋花样，泻下急迫，色黄而臭，日行 10 余
　　　　次，伴有腹痛，食欲不振，神疲乏力，发热口渴，舌红苔黄腻，脉滑数

　　C. 症见大便溏薄，多于食后泄泻，色淡不臭，时轻时重，反复发作，面色萎
　　　　黄，神疲体倦，形体消瘦，舌淡苔白，指纹淡，脉缓等

　　D. 症见大便清稀，中多泡沫，臭气不甚，腹痛肠鸣，口淡不渴，或伴恶寒发
　　　　热，鼻塞流涕，舌淡苔白腻，脉濡缓，指纹浮红等

3. 下列哪个不是小儿积滞的症状（　　　）

　　A. 症见大便不调　　　　　　　　B. 活泼好动

　　C. 腹部胀满　　　　　　　　　　D. 不思乳食

4. 小儿脾虚泄泻可用下列哪种药物进行治疗（　　　）

　　A. 小儿消食片　　　　　　　　　B. 启脾丸

　　C. 香苏调胃片　　　　　　　　　D. 龙牡壮骨颗粒

5. 小儿积滞症可用下列哪种药物进行治疗（　　　）

　　A. 小儿消食片　　　　　　　　　B. 健儿消食口服液

　　C. 启脾丸　　　　　　　　　　　D. 小儿感冒颗粒

6. 适用于小儿感风热冒咳嗽的是（　　　）

　　A. 小儿感冒颗粒　　　　　　　　B. 解肌宁嗽丸

　　C. 咳喘灵颗粒　　　　　　　　　D. 感冒宁糖浆

二、问答题

1. 试述小儿厌食的证候、治法及常用的中成药。

2. 试述小儿积滞的证候、治法及常用的中成药。

3. 小儿厌食的诊断要点有哪些？

4. 小儿脾虚泄泻辨证要点有哪些？

5. 小儿积滞症的诊断要点有哪些？

书网融合……

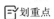划重点　　　　　自测题

（模块一　问病荐药知识小结）

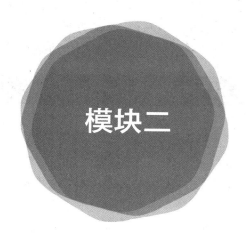

模块二

中成药分类陈列

项目十八 分类认知

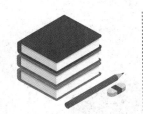

学习目标

知识要求

掌握 中成药按不同原则分类的各种常见代表药。

能力要求

学会按药品不同原则分类。

学习任务一 按科门分类认知

一、案例导入

小陈今天第一天上班，店长安排她将以下中成药按照科门分类：牛黄上清丸、藿香正气水、麻仁丸、香砂养胃颗粒、京万红软膏、小儿退热合剂、花红片、逍遥丸、六味地黄丸、乌鸡白凤丸。

教学形式：将学生分成若干小组，每小组成员 3～5 人，角色扮演店长 1 人、店员 2 人，进行中成药科门分类考核。其余成员进行讨论，采用自评、互评的方法对科门分类内容进行讨论评价。

二、案例分析

小王看了这些中成药，想了想，看到了柜台中的药品是按照科门分类，即按内科、妇科、儿科、外科等分类陈列的，于是查阅相关资料将上述药品进行所属科门分类。

三、案例分析所需知识

古代医学典籍将中成药分为 16 门：风痰、痰嗽、伤寒、暑湿、燥火、脾胃、眼目、疮科、妇科、小儿、补益、泻痢、咽喉口齿、气滞、痰症、杂治。《清宫配门集成》在此分类基础上，结合临床分科现状与需要，将泻痢门归入脾胃门，将痰症门归入风痰门，将咽喉口齿门分为咽喉、口齿两类，另增加瘟疫、伤科、耳鼻、肛肠、美容等类，共 20 类门：风痰门、痰嗽门、伤寒门、暑湿门、燥火门、脾胃门、气滞门、瘟疫门、眼科门、疮疡门、妇科门、儿科门、补益门、咽喉门、口齿门、耳鼻门、杂治门、伤科门、美容门、肛肠门。现代按科门分类先按内科、外科、妇科、儿科、五官科和其他科

请你想一想

同学们，川贝枇杷糖浆、全天麻胶囊、五子衍宗丸、排石颗粒、冰硼散、百合固金丸按照科门分类该怎么分类呢？

分类，然后在科下再按总功效或致病特点分若干门，或门下又按主要功效再分若干类。如内科成药，下分风痰门、补益门、痰嗽门、气滞积聚门、时感瘟疫门、脾胃门、泻痢门；补益门下又分补阴门、补阳门、补气门、补血门类。

学习任务二 按功效分类认知

一、案例导入

小王在一药店上班，今天店长安排她将以下中成药按照功效分类：小建中合剂、香砂平胃丸、急支糖浆、通宣理肺丸、京万红软膏、小儿退热合剂、花红片、逍遥丸、珍视明滴眼液、杞菊地黄丸。

二、案例分析

小王看了这些中成药，想了想，看到了柜台中的药品是按照清热、祛暑、通便、补气等功效分类陈列的，于是他确定每一种中成药所属功效分类。

三、案例分析所需知识

按功效分类主要是根据中成药整个组方的功效特点进行分类的。该法始于北齐徐之才的"十剂"，其后张景岳的"八阵"及程钟龄《医学心悟》中的"八法"皆为功效分类法的代表，至汪昂的《医方集解》在总结前人经验的基础上，开创了新的功效分类法，综合历代医药文献（包括《中国基本中成药》）将中成药按功效分为以下几类：解表类、祛暑类、泻下类、清热类、温里类、祛痰类、止咳平喘类、开窍类、固涩类、补虚类、安神类、和解类、理气类、活血类、止血类、消导类、治风类、祛湿类、疮疡类、烧伤类、调经类、止带类、产后康复类、小儿解表类、小儿清热类、小儿止泻类、小儿消导类、小儿消食类、小儿止咳喘类、小儿补虚类、扶正类等。

> **请你想一想**
>
> 同学们，川贝枇杷糖浆、全天麻胶囊、五子衍宗丸、排石颗粒、冰硼散、百合固金丸按照功效分类该怎么分类呢？

学习任务三 按剂型与科门类系统相结合分类认知

📱 微课1

一、案例导入

小贾将以下中成药按照剂型与科门分类：当归苦参丸、小金丸、京万红软膏、拔毒生肌散、固本咳喘片、小建中合剂、双清口服液、当归补血口服液。

二、案例分析

小贾看了这些中成药，并注意到柜台中的药品是按照剂型与科门类系统相结合分类的，即丸剂、软膏剂、散剂、片剂等分类陈列，于是他首先确定每一种中成药所属科门分类，再查阅相关资料进行剂型分类。

三、案例分析所需知识

历代医药文献将中成药除了按照科门分类，还按剂型分为以下几类：传统剂型如丸剂（含水丸、蜜丸、水蜜丸、糊丸、蜡丸）、散剂、膏剂、丹剂、胶剂、酒剂、露剂、茶剂、曲剂、锭剂、灸剂、熨剂等；现代剂型如片剂、颗粒剂、糖浆剂、酊剂、膜剂、软膏剂、贴膏剂、滴丸剂、胶囊剂、注射剂、气雾剂、合剂、喷雾剂等。本任务所讨论的剂型与科门类系统相结合分类，指在科门系统下再按照剂型分类。

中成药因剂型不同，服用后产生的疗效、持续时间、作用的特点也不同。中成药的剂型历经数量由少到多、从简单到复杂、从粗糙到精细的发展过程，使之更能满足临床用药安全有效的需求。主要剂型及其特点如下。

1. 散剂　系指原料药物与适宜辅料经粉碎、均匀混合制成的干燥粉末状制剂。散剂为传统剂型之一，最早记载于《五十二病方》。古有"散者散也，去疾病用之"的论述。

（1）分类　内服散剂和外用散剂；单味药散剂和复方散剂等。

（2）特点　面积大、易分散、吸收、起效迅速、制备简便、外用对疮面有一定的机械性保护作用。

2. 颗粒剂　系指原料药物与适宜的辅料经混合制成具有一定粒度的干燥颗粒状制剂。颗粒剂既可冲入水中饮服，也可直接吞服。

（1）分类　可溶颗粒、混悬颗粒、泡腾颗粒、肠溶颗粒、缓释颗粒、控释颗粒。

（2）特点　剂量小，服用、携带、贮藏、运输较方便等。

3. 胶囊剂　系指原料药物或与适宜辅料填充与空心胶囊或密封于软质胶囊材中制成的固体制剂。

（1）分类　硬胶囊、软胶囊（胶丸）、缓释胶囊、控释胶囊、肠溶胶囊。

（2）特点　掩盖药物不良气味、减小药物刺激性，便于服用；崩解、溶出快、吸收好、起效快等。

4. 丸剂　系指原料药物与适宜的辅料制成的球形固体制剂。丸剂为应用广泛的中药传统剂型，至今仍是中药制剂的主要剂型之一。

（1）分类　蜜丸、水蜜丸、水丸、糊丸、蜡丸、浓缩丸和滴丸等。

（2）特点　提高药物稳定性，减少刺激性、制法简便、新型水溶性基质滴丸奏效迅速，可用于急救。

5. 片剂 系指原料药物或与适宜辅料制成的圆形或异形的片状固体制剂。主要供内服，亦有外用。

（1）分类 以口服普通片为主，另有含片、舌下片、口腔贴片、咀嚼片、分散片、可溶片、泡腾片、阴道片、阴道泡腾片、缓释片、控释片、肠溶片与口崩片等。

（2）特点 剂量准确、质量稳定、产量大成本低、服用携带方便等。

6. 合剂 系指中药饮片用水或其他溶剂，采用适宜的方法提取、制成的口服液体制剂，其中单剂量灌装者也可称为口服液。中药合剂是在汤剂的基础上改进和发展而成的，克服了汤剂临用时制备的麻烦，是医院制剂常用的剂型之一。

（1）分类 根据分剂量包装不同，合剂可分为普通合剂和口服液。

（2）特点 浓度高、剂量较小、质量相对稳定、便于服用携带和贮藏、适合工业化生产。

7. 煎膏剂 系指中药饮片用水煎煮，煎液浓缩，加炼蜜或炼糖（或转化糖）制成的半流体制剂，俗称膏滋。煎膏剂的特点：体积小、稳定性好、易保存、口感好、服用方便等。

8. 糖浆剂 系指含有原料药物的浓蔗糖水溶液。

（1）分类 ①矫味糖浆；②药用糖浆。

（2）特点 掩盖药物不良嗅味、改善口感、易于服用、深受儿童患者的欢迎。

> **请你想一想**
>
> 同学们，九味羌活丸、保济丸、妇科千金片、六一散、小儿咽扁颗粒按照剂型和科门分类该怎么分类呢？

你知道吗

药品陈列是药品销售的重要组成部分，陈列工作主要以药品本身为主体，将其按照药品的形状、功能等进行分类摆放，在这一过程中，分类方式和艺术特点需得到有效体现。而且还要能够反映出药品的主要特色，最终最大限度达到药品销售的目的。

学习任务四 按科与功效相结合分类认知

一、案例导入

小陈今天第一天上班，店长安排她将以下中成药按照科与功效相结合分类：保和丸、藿香正气水、连翘败毒丸、木香顺气丸、麝香保心丸、苏合香丸、花红片、清音丸、定坤丹、麻仁丸。

二、案例分析

小王看了下这些中成药，想了想，看到了柜台中的药品是按照科与功效相结合分类陈列的，于是他首先确定每一种中成药所属科别分类，再查阅相关资料进行所属功效分类，按照科与功效相结合来分类。

三、案例分析所需知识

按照主要功效将中成药分为清热、解表、祛暑、止咳平喘、祛风湿、开窍、息风止痉、温里、消食、利水渗湿、理气、补益、安神、收涩、驱虫、泻下、外用等近20类成药。

请你想一想

按照科与功效相结合分类与按照功效分类的区别是什么呢？

按照科别将中成药分为内科、外科、妇科、儿科、五官科等。结合功效则为内科项下清热类、解表类、温里类、和解类、祛暑类、止咳平喘类、补益类、理气类、开窍类、固涩类、治风类、泻下类、理血类、急症必备用、消导类、祛湿类等；五官科项下分为清喉利咽类、宣窍通鼻类、明目类等；妇科项下分为调经止带类、温经活血类等；儿科项下分为小儿止泻类、消积类等；外科项下分为生肌敛疮、清热消痤、祛风止痒、散结消核等；骨伤科分为接骨续伤、化瘀止痛等。

目标检测

1. 简述颗粒剂的分类和特点。
2. 简述中成药按照功效分类分为哪些类？
3. 简述中成药按照科门分类分为哪些门？
4. 中成药按照科与功效相结合分类分为哪些类？

PPT

项目十九 各类分类表的填写

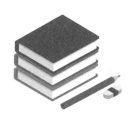

学习目标

知识要求

掌握 中成药不同分类的各种常见代表药。

能力要求

学会填写分类表。

学习任务一 按科门分类表的填写

一、案例导入

小张在一药店上班，今天店长安排她将以下中成药按照科门分类：四君子丸、右归丸、当归补血口服液、玉泉丸，并填写分类表。

二、案例分析

小张看了下这些中成药，想了想，看到了柜台中的药品是按照内科、妇科、儿科、外科等科门分类陈列的，上面的中成药均为内科用药，确定好科后，再确定门，于是他首先确定将这些中成药按照药品科门分类，填好 2 - 1 表。

表 2 - 1 按照科门分类登记表

中成药名称	内科补气门	内科补阳门	内科补血门	内科补阴门
四君子丸	√			
右归丸		√		
当归补血口服液			√	
玉泉丸				√

三、案例分析所需知识

根据学习任务一，已经了解了按照科门分类的具体类目。比如内科成药，下分风痰门、补益门、痰嗽门、气滞积聚门、时感瘟疫门、脾胃门、泻痢门；补益门下又分补阴门、补阳门、补气门、补血门类。

补气门主要有的代表药有：四君子丸（合剂）、补中益气丸、参苓白术散、六君子丸、香砂六君丸、启脾丸等

补阳门主要有的代表药有：桂附地黄丸（胶囊）、右归丸（胶囊）、五子衍宗丸、

济生肾气丸、青蛾丸等。

补血门主要有的代表药有：当归补血口服液（丸、胶囊）、四物合剂等。

补阴门主要有的代表药有：六味地黄丸（胶囊、颗粒、口服液、片）、左归丸、知柏地黄丸、河车大造丸、麦味地黄丸、玉泉丸等。

分类表填写时需要注意如下事项。

1. 按照中医药理论知识，确定好所属科门分类。

2. 对于药品分类不明确的品种，应查询相关典籍，根据门店实际情况需要，以方便拿取、方便顾客购买为准，与店长沟通后进行分类。

> **请你想一想**
>
> 同学们，河车大造丸、桂附地黄丸、济生肾气丸、知柏地黄丸、右归丸、左归丸按照科门分类该怎么分类呢？

学习任务二　按功效分类表的填写

一、案例导入

小张在一药店上班，今天她将对以下中成药按照功效分类：黄连上清丸、麻仁丸、一清颗粒、安宫牛黄丸、复方丹参片、杞菊地黄丸。

二、案例分析

小张看了这些中成药，想了想，看到了柜台中的药品是按照功效分类，于是他首先确定这些中成药的功效后，按照药品功效分类，填写表 2 - 2。

表 2 - 2　按照功效分类陈列登记表

中成药名称	清热类	泻下类	理血类	明目类	开窍类
黄连上清丸	√				
麻仁丸		√			
一清颗粒	√				
安宫牛黄丸					√
复方丹参片			√		
杞菊地黄丸				√	

三、案例分析所需知识

中成药按主要功效分为清热、解表、祛暑、止咳平喘、祛风湿、开窍、息风止痉、温里、消食、利水渗湿、理气、补益、安神、收涩、驱虫、泻下、外用等近 20 类。

1. 清热类　主要代表方有一清颗粒、黄连上清丸、龙胆泻肝丸、牛黄上清丸、黄连清胃丸、板蓝根颗粒、清热解毒口服液、牛黄解毒丸。

2. 解表类　主要代表方有桂枝合剂、感冒清热颗粒、正柴胡饮颗粒、银翘解毒丸、桑菊感冒片、双黄连口服液、羚羊感冒胶囊。

3. 温里类　主要代表方有小建中合剂、香砂平胃丸、附子理中丸、香砂养胃颗粒。

4. 和解类　主要代表方有小柴胡颗粒、逍遥颗粒、加味逍遥丸。

5. 祛暑类　主要代表方有六一散、甘露消毒丸、六合定中丸、十滴水、消暑益气丸。

6. 止咳平喘类　主要代表方有蛤蚧定喘丸、急支糖浆、通宣理肺丸、川贝止咳露、橘红丸。

7. 调经止带类　主要代表方有定坤丹、痛经宝、乌鸡白凤丸、女金丸、益母草膏。

8. 补益类　主要代表方有降糖丸、桂附理中丸、补中益气丸、六味地黄丸、五子衍宗丸、十全大补丸。

9. 理气类　主要代表方有逍遥丸、木香顺气丸、护肝片、猴头健胃灵胶囊、舒肝丸。

10. 开窍类　主要代表方有安宫牛黄丸、清开灵口服液、苏合香丸。

11. 清咽利喉类　主要代表方有黄氏响声丸、清音丸、青果丸、西瓜霜润喉片、冰硼散、利咽解毒颗粒。

12. 固涩类　主要代表方有玉屏风胶囊、缩泉丸、金锁固精丸、固本益肠片、四神丸。

13. 祛痰类　主要代表方有橘贝半夏颗粒、川贝枇杷糖浆、半夏天麻丸、橘红丸。

14. 急症必备用　主要代表方有复方丹参滴丸、麝香保心丸、清开灵口服液、乐脉颗粒。

15. 消导类　主要代表方有保和丸、开胃健脾丸、槟榔四消丸、大山楂丸、健脾丸。

16. 治风类　主要代表方有脑立清丸、松龄血脉康胶囊、清脑降压片、牛黄降压丸。

17. 泻下类　主要代表方有麻仁丸、麻仁润肠丸、清宁丸。

18. 宣窍通鼻类　主要代表方有千柏鼻炎片、藿胆丸、鼻渊舒胶囊、辛芩颗粒、鼻炎康片。

19. 理血类　主要代表方有复方丹参片、丹七片、脑得生片、夏天无片、跌打丸。

20. 治疮类　主要代表方有连翘败毒丸、牛黄消醒丸、当归苦参丸、肿节风片、马应龙麝香痔疮膏。

21. 明目类　主要代表方有明目地黄丸、珍视明滴眼液、杞菊地黄丸、石斛夜光丸。

22. 祛湿类　主要代表方有舒筋丸、祛风止痛片、石淋通片、天麻丸、伤湿止痛膏。

> 请你想一想
>
> 同学们，千柏鼻炎片、保和丸、缩泉丸、安宫牛黄丸、右归丸、左归丸按照功效分类该怎么分类呢？

学习任务三　按剂型与科门类相结合分类表的填写

一、案例导入

小林今天第一天到药店上班，店长安排她将以下中成药按照剂型与科门类系统相结合分类：桂枝合剂、香砂平胃丸、十滴水、蛤蚧定喘丸、补中益气丸、黄氏响声丸、双黄连口服液、接骨丸，并填写分类表。

二、案例分析

小林想了想，看到了柜台中的药品是按照剂型与科门类系统相结合分类的，将上述成药确定好科后，再确定剂型，于是他首先确定将这些中成药按照药品剂型与科门类系统相结合分类，填写表 2 – 3。

表 2 – 3　按照剂型与科门类系统相结合分类登记表

中成药名称	内科	五官科	儿科	骨伤科
桂枝合剂	合剂			
香砂平胃丸	丸剂			
十滴水	酊剂			
蛤蚧定喘丸	丸剂			
补中益气丸	丸剂			
黄氏响声丸		丸剂		
双黄连口服液	合剂（口服液剂）			
接骨丸				丸剂

三、案例分析所需知识

外科常用中成药连翘败毒丸、当归苦参丸、小金丸、牛黄醒消丸、地榆槐角丸等是丸剂；拔毒生肌散、如意金黄散等是散剂；生肌红玉膏、京万红软膏、阳和解凝膏、马应龙麝香痔疮膏等是软膏剂；乳癖消胶囊等是胶囊剂；乳癖消片是片剂。

内科常用中成药银翘解毒丸、九味羌活丸、保济丸、六合定中丸、防风通圣丸等是丸剂；六一散、黛蛤散、紫雪散、安宫牛黄散、参苓白术散等是散剂；感冒清热颗粒、荆防颗粒、午时茶颗粒、双黄连颗粒是颗粒剂；藿香正气胶囊、麻仁胶囊、通便灵胶囊、黄连上清胶囊等是胶囊剂；橘红片、四神片、清开灵片、固本咳喘片、香砂六君片等是片剂；小建中合剂、双清口服液、当归补血口服液、麦味地黄口服液等是合剂；急支糖浆、养阴清肺糖浆、小青龙糖浆等是糖浆剂。

妇科常用中成药大黄䗪虫丸、八珍益母丸、七制香附丸、女金丸、乌鸡白凤丸等是丸剂；宫血宁胶囊、妇炎平胶囊、花红胶囊、更年安胶囊等是胶囊剂；产复康颗粒、安坤颗粒、通乳颗粒、少妇逐瘀颗粒等是颗粒剂；妇科十味片、妇科千金片、花红片等是片剂；益母草膏等是膏剂；消糜栓为栓剂。

儿科常用中成药小儿热速清口服液、儿感清口服液、小儿化食口服液、小儿咳喘灵口服液等是合剂；健脾消食丸、肥儿丸、儿童清肺丸、解肌宁嗽丸等是丸剂；小儿咽扁颗粒、小儿泻速停颗粒、清宣止咳颗粒、止泻灵颗粒等是颗粒剂；小儿化毒散等是散剂；健脾康儿片、小儿消食片是片剂。

骨伤科常用中成药接骨七厘片、舒筋活血片、三七伤药片等是片剂；云南白药胶囊、舒筋活血胶囊、活血止痛胶囊等是胶囊剂；活血止痛散、七厘散等是散剂；接骨丸、跌打丸是丸剂。

五官科常用中成药明目蒺藜丸、明目地黄丸、耳聋左慈丸、耳聋丸、六神丸等是丸剂；鼻炎康片、明目上清片、千柏鼻炎片、复方鱼腥草片等是片剂；鼻渊舒胶囊、桂林西瓜霜胶囊等是胶囊剂；珠黄散、八宝眼药散、冰硼散等是散剂；辛芩颗粒、玄麦甘桔颗粒、口炎清颗粒是颗粒剂。

> **请你想一想**
>
> 同学们，川贝枇杷糖浆、全天麻胶囊、五子衍宗丸、排石颗粒、冰硼散、百合固金丸按照剂型与科门类相结合分类该怎么分类呢？

学习任务四　按科与功效相结合分类表的填写

一、案例导入

小张今天第一天到药店上班，店长安排她将以下中成药按照科与功效相结合分类：桂枝合剂、香砂平胃丸、十滴水、蛤蚧定喘丸、补中益气丸、黄氏响声丸、丁桂儿脐贴、接骨丸，并填写分类表。

二、案例分析

小张想了想，看到了柜台中的药品是按照科与功效相结合分类的，将上述成药确定好科后，再确定功效，于是他首先确定将这些中成药按照药品科与功效相结合分类，填写表2-4。

表2-4　按照科与功效相结合分类陈列登记表

中成药名称	内科	五官科	儿科	骨伤科
桂枝合剂	解表类			
香砂平胃丸	温里类			
十滴水	祛暑类			
蛤蚧定喘丸	止咳平喘类			
补中益气丸	补益类			
黄氏响声丸		清喉利咽类		
丁桂儿脐贴			止泻类	
接骨丸				接骨续伤

三、案例分析所需知识

（一）内科项下主要分类及代表药

1. 清热类　主要代表方有一清颗粒、黄连上清丸、龙胆泻肝丸、牛黄上清丸、清胃黄连丸、板蓝根颗粒、清热解毒口服液、牛黄解毒丸。

2. 解表类　主要代表方有桂枝合剂、感冒清热颗粒、正柴胡饮颗粒、银翘解毒丸、桑菊感冒片、双黄连口服液、羚羊感冒胶囊。

3. 温里类　主要代表方有小建中合剂、香砂平胃丸、附子理中丸、香砂养胃颗粒。

4. 和解类　主要代表方有小柴胡颗粒、逍遥颗粒、加味逍遥丸。

5. 祛暑类　主要代表方有六一散、甘露消毒丸、六合定中丸、十滴水、消暑益气丸。

6. 止咳平喘类　主要代表方有蛤蚧定喘丸、急支糖浆、通宣理肺丸、川贝止咳露、橘红丸。

7. 补益类　主要代表方有四君子丸、左归丸、补中益气丸、六味地黄丸、五子衍宗丸、十全大补丸。

8. 理气类　主要代表方有木香顺气丸、护肝片、猴头健胃灵胶囊、舒肝丸。

9. 开窍类　主要代表方有安宫牛黄丸、清开灵口服液、苏合香丸。

10. 固涩类　主要代表方有玉屏风胶囊、缩泉丸、金锁固精丸、固本益肠片、四神丸。

11. 治风类　主要代表方有脑立清丸、松岭血脉康胶囊、清脑降压片、牛黄降压丸。

12. 泻下类　主要代表方有麻仁丸、麻仁润肠丸、清宁丸。

13. 理血类　主要代表方有复方丹参片、丹七片、脑得生片、跌打丸。

14. 祛痰类　主要代表方有橘贝半夏颗粒、川贝枇杷糖浆、半夏天麻丸、橘红丸。

15. 急症必备用　主要代表方有复方丹参滴丸、麝香保心丸、清开灵口服液、乐脉颗粒。

16. 消导类　主要代表方有保和丸、开胃健脾丸、槟榔四消丸、大山楂丸、健脾丸。

17. 祛湿类　主要代表方有舒筋丸、祛风止痛片、石淋通片、天麻丸、伤湿止痛膏。

（二）五官科项下主要分类及代表药

1. 清喉利咽类　主要代表方有黄氏响声丸、清音丸、青果丸、西瓜霜润喉片、冰硼散、利咽解毒颗粒。

2. 宣窍通鼻类　主要代表方有千柏鼻炎片、藿胆丸、鼻渊舒胶囊、辛芩颗粒、鼻炎康片。

3. 明目类 主要代表方有明目地黄丸、珍视明滴眼液、杞菊地黄丸、石斛夜光丸。

（三）妇科项下主要分类及代表药

1. 调经止带类 主要代表方有定坤丹、乌鸡白凤丸、女金丸、益母草膏。

2. 温经活血类 主要代表方有艾附暖宫丸、痛经宝颗粒。

（四）儿科项下主要分类及代表药

1. 止泻类 主要代表方有小儿泻速停颗粒、止泻灵颗粒、丁桂儿脐贴。

2. 消积类 主要代表方有小儿化食丸、小儿消积止咳口服液、一捻金。

（五）外科项下主要分类及代表药

治疗疮疡的主要代表方有连翘败毒丸、牛黄消醒丸；生肌敛疮的有生肌玉红膏、紫草膏、拔毒生肌散；清热消痤的有当归苦参丸；收敛烧伤药有京万红软膏；散结消核的有小金丸、乳癖消胶囊；祛风止痒的有消风止痒颗粒；治疗痔疮的有马应龙麝香痔疮膏等。

（六）骨伤科项下主要分类及代表药

接骨续伤的有接骨七厘片、接骨丸；化瘀止痛的有七厘散、云南白药、跌打丸、舒筋活血片等。

分类表填写时需要注意如下事项。

1. 按照中医药理论知识，确定好所属科与功效相结合分类。

2. 对于药品分类不明确的品种，应查询相关典籍，根据门店实际情况需要，以方便拿取、方便顾客购买为准，与店长沟通后进行分类。

> **请你想一想**
>
> 同学们，艾附暖宫丸、桂附地黄丸、石斛夜光丸、川贝枇杷糖浆、右归丸、舒肝丸按照科与功效相结合分类该怎么分类呢？

目标检测

1. 简述中成药按剂型与科门类相结合分类分为哪些类？

2. 按照功效分类，开窍类、理气类有哪些中成药？请举例说明。

3. 按照科门分类中儿科门下有哪些中成药？请举例说明。

4. 简述五官科项下主要分类及代表药。

项目二十　药品上架检查

学习任务一　药品上架 微课2

一、案例导入

小林在药店上班，今天店长安排她将以下中成药按照剂型与科门类系统相结合分类上架：桂枝合剂、香砂平胃丸、十滴水、蛤蚧定喘丸、补中益气丸、黄氏响声丸、双黄连口服液、接骨丸，并填写分类表。

二、案例分析

小林想了想，看到了柜台中的药品是按照剂型与科门相结合分类的，将上述成药确定好科后，再确定剂型，于是他首先确定将这些中成药按照药品剂型与科门类系统相结合分类，然后上架。

三、案例分析所需知识

按照剂型与科门类系统相结合分类后，在陈列上架时应注意，能竖立陈列的商品应尽量实现竖立陈列，除能增大陈列视线面积，提升产品的关注以外，对糖浆、口服液等剂型的商品能避免长期倒放产生的商品损耗。上轻下重，陈列时应注意陈列的安全性和商品的展示，一般来说，上层适合陈列较轻、体积不大的商品，如片剂、胶囊剂、外用软膏等；中层适合较轻、体积稍大的商品，如颗粒剂、大规格商品、口服液、灌装冲剂等；下层适合较重、体积大和易碎的商品，如糖浆剂、较大的礼盒以及用陈列筐装的低值小商品、外用洗液等。

验收合格的药品才能上架，GSP明确规定，中成药的陈列应当符合以下要求。

1. 存放、陈列药品的设备应当保持清洁卫生、不得放置与销售活动无关的物品，并采取防虫、门式等措施，防止污染药品。

2. 药品陈列应当设置醒目标志、类别标签字迹清晰、放置准确。

3. 陈列的药品应当放置于货架（柜），摆放整齐有序。

4. 陈列的药品避免阳光直射。

5. 处方药、非处方药分区陈列，并有处方药、非处方药专用标志。

6. 处方药不得采用开架自选的门式陈列和销售。

7. 外用药与其他药品分开摆放。

8. 拆零销售的药品集中存放于拆零专柜。

9. 第二类精神药品、毒性药品和罂粟壳不得陈列。

10. 药品与非药品、外用药与其他药品分开存放。

11. 经营非药品应当设置专区，与药品陈列区域明显隔离，并有醒目标志。

另外，门店的药品陈列也应注意商品价签与商品一一对应，避免顾客产生价格陷阱等现象；上架陈列的药品应根据顾客的特征，以此来提升门店形象，保证产品陈列丰满、整洁。

按剂型与科门类系统相结合分类后，在陈列上架时应重点考虑检查不同剂型的外观储藏条件等，如散剂应干燥、疏松、混合均匀、色泽一致、其色泽因原料药而异，故常出现气味散失、吸湿结块、虫蛀发霉等变异现象；片剂外观应完整光洁，色泽均匀，素片在贮藏过程中易发霉、虫蛀、变色、走气、裂片等，糖衣片易出现粘连、变色、裂片、透色等变异现象；糖浆剂除另有规定外应该澄清，若含糖量不够，原料或生产过程中被酵母菌、霉菌污染，极易发酵、酸败、霉变、沉淀、混浊等。并注意药品因破损而导致液体、气体、粉末泄漏时，应当迅速采取安全处理措施，防止对储存环境和其他药品造成污染。对质量可疑的药品应当立即采取停售措施，同时报告质量管理部门确认。对存在质量问题的药品应当存放于标志明显的专用场所，并有效隔离，不得销售。怀疑为假药的，及时报告药品监督管理部门。对存在质量问题的特殊管理的药品，应当按照国家有关规定处理。不合格药品的处理过程应当有完整的手续和记录。对不合格药品应当查明并分析原因，及时采取预防措施。

请你想一想

同学们，为什么上层适合陈列较轻、体积不大的商品，中层适合较轻、体积稍大的商品，下层适合较重、体积大和易碎的商品？

学习任务二　上架检查　　微课3

一、案例导入

小强今天第一天到药店上班，店长安排她将新到的中成药按照科门分类进行上架检查：石斛夜光丸、人参归脾丸、生脉饮、参桂理中丸、六味地黄丸、右归丸、健脾丸、归脾丸、逍遥丸、七制香附丸。

二、案例分析

小王看了看货柜的药品，一边按照 GSP 上架原则进行上架检查，一边根据药店的陈列情况进行上架检查。逐一检查了每一个科门项下的药品是否正确，并对药品摆放进行整理，查询药品有效期等。

三、案例分析所需知识

药品上架检查的项目有以下项目。

1. 检查该药是否属于该分类。

2. 对所属分类错误的药品进行登记，并整理改正。

3. 药品因破损而导致液体、气体、粉末泄漏时，应当迅速采取安全处理措施，防止对储存环境和其他药品造成污染。

4. 对质量可疑的药品应当立即采取停售措施，同时报告质量管理部门确认。

5. 对存在质量问题的药品应当存放于标志明显的专用场所，并有效隔离，不得销售。

6. 怀疑为假药的，及时报告药品监督管理部门。

7. 对存在质量问题的特殊管理的药品，应当按照国家有关规定处理。

8. 不合格药品的处理过程应当有完整的手续和记录。

请你想一想

在上架检查中，发现假药，该如何处理呢？

9. 对不合格药品应当查明并分析原因，及时采取预防措施。

按照科门分类上架检查，更要注意药品是否在相应类别，并将不符合该类别的品种进行整理，记录，保持门店干净卫生。

学习任务三　上架陈列药品补充表的填写

一、案例导入

正当春季流感高发期，店长在两周前采购的中成药今天到货，店长安排小刘将今天到货的药品进行补充上架。需要做陈列药品补充：四季感冒片、金银花露、双黄连口服液、感冒灵颗粒、伤风停胶囊、千柏鼻炎片、急支糖浆、感冒清热颗粒、连花清瘟胶囊。

二、案例分析

小刘将上述药品的商品名称、规格、生产企业、批号、生产日期、有效期、批准文号、本日结存量、本日出库量等进行记录，在门店电脑系统里登记，查看记录存量不足的药品，及时补货。

表 2 – 5　药品补充登记表

药品名称	科门类别	规格	生产企业	批号	生产日期	有效期至	批准文号	昨日结存	今日结存	本日出库

三、案例分析所需知识

药店的补货是影响"缺货、滞销"的重要因素，备货数量合理与否最直接的因素就是建立合理的补货制度。药店补货是药品流通环节中的重要组成部分，对药店的销售和管理工作有着重要的意义。按照"先进先出、近期先出"的原则，当某品种售完后，将药品放在货架上进行补货。药品补货应该注意及时掌握缺货情况，逐个检查缺货商品，近效期药品往前放，处理残次品，做好补货商品陈列，以正面面对客户摆放。

请你想一想

同学们，为什么要按照"先进先出、近期先出"的原则补货呢？

学习任务四　分类上架药品补充

一、案例导入

小强今天上班，店长正在收货，安排小强对库存不足的补中益气丸等药品进行上架补充。细心的小强发现在售的补中益气丸的生产厂家有好几家，并有不同规格，价格也不一样，还有好几个品种也有这样的情况。

二、案例分析

小强先将新到货的药品进行验收，依据商品调拨单逐一核对商品，将每一个品种的信息输入电脑软件系统，并注意不同厂家、不同批号、不同规格等差异，填写好药品上架补充登记表进行药品补充上架，补充上架过程中注意科门分类。

三、案例分析所需知识

门店工作人员应仔细检查来货商品的包装与质量，如有破损、渗漏商品或质量有疑

请你想一想

同学们，请想一想补充上架时候还需要注意哪些要点？

问的商品可报质量部，核对商品的品名、规格、产地、数量、批号是否一致，验明是否存在有货无单、有单无货、单货不符的情况。药品补充上架时，也应注意检查货架上商品摆放是否整齐，商品摆放是否归类，是否有串柜，价码牌与商品是否对应，包括过期、破损等商品，整理后加以说明。

你知道吗

规格常指生产的成品或所使用的原材料等规定的质量标准，常用在制造学和物理学中。药品规格系指每支、每片或其他每一个单位制剂中含有主药的重量（或效价）或含量的（%）或装量，是临床使用药物的重要依据。

学习任务五　上架成果展示与评价

一、案例导入

小红在年终获得了单位"门店销售标兵"称号，今天店长安排她对新员工展示药品上架展示，请老店员和新店员一起来分析评价。

二、案例分析

小红将不同科的药品进行分类上架。她一边按照 GSP 上架原则进行上架检查，一边根据药店的陈列情况进行上架检查。

三、案例分析所需知识

1. 熟悉药品分类　共 20 类门，为风痰门、痰嗽门、伤寒门、暑湿门、燥火门、脾胃门、气滞门、瘟疫门、眼科门、疮疡门、妇科门、儿科门、补益门、咽喉门、口齿门、耳鼻门、杂治门、伤科门、美容门、肛肠门。现代按科门分类先按内科、外科、妇科、儿科、五官科和其他科分类，然后在科下再按总功效或致病特点分若干门，或门下又按主要功效再分若干类。

2. 正确上架　一边按照 GSP 上架原则进行上架检查，一边根据药店的陈列情况进行上架检查。逐一检查了每一个科门项下的药品是否正确，并对药品摆放进行整理，查询药品有效期等。

请你想一想

按科门类如何分类？

3. 补充药品　将新到货的药品进行验收，将每一个品种的信息输入电脑软件系统，并注意不同厂家、不同批号、不同规格等差异，填写好药品上架补充登记表进行药品补充上架，补充上架过程中注意科门分类。

实训考核

表 2 – 6　实训考核表

姓名：　　　　　　　　　　　　　　　　班级：　　　　　　　　　　　　　得分：

实训项目	评分标准	分值	得分
将中成药按不同原则分类	按模块一中职业形象要求	10	
	将中成药正确分类，并填写分类表	20	
	正确上架	20	
	对上架药品进行检查	20	
	正确登记存量不足药品，并正确补货，正确填写 GSP 相关表格	20	
	按照要求整理实训台	10	
总分		100	

目标检测

一、选择题

1. 属于补阳门的中成药有（　　　）

A. 玉泉丸　　　　B. 桂附地黄丸　　　C. 感冒清热颗粒　　D. 玉泉丸

2. 六味地黄丸属于（　　　）

A. 补阴门　　　　B. 补阳门　　　　　C. 儿科门　　　　D. 脾胃门

3. 右归丸属于（　　　）

A. 补血门　　　　B. 补阳门　　　　　C. 咳嗽门　　　　D. 耳鼻门

4. 八珍益母丸属于（　　　）

A. 眼科门　　　　B. 妇科门　　　　　C. 儿科门　　　　D. 气滞门

5. 藿胆丸属于（　　　）

A. 耳鼻门　　　　B. 口齿门　　　　　C. 儿科门　　　　D. 瘟疫门

6. 下列属于祛湿类的中成药是（　　　）

A. 舒筋丸　　　　B. 丹七片　　　　　C. 天麻丸　　　　D. 伤湿止痛膏

7. 连翘败毒丸属哪一类中成药（　　　）

A. 治疮类　　　　B. 理血类　　　　　C. 治风类　　　　D. 清热类

8. 下列不属于急症必备用的中成药是（　　　）

A. 脑立清丸　　　B. 复方丹参滴丸　　C. 清开灵口服液　D. 乐脉颗粒

9. 降糖丸属于哪一类中成药（　　　）

A. 理血类　　　　B. 泻下类　　　　　C. 补益类　　　　D. 开窍类

10. 下列不属于解表类中成药的是（　　　）

A. 感冒清热颗粒　　　　　　　　B. 桂枝合剂

C. 清宁丸　　　　　　　　　　　D. 双黄连口服液

11. 颗粒剂的特点不包括（　　　）

A. 剂量小　　　B. 运输方便　　　C. 可用于急救　　D. 服用、携带方便

12. 深受儿童患者喜爱的剂型是（　　　）

A. 糖浆剂　　　B. 煎膏剂　　　　C. 颗粒剂　　　　D. 散剂

13. 以下不属于素片在贮藏过程中出现的变质现象（　　　）

A. 酸败　　　　B. 变色　　　　　C. 发霉　　　　　D. 裂片

14. 上架时，货架上层适合陈列（　　　）的药品

A. 较重　　　　B. 体积大　　　　C. 较轻　　　　　D. 大规格口服液

15. 上架时，货架下层适合陈列（　　　）的药品

A. 较轻　　　　　　　　　　　　B. 体积小

C. 片剂　　　　　　　　　　　　D. 较重、体积大的外用洗液

16. 以下不属于祛暑类的有（　　　）

A. 六合定中丸　B. 十滴水　　　　C. 六一散　　　　D. 青果丸

17. 以下不属于儿科止泻类的有（　　　）

A. 小金丸　　　B. 小儿泻速停颗粒　C. 缩泉丸　　　D. 青果丸

二、问答题

1. 简述按科与功效相结合分类上架检查的要点。

2. 简述按科与功效相结合分类药品补充的注意事项。

3. 简述 GSP 上架原则。

4. 请简述对来货商品需要做哪些检查？

书网融合……

微课1　　　　　微课2　　　　　微课3　　　　　划重点　　　　　自测题

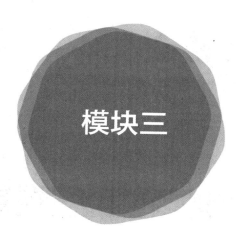

模块三

饮片调剂

▶▶ 项目二十一　装斗和翻斗

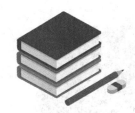

学习目标

知识要求

1. **掌握**　中药房的标准职业礼仪；斗谱的编排原则及方式；查斗、翻斗、复斗的目的及内容。
2. **熟悉**　中药房的职业环境；特殊中药饮片的存放方式。
3. **了解**　药斗的结构设置。

能力要求

1. 学会中药房工作人员职业礼仪及常用设施设备。
2. 学会编排中药斗谱。
3. 学会查斗、装斗、复斗、翻斗并填写记录表。

📖 学习任务一　中药房职业礼仪认知

一、案例导入

小张是某中药房的一名资深老员工了，具备一定的中药调剂员经验，能够熟练调剂中药饮片。小张能说会道，和同事边聊天边调剂中药饮片，中药房里总是充满欢声笑语，导致患者取药等待时间较长。

发药时，小张对患者的咨询兴趣寡然，只言片语简单回答。

二、案例分析

找一找，小张作为中药调剂员，在职业礼仪上有哪些不当之处？

1. 小张和同事边聊天边调剂中药饮片　首先，中药饮片调剂是一项严谨的工作，调剂差错将直接影响药物疗效。其次，边调剂边聊天也影响调剂效率，导致患者取药等待时间较长，因此调剂工作中应专心致志，不得边调剂边聊天。

2. 中药房里总是充满欢声笑语　中药文化底蕴深厚，是我国传承了几千年的文化瑰宝，中药调剂员工作中应给人稳重踏实的感觉，提高患者对中药文化的认同感。

3. 小张对患者的咨询只言片语作答　在发药交代时，应态度和蔼，耐心细致，不推诿患者。

三、案例分析所需知识

中药房职业礼仪如下。

（1）中药房工作人员应穿干净整洁的工作服，衣扣齐全，在左胸前佩戴清晰的工作标牌。

（2）工作时不穿拖鞋、高跟鞋，不披长发、不留长指甲、不涂指甲油、不戴首饰。

（3）工作时精神饱满，言谈风雅有度，举止稳重大方。

（4）对代患者或者顾客要一视同仁，尊重患者，为患者严守秘密，热情耐心地回答患者的问题，尽可能地为患者提供方便。

（5）工作态度严肃认真、一丝不苟、细致严谨、精益求精。

请你想一想

1. 中药房工作人员可以披长发、涂指甲油或者戴首饰吗？为什么？

2. 中药房工作人员的白大褂上沾染了各种中药颜色，影响中药房职业礼仪吗？为什么？

你知道吗

药师道德规范的主要由药师与患者关系、药师与共事的药师及其他医务人员关系、药师与社会的关系构成。药师必须把患者的健康和安全放在首位。

实训考核

实训考核评分标准见表 3 - 1。

表 3 - 1　实训考核表

姓名：　　　　　　　　　　　　班级：　　　　　　　　　　　　得分：

实训项目	评分标准	分值	得分
职业礼仪	能说出仪容基本要求：个人卫生、发型、化妆	30	
	能说出仪表基本要求：着装方面	30	
	能说出仪态基本要求：站姿、走姿、言行	40	
总分		100	

学习任务二　中药房职场环境认知

一、案例导入

小张今天急着下班，临下班前调剂中药的铜缸还没有清洗，调剂用的戥称和戥砣还零散地放在调剂台上，中药房也未打扫，就匆匆离开了。

二、案例分析

找一找，小张作为中药调剂员，对中药房的环境维护中有哪些不当之处？

1. 调剂中药的铜缸没有清洗　应用清洁的毛巾、毛刷等，保持铜缸干净卫生，防止污染下一次需捣碎的中药。

2. 戥称和戥砣零散地放在调剂台上　调剂用具使用完后，应按要求放回固定存放的位置。

3. 中药房未打扫　下班时，应打扫卫生，保持工作环境干净卫生、整齐有序。

三、案例所需基础知识

（一）中药房常用设施设备

1. 药斗　是中药房最基本的设备，用于盛装药物，便于调剂。

2. 调剂台　是调剂人员对中药饮片调剂的操作台。

3. 戥秤　是中药饮片调剂最常用的称量工具。

4. 铜缸　用于捣碎药物。

5. 碾船　用于碾碎药物。

6. 打粉机　用于药物打粉。

（二）中药房要求

（1）应有与调剂工作量相适应的调剂室，其墙壁、顶棚、地面平整光洁，无污染源，门窗结构严密，要有调节调剂室内温湿度的空调、排风扇及避光设备。

（2）药斗为调剂中药饮片的容器，多为木质多格式的组合柜，能存放 400 种以上中药饮片为宜，药斗布局应合理，符合斗谱规律排列。药名为正名正字。

（3）调剂台为木质结构应宽大坚固。应有盛放不同规格的包装纸、布袋、滤药器及笺方的设置。

> **请你想一想**
>
> 1. 中药调剂员每天工作常规是什么？
> 2. 中药房的设施设备有哪些？

（4）供调剂使用的戥称、天平必须是经质量技术监督部门检定合格才能使用。

（5）用于临时捣碎药味用的铜缸，应配备清洁用的毛巾、毛刷等。用于整理中药饮片用的簸箕、筛子等，要保持干净、整洁、卫生。

（6）调剂室内所用各种用具，要有固定存放位置，专人管理。

实践实训

参观模拟药房，能说出对职场环境的基本要求及中药房常用的设施设备。实训考核评分表见表 3-2。

表 3-2　实训考核表

姓名：　　　　　　　　　　　　　班级：　　　　　　　　　　　　　得分：

实训项目	评分标准	分值	得分
职场环境	温湿度要求	10	
	清洁卫生	20	
	装修的软环境	20	
	能认出中药调剂工作常使用的设施、设备	50	
总分		100	

学习任务三 斗谱的编排

一、案例导入

小王第一次到中药房上班，新进了一批中药饮片：丁香、生大黄、郁金、茯苓、熟大黄、葛根、麻黄、天冬、桂枝、海藻、麦冬、甘草，师傅让他把这些中药饮片装入药斗中，这些中药饮片能不能随意放入药斗中呢？

二、案例分析

此案例中能够放在同一或邻近斗格中的饮片是：麻黄和桂枝，生大黄和熟大黄，天冬和麦冬。

此案例中不能放在同一或邻近斗格中的饮片是：丁香和郁金，茯苓和葛根，海藻和甘草。

三、案例所需基础知识

（一）药斗的结构设置

中药药斗亦称中药柜子、中药柜、中药台、药柜子、药橱子、药斗子，用于盛装中药饮片，以供调配使用。

柜体分为上、中、下三层。上层为一层通格，可放瓷罐（坛）。中层屉格一般按"横七竖八"或"横八竖八"排列，每个屉格又分成 2 格或 3 格。下层屉格不分格，用于盛放质地松泡且用量较大的饮片。

（二）斗谱的排列原则

斗谱编排的目的主要是方便调剂，减轻劳动强度，避免发生差错事故，提高配方速度，同时也有利于药品的管理，有效地保障用药安全。

1. 常用的饮片 应装在斗架中间层斗格中，相当于齐胸的位置，便于抓药时称取。如：黄芩、黄连与黄柏，白芷、防风与荆芥，当归、白芍与川芎，陈皮、枳实与枳壳。

2. 质地较轻且用量较少的饮片 应装在斗架高层斗格中。如谷精草、密蒙花和木贼；月季花、白梅花和佛手花等。

3. 质地沉重和易于造成污染的饮片 多放于斗架的较下层。如矿石类的磁石、赭石和紫石英；化石类的龙骨、龙齿和玛瑙；贝壳类的石决明、珍珠母、牡蛎；炭类饮片如大黄炭、地榆炭、蒲黄炭、艾叶炭等。

4. 质地松泡且用量较大的饮片 应放在斗架最底层的大药斗格内。如白花蛇舌草、金钱草、丝瓜络、桑叶、荷叶等。

5. 较常用的饮片 装入上层斗格与中层斗格之间的斗格中。如：肉苁蓉、巴戟天、补骨脂、焦山楂、焦麦芽和焦神曲等。

6. 质地轻重不同的饮片 在同一个斗格中，细小饮片放在前格，较大饮片放在后格，以防抓药时饮片洒落到前斗格中。如车前子和泽泻。

（三）常用斗谱的编排方式

可根据以下几种编排方式，将中药饮片编排在同一药斗或相邻的药斗中。

1. 按药物配伍编排 如黄芪和党参；麻黄和桂枝；半夏和陈皮。

2. 按处方"并开"药物编排 如二术（苍术、白术）；二活（羌活、独活）；焦三仙（焦山楂、焦麦芽、焦神曲）等。

3. 按药名及功用近似的品种编排 如川牛膝、怀牛膝；白芍、赤芍；制川乌、制草乌；谷芽、麦芽等。

4. 按同一药物的不同炮制品编排 如生地黄、熟地黄；生山楂、炒山楂；生白术、炒白术等。

5. 按常用方剂编排 如麻黄汤的麻黄、桂枝、杏仁、甘草；四物汤的熟地黄、白芍、当归、川芎等。

6. 按植物的药用部位、动物类和矿物类编排 如根、茎、叶、花、果实、种子、动物、矿物等。

（四）特殊中药的存放

为了避免差错事故，有些饮片不能放在一起，特殊管理的药物另外存放，防止因疏忽造成意外事故。

1. 性状相似而功效各异的饮片 不能放在同一斗格中，以防出现差错事件。如山药和天花粉，茯苓和葛根，蛇床子和地肤子等。

2. 存在配伍禁忌的饮片 不能放在同一药斗或上下斗格中，如十八反中的乌头类和半夏的各种炮制品；十九畏中的丁香和郁金等。

3. 为防止灰尘污染，有些中药不宜放在一般的斗格中，宜存放在加盖的瓷罐中，以保持清洁卫生。如龙眼肉、青黛、玄明粉、松花粉、血竭粉等。

4. 有恶劣气味的饮片 不能与其他饮片放在一般的斗格中，应单独密封存放。如鸡屎藤、阿魏等。

5. 珍贵中药饮片 不能存放在一般斗格内，应设专柜存放，由专人管理，每天清点账目。如牛黄、麝香、人参、西洋参、西红花、冬虫夏草等。

6. 毒性中药饮片和麻醉中药饮片 应按有关规定《医疗用毒性药品管理办法》和《麻醉药品与精神药品管理办法》存放，严防恶性意外事故

> **请你想一想**
>
> 1. 中药饮片在斗架的斗格存放是不是随意放置的呢？为什么？
>
> 2. 哪些药物放在斗柜的中间层位置？
>
> 3. 哪些药物可以编排在同一斗格或者相邻斗格中？
>
> 4. 哪些药物避免编排在同一斗格或者相邻斗格中？
>
> 5. 哪些药物一般不能放在斗格内，应单独特殊存放？

发生。如生半夏、斑蝥、马钱子、洋金花、罂粟壳、甘遂等。

实践实训

现有常用饮片数种、较常用饮片数种、质重饮片数种、体轻用量少的饮片数种、体轻用量大饮片数种，学生将以上药物编排如斗格中。实训考核评分表见表 3 – 3。

表 3 – 3 实训考核表

姓名： 班级： 得分：

实训项目	评分标准	分值	得分
斗谱编排	常用饮片：中间层斗格	20	
	较常用饮片：上层斗格与中层斗格之间	20	
	质重饮片：斗格较下层	20	
	体轻用量少饮片：斗格高层	20	
	体轻用量大饮片：最底层大药斗格	20	
总分		100	

学习任务四 查斗、装斗、复斗和翻斗

一、案例导入

小李是中药房的一名工作人员，每天调剂工作结束，匆匆打扫了调剂台面和地面，就立马下班，第二天的调剂工作刚开始，就发现好多斗柜里的饮片已经不够调剂了。于是小李把新一批的饮片加在原来的饮片上，便于当天调剂。小张是复核人员，他检查了装斗记录表并签字。

二、案例分析

1. 小李在每天调剂工作结束后，应该做什么？应该进行查斗，为第二天的中药调剂工作做好充分准备。

2. 小李、小张在装斗、复斗过程中有不正确的操作吗？有的。小李不应该把新一批的饮片直接倒在原来剩余饮片上，应遵循"先进先出"原则。应先翻斗后再装斗。小张应按装斗要求复斗后签字。

三、案例分析所需知识

（一）查斗内容

1. 斗格中的饮片量，若不足，及时添加。

2. 斗格中的饮片质量，若出现虫蛀、霉变等变质现象，及时清理更换。

3. 斗格中药物与标签的一致性，若装斗错误，应及时纠正。

（二）装斗和复斗内容

装斗是把欲添加的药物（简称新药）装入斗格内，加一张大小合适的纸，再把原来斗格里簸出来的药物（简称陈药）加在纸上，这样便于原来的陈药先销售出去。

1. 中药装斗时饮片品种要准确无误，一定要核对标签；对细粉或细小种子类，须垫纸盛装；外形相似者，一定核对清楚。

2. 要确保新装药物与陈药在品名、质量、炮制和规格等方面的一致。

3. 要确保装斗药物的质量，做到无杂质、生虫、霉变、走油等变质现象。

4. 装斗时药量不可装得太满。一般中药八分斗以免串斗；质重中药五分斗，以免滞斗；冷背中药少半斗，以免压斗。

5. 分批次检查中药饮片的质量情况，并填写《中药养护检查记录》，在1个月至少要对斗架中的全部药物循环检查一遍，对有质量问题的药物要及时处理。

6. 复斗人员需复核装斗饮片品种是否准确无误，饮片是否与标签一致，药斗装量不可过满，对细粉或细小种子类，须垫纸盛装；外形相似者，一定核对清楚；中药饮片装斗记录表填写是否规范。

（三）翻斗内容

1. 要清理的药斗格朝前。

2. 将双手端在斗格近中间部位，用拇指和无名指、小指分别扣住斗格的上下部位，否则斗格容易脱落。

3. 借助手腕的腕力将前格药物向上送扬，然后往后收回斗格，药物即簸出斗格，切忌后格的药物不能串入前格即串斗，否则药物发生混淆。

4. 若后格也需加药，此时后格里的药物直接翻到出来即可。

请你想一想

1. 中药房的日常工作中为什么要查斗？

2. 中药房装斗能装满吗？为什么？

实践实训

1. 假如你是中药房的一名工作人员，请你查斗并填写查斗缺药记录表（表3-4）。

表3-4　中药饮片查斗记录表

日期	品名	规格	需补货数	查斗人	备注

2. 假如你是中药房的一名工作人员，现有10味中药饮片需装斗，请你装斗并完成装斗复核记录表中操作人的填写（表3-5）。

表 3－5　中药饮片装斗复核记录表

日期	品名	规格	生产日期	装斗数量	操作人	质量状况	复核人	备注

3. 假如今天需技能大比拼，你如何评分？评分表见表 3－6。

表 3－6　查斗、装斗、复斗和翻斗实训考核表

姓名：　　　　　　　　　　　　　　　班级：　　　　　　　　　　　　　　　得分：

项目		评分标准	分值	得分
职业形象		按任务一要求	10	
查斗		查斗 50 味药并填写记录表 3－4	20	
复斗		复斗 50 味药并填写记录表 3－5	20	
装斗	翻斗	将前格的陈药从斗格中规范的簸出，1 次簸完为满分。每多一次扣 5 分，出现窜斗扣 5 分	20	
	倒斗	将后格的药全部倒出来	10	
	装斗	将新药加入斗格中并用纸隔开后装入陈药，未加纸隔开扣 5 分，未装入正确的量扣 5 分	20	
		合计	100	

目标检测

PPT

一、单选题

1. 常用饮片装_____斗，质重药材装_____斗，冷背药材装_____斗。

2. 细粉状药和易燃药装入_____内。

3. 气味芳香易窜味和配伍禁忌的药不能装入_____内。

4. 质重的药放于斗架的_____格斗内，体轻用量少的药放于_____格斗内，体轻用量大的药放于_____内。

5. 斗谱是指_____。

6. 斗谱编排的目的是_____。

7. 装斗时应遵循_____原则。

8. 质地松泡且用量较大的饮片应放于_____斗格内。

二、简答题

1. 简述翻斗的操作步骤?
2. 斗谱的排列方式有哪些?
3. 复斗的目的是什么?
4. 装斗如何才能保证"先进先出"?
5. 查斗的目的和内容是什么?
6. 中药斗谱的编排原则有哪些?
7. 简述药店环境要求。
8. 谈谈中药房工作人员的职业礼仪要求。

项目二十二　审　方

学习目标

知识要求

1. **掌握**　处方管理办法的相关知识及审方中配伍禁忌、妊娠禁忌、别名、并开名以及毒麻中药的用法用量内容。
2. **熟悉**　处方的基本知识；中药配伍的原则。
3. **了解**　配伍禁忌的现代研究。

能力要求

1. 能审阅中药处方中妊娠禁忌的内容，重复开药及毒麻药品剂量超量的内容；能审阅出中药处方中十八反十九畏的配伍禁忌内容。
2. 能对处方的相关管理做出正确的判断和处理。

学习任务一　处方基础知识与管理认知

PPT

一、案例导入

今天是小丽第一天在中药饮片调剂柜台工作。店长递给小丽一张中药饮片处方让其审阅。小丽接过处方，认真查看起来，马上就发现了问题。紧接着，店长又问了小丽一些问题，例如，调配人员是否要在处方上签字，为什么？如果在调配处方的过程中发现了错误应该如何应对？处方应该保存多久？经过简单考核，店长放心地让小丽工作起来。

二、案例分析

普通处方

科别 中医科　门诊号　0128　　2015 年 6 月 12 日	
姓名　王小　　性别　　女　　　年龄　　3 岁	
临床诊断　风寒感冒	
R：	
双花 15g　连翘 15g　淡豆豉 15g　桔梗 15g　荆芥 15g	
牛蒡子 10g　薄荷 10g　甘草 5g	
每日一付	
医　师：刘东　　　　　剂　数：	
药　价：65 元　　　　　计价人：李国庆	
调　配　　　　核　对：　　　发　药：	

取药号：8

这张处方没有按照处方管理办法中使用儿童专用处方，没有标明剂数。审方是中药饮片调剂工作中第一道程序。

三、案例分析所需知识

（一）处方的概念及意义 e 微课1

1. 处方的概念 处方是指由注册的执业医师和执业助理医师在诊疗活动中为患者开具的、由执业药师或取得药学专业技术职务任职资格的药学专业技术人员审核、调配、核对，并作为患者用药凭证的医疗文书。处方包括医疗机构病区用药医嘱单。

2. 中药处方的概念 根据医师的辨证立法和用药要求，凡载有中药药品名称、数量、用法等内容和制备任何一种中药药剂的书面文件，都可称为中药处方或药方。

3. 处方的意义 处方是医师在辨证审因、决定治法之后，选择合适的药物，酌定用量，按照配伍原则妥善调配，为患者预防和医疗需要而书写给药房或药店以便调剂的书面通知，也是药房配方、制备药剂以及指导患者用药、计算药费金额的重要凭证。因此，它具有法律上、技术上和经济上的重要意义。

（1）**法律意义** 首先，医师具有诊断权和开具处方权，但无调配处方权；其次，药师具有审核、调配处方权，但无诊断权和修改处方权；因开具处方或调配处方所造成的医疗差错或事故，医师和药师分别负有相应的法律责任，因此要求医师和调剂人员必须在处方上签字，以示负责。

（2）**技术意义** 处方中写明了医师用药的名称、数量、剂型、规格以及用法用量等相关信息，用来指导调剂人员调配药物以及指导患者如何用药。

（3）**经济意义** 处方是患者缴纳药费的凭证和医疗机构统计药品消耗的依据。

（二）中药处方的类型

根据不同时期或条件形成的药方，可以分为经方、时方、秘方、单方、验方及法定处方、协定处方等。

1. 经方 是指《黄帝内经》《伤寒杂病论》等经典著作中所记载的方剂。大多数经方组方严谨，疗效确实，经长期临床实践沿用至今。

2. 时方 是指张仲景以后的医家，尤其是清以后的医家所制定的方剂，它在经方基础上有很大发展。

3. 秘方 又称禁方。是医疗上有独特疗效、不轻易外传（多系祖传）的药方。

4. 单方 单方是配伍比较简单而有良好药效的方剂，往往只有一二味药，力专效捷，服用简便。

5. 验方 验方是指民间积累的经验方，简单而有效。这类方剂均系民间流传并对某些疾病有效的药方。由于患者体质、病情各异，在使用时应该由医师指导，以防发生意外。

6. 法定处方 主要是指《中华人民共和国药典》、国家药品监督管理局颁布标准收载的处方，它具有法律的约束力。

7. 协定处方　是由医院药房或药店根据经常性医疗需要，与医师协商制定的方剂。它主要解决配方数量多的处方，做到预先配制与贮备，以加快配方速度，缩短患者候药时间。同时，还可减少忙乱造成的差错，提高工作效率，保证配方质量。

8. 医师临证处方　医生根据辨证论治，为患者诊断、治疗和预防用药所临时开具的处方。

（三）中药处方的结构

1. 处方前记　包括医院全称、患者姓名、性别、年龄、婚否、门诊或住院号、处方编号、日期、科别及临床诊断、开具日期等，并可添加特殊要求的项目。麻醉药品和第一类精神药品处方还应当包括患者身份证明编号，代办人姓名、身份证明编号。基本是处方抬头部分加上临床诊断。

2. 处方正文　是处方的重要部分，包括药物名称、规格、数量、剂量、要求剂型及用药方法等。汤剂处方还应包括剂数及脚注等。正文以"Rp"或"R"（拉丁文Recipe"请取"的缩写）标示。

3. 处方后记　包括医师签名或加盖专用签章、审核、调配、核对、发药的药学专业技术人员签名或加盖专用签章、药品金额及现金收讫印戳等，即所有签字和药品金额。

（四）处方的管理办法　📱 微课2

为了规范处方管理，提高处方质量，促进合理用药，保障医疗安全，根据《执业医师法》《药品管理法》《医疗机构管理条例》《麻醉药品和精神药品管理条例》等有关法律、法规制定了《处方管理办法》，以下为处方管理办法的相关知识。

1. 原则　医师开具处方和药师调剂处方应当遵循安全、有效、经济的原则。

2. 处方权　处方权的获得需经注册的执业医师在执业地点取得相应的处方权；经注册的执业助理医师在医疗机构开具的处方，应当经所在执业地点执业医师签名或加盖专用签章后方有效；医师应当在注册的医疗机构签名留样或者专用签章备案后，方可开具处方；执业医师经考核合格后取得麻醉药品和第一类精神药品的处方权，药师经考核合格后取得麻醉药品和第一类精神药品调剂资格。

3. 处方的书写规则

（1）一般项目，包括医疗机构名称、费别、患者姓名、性别、年龄、门诊或住院病历号、科别或病区和床位号等。可添列特殊要求的项目。

（2）每张处方限于一名患者的用药。中医诊断，包括病名和证型（病名不明确的可不写病名），应填写清晰、完整，并与病历记载相一致。

（3）药品名称、数量、用量、用法，中成药还应当标明剂型、规格。字迹清楚，不得涂改；如需修改，应当在修改处签名并注明修改日期。

（4）药品名称应当使用规范的中文名称书写，没有中文名称的可以使用规范的英文名称书写；医疗机构或者医师、药师不得自行编制药品缩写名称或者使用代号；书写药品名称、剂量、规格、用法用量要准确规范，药品用法可用规范的中文、英文、拉丁文或者缩写体书写，但不得使用"遵医嘱""自用"等含糊不清字句。

（5）患者年龄应当填写实足年龄，新生儿、婴幼儿写日、月龄，必要时要注明体重。

（6）西药和中成药可以分别开具处方，也可以开具一张处方，中药饮片应当单独开具处方。

（7）开具西药、中成药处方，每一种药品应当另起一行，每张处方不得超过5种药品。

（8）医师签名和（或）加盖专用签章、处方日期。

（9）药品金额、审核、调配、核对、计价人员、调配人员、复核人员、发药药师签名和（或）加盖专用签章。

（10）中药饮片处方的书写

①一般应当按照"君、臣、佐、使"的顺序排列。

②名称应当按《中华人民共和国药典》规定准确使用，若《中华人民共和国药典》没有规定的，应当按照本省（区、市）或本单位中药饮片处方用名与调剂给付的规定书写。

③调剂、煎煮的特殊要求注明在药品右上方，并加括号，如布包、先煎、后下等；对饮片的产地、炮制有特殊要求的，应当在药品名称之前写明。

④剂量使用法定剂量单位，用阿拉伯数字书写，原则上应当以克（g）为单位，"g"（单位名称）紧随数值。

⑤根据整张处方中药味多少选择每行排列的药味数，并原则上要求横排及上下排列整齐。

⑥中药饮片用法用量应当符合《中华人民共和国药典》规定，无配伍禁忌。有配伍禁忌和超剂量使用时，应当在药品上方再次签名。

⑦中药饮片剂数应当以"剂"为单位；处方用法用量紧随剂数之后，包括每日剂量、采用剂型（水煎煮、酒泡、打粉、制丸、装胶囊等）、每剂分几次服用、用药方法（内服、外用等）、服用要求（温服、凉服、顿服、慢服、饭前服、饭后服、空腹服等）等内容，例如："每日1剂，水煎400ml，分早晚两次空腹温服"。

⑧按毒麻药品管理的中药饮片的使用应当严格遵守有关法律、法规和规章的规定。

（11）中成药处方的书写

①按照中医诊断（包括病名和证型）结果，辨证或辨证辨病结合选用适宜的中成药。

②中成药名称应当使用经药品监督管理部门批准并公布的药品通用名称，院内中药制剂名称应当使用经省级药品监督管理部门批准的名称。

③用法用量应当按照药品说明书规定的常规用法用量使用，特殊情况需要超剂量

使用时，应当注明原因并再次签名。

④片剂、丸剂、胶囊剂、颗粒剂分别以片、丸、粒、袋为单位，软膏及乳膏剂以支、盒为单位，溶液制剂、注射剂以支、瓶为单位，应当注明剂量。

⑤每张处方不得超过 5 种药品，每一种药品应当分行顶格书写，药性峻烈的或含毒性成分的药物应当避免重复使用，功能相同或基本相同的中成药不宜叠加使用。

⑥中药注射剂应单独开具处方。

（12）除特殊情况外，应当注明临床诊断。

（13）开具处方后的空白处划一斜线以示处方完毕。

（14）处方医师的签名式样和专用签章应当与院内药学部门留样备查的式样相一致，不得任意改动，否则应当重新登记留样备案。

4. 处方的开具

（1）处方开具当日有效。特殊情况下需延长有效期的，由开具处方的医师注明有效期限，但有效期最长不得超过 3 天。

（2）处方一般不得超过 7 日用量；急诊处方一般不得超过 3 日用量；对于某些慢性病、老年病或特殊情况，处方用量可适当延长，但医师应当注明理由。

（3）麻醉、精神药品的处方用量应当严格执行国家有关规定。开具麻醉处方时应有病历记录。

（4）医疗用毒性药品、放射性药品的处方用量应当严格按照国家有关规定执行。

（5）医师利用计算机开具、传递普通处方时，应当同时打印出纸质处方，其格式与手写处方一致；打印的纸质处方经签名或者加盖签章后有效。

（6）药师核发药品时，应当核对打印的纸质处方无误后发给药品，并将打印的纸质处方与计算机传递处方同时收存备查。

（7）未取得处方权及被取消处方权的医师不得开具处方。未取得麻醉药品和第一类精神药品处方资格的医师不得开具麻醉药品和第一类精神药品处方。

（8）未取得药学专业技术职务任职资格的人员不得从事处方调剂工作。

5. 处方的调剂

（1）取得药学专业技术职务任职资格的人员方可从事处方调剂工作。

（2）药师在执业的医疗机构取得处方调剂资格。药师签名或者专用签章式样应当在本机构留样备查。

（3）具有药师以上专业技术职务任职资格的人员负责处方审核、评估、核对、发药以及安全用药指导；药士从事处方调配工作。

（4）药师应当凭医师处方调剂处方药品，非经医师处方不得调剂。

（5）药师应当按照操作规程调剂处方药品：认真审核处方，准确调配药品，正确书写药袋或粘贴标签，注明患者姓名和药品名称、用法、用量，包装；向患者交代药品时，按照药品说明书或者处方用法进行用药交代与指导，包括每种药品的用法用量、注意事项等。

（6）药师应当认真逐项检查处方前记、正文和后记书写是否清晰、完整，并确认处方的合法性。

（7）药师应当对处方用药适宜性进行审核。药师经处方审核后，认为存在用药不适宜时，应当告知处方医师，请其确认或者重新开具处方。药师发现严重不合理用药或者用药错误，应当拒绝调剂，及时告知处方医师，并应当记录，按照有关规定报告。

（8）药师调剂处方时必须做到"四查十对"，即查处方，对科别、姓名、年龄；查药品，对药名、剂型、规格、数量；查配伍禁忌，对药品性状、用法用量；查用药合理性，对临床诊断。

（9）药师在完成处方调剂后，应当在处方上签名或者加盖专用签章。

（10）处方由调剂处方药品的医疗机构妥善保存。普通处方、急诊处方、儿科处方保存期限为 1 年，医疗用毒性药品、第二类精神药品处方保存期限为 2 年，麻醉药品和第一类精神药品处方保存期限为 3 年。

（11）处方保存期满后，经医疗机构主要负责人批准、登记备案，方可销毁。

（五）中药处方的特点

中药处方和西药处方在形式上并没有区别，但是在内容等方面却有着较大区别，尤其是中药饮片的处方更有其特点。

1. 处方组成复杂　一般中药饮片处方都由君、臣、佐、使药组成，有时多为十几味甚至几十味药物组成。

2. 处方药名复杂　我国中药历史悠久，品种繁多，中药名称繁杂，有别名、并开，也存在同名异物以及同物异名等多种情况，调剂人员必须要认真对待，正确识别，避免发生差错。

3. 附有脚注　中药处方脚注是指医师开写中药处方时在某味药的右上角处加以注解。其作用是简明地指示调剂人员对该味药的饮片应采取的特殊处理方法。脚注的内容一般包括炮制法、煎煮法、服用法等。常见的脚注术语有：先煎、后下、包煎、另煎、冲服、炸化、打碎、炒制等。

（六）中药处方的常用术语

1. 药名附加术语　由于医疗需要，医师为了表达用药意图和要求，在处方中常应用不同的术语对药物的炮制、产地品种、质量等方面作不同的要求，一般药名附加术语可分为以下七种。

（1）炮制类　中药采用不同的炮制方法，可获得不同的药效，医师根据医疗需要和为了更好地发挥药效而提出炒、炙、煅、煨等不同的炮制要求。如制大黄（酒蒸）缓和大黄泻下作用；制首乌（黑豆、黄酒炙）补肝肾、益精血、乌须发；炙麻黄（蜜炙）缓和麻黄辛散之性，增强止咳平喘之功；煨姜温中止泻；醋柴胡增强其疏肝解郁之功等。

（2）质地类　药材质地与药物的质量有密切的关系，为保证药品质量，医师处方对药材质地也有要求。如浮水青黛（青黛以色蓝，质轻者为优）、落水沉香（以体重质坚、油性大、香气浓、沉水者佳）、明天麻（天麻以质坚实，略呈透明状为优）、空沙参（正名南沙参，质地松泡，断面有裂隙），以及肥玉竹、细木通、枯黄芩、子黄芩等。

（3）产地类　中药讲究道地药材，医师在药名前常标明产地。如怀山药、田三七、东阿胶、杭白芍、广藿香、江枳壳等。我国主要的道地药材主要有川药——主要产地四川、西藏等，如川贝母、川芎、黄连、川乌、附子、麦冬、丹参、干姜、白芷、天麻、川牛膝、川楝子、川楝皮、川续断、花椒、黄柏、厚朴、金钱草、五倍子、冬虫夏草、麝香等；广药——又称为南药，主产地广东、广西、海南及台湾，如阳春砂、广藿香、广金钱草、益智仁、广陈皮、广豆根、蛤蚧、肉桂、桂莪术、苏木、巴戟天、高良姜、八角茴香、化橘红、樟脑、桂枝、槟榔等；云药——主产地云南，如三七、木香、重楼、茯苓、萝芙木、诃子、草果、马钱子、儿茶等。贵药——主产地贵州，如天冬、天麻、黄精、杜仲、吴茱萸、五倍子、朱砂等。怀药——主产地河南，如著名的四大怀药——地黄、牛膝、山药、菊花、天花粉、瓜蒌、白芷、辛夷、红花、金银花、山茱萸等；浙药——主产地浙江，如著名的浙八味——浙贝母、白术、延胡索、山茱萸、玄参、杭白芍、杭菊花、杭麦冬、温郁金、莪术、杭白芷、栀子、乌梅、乌梢蛇等；关药——主产地山海关以北、东北三省及内蒙古东部，如人参、鹿茸、细辛、辽五味子、防风、关黄柏、龙胆、平贝母、刺五加、升麻、蛤蟆油、甘草、麻黄、黄芪、赤芍、苍术等；北药——主产地河北、山东、山西及内蒙古中部，如党参、酸枣仁、柴胡、白芷、北沙参、板蓝根、大青叶、青黛、黄芩、香附、知母、山楂、金银花、连翘、桃仁、苦杏仁、薏苡仁、小茴香、大枣、香加皮、阿胶、全蝎、土鳖虫、滑石、代赭石等；华南药——主要产地长江以南，南岭以北（湘、鄂、苏、赣、皖、闽等），如茅苍术、南沙参、太子参、明党参、枳实、枳壳、牡丹皮、木瓜、乌梅、艾叶、薄荷、龟板、鳖甲、蟾蜍、蜈蚣、蕲蛇、石膏、泽泻、莲子、玉竹等；西北药——主产地丝绸之路的起点西安以西的广大地区（陕、甘、宁、青、新及内蒙古西部），如大黄、当归、秦艽、秦皮、羌活、枸杞子、银柴胡、党参、紫草、阿魏等；藏药——主产地青藏高原地区，如著名的四大藏药——冬虫夏草、雪莲花、炉贝母、藏红花、甘松、胡黄连、藏木香、藏菖蒲、余甘子、毛诃子、麝香等。

（4）产时、新陈类　药材的质量与采收季节有密切的关系。有的以新鲜者为佳，有的以陈久者为佳。中药处方对此有不同要求。如绵茵陈（质嫩）、陈香橼（陈久者）、陈佛手、嫩桂枝、嫩桑枝、鲜芦根、鲜茅根、霜桑叶、陈皮等。

（5）质量类　中药饮片质量的优劣，直接影响治疗效果，历代医家非常重视药材的质量优劣。医师处方对药品质量提出要求。如九孔石决明，是指贝壳边缘具有 8~9 个明显小孔者。马蹄决明，即决明子，是指其形状似马蹄者。另有，左秦艽、左牡蛎、金毛狗脊、鹅枳实等，也均为此意。

（6）修治类　修治是除去杂质和非药用部分，以洁净药材，保证符合医疗需要。

如金樱子（去核）、山萸肉（去核）、巴戟天（去心）、乌梢蛇（去头、鳞片）、乌梅肉（去核）、斑蝥（去头、足、翅）等。

（7）颜色、气味类　药材的颜色和气味与药物的质量密切相关。如苦桔梗、紫丹参、红茜草、绿升麻、黑玄参、香白芷、苦杏仁等

2. 其他常用术语

（1）药引　中药药引为中医处方中的辅佐药，其作用有二：一是引药归经，即引导其他药物的药力达到病变部位或某一经脉，更好地发挥其治疗作用；二是协助药物，起辅助治疗作用。药引的来源甚广，品种繁多，主要有以下类型。

①药物类药引　这类药引又可分为两类。一类为引经类，如太阳病用防风、羌活、藁本为引，既是其他药物的"向导"，又能发挥自己的药效；另一类为调和诸药类，如甘草、生姜、大枣等。麻黄汤中炙甘草调和诸药，便属于这种类型。

②食物类药引　主要有粳米、蛋黄、蛋清、蜂蜜、西瓜汁等。如白虎汤用粳米益胃养阴；凉膈散用白蜜既可缓和硝黄峻下，又能存胃津、润燥结，收"以下为清"之妙。

③其他类药引　主要有酒、醋、盐、茶叶、灯心、荷梗、荷叶、西瓜翠衣、童便等。如仙方活命饮加酒煎服，取酒性善走，既可散瘀，又能协诸药以达病所；失笑散用醋调服，引药入肝经等。

（2）忌口　患者服药，往往由于治疗的需要，要求患者忌食某些食物，称之"忌口"。如水肿忌食盐，黄疸、腹泻忌油腻等，都有科学依据。又如服鳖甲忌苋菜、服荆芥忌鱼蟹以及服桂枝汤禁生冷、黏滑、肉、面、五辛、酒酪、臭恶等，均值得注意。

（七）中药用量

1. 中药用量的原则　中药用量即中药的剂量，是医师处方中各种药物的剂量。一般包括重量（克）、数量（如只、片、条）、容量（如毫升、若干汤匙）等，它们都是常写于医师处方药味的后面，指导调剂人员配付的药量。

中药的用量，直接影响药物的疗效。如果应该用大剂量来治疗的，反而用小剂量药物，可能因药量太小，效力不够，不能及早痊愈，以致贻误病情；或者应该用小剂量来治疗的，反而用大剂量药物，可能因药过量，以致克伐人体的正气。无论哪种情况，都将对疾病的治疗带来不利的后果。此外，一张通过配伍组成的处方，如果将其中某些药物的用量变更以后，它的功效和适应范围也就随着有所不同。由于这些原因，所以对待中药的用量，应该有严谨而细致的态度。一般说来，在使用药物、确定剂量的时候，应该从下列三个方面来考虑。

（1）药物的性质与剂量的关系　药材质量方面，质优者药力充足，用量不必过大，质次者药力不足，用量可稍大；药材质地方面，如花、叶、皮、枝之类质地较轻的药物，容易煎出的药物，用量不宜过大，质重或不易煎出的药物如矿物、贝壳之类用量应较大；新鲜的药物因含有水分，用量可较大些，干燥的应较少些；药材

性味方面，药性较弱、作用温和、药味较淡的药，量可稍重，药性强、药味较浓的药，量宜轻；过于苦寒的药物，多用会损伤肠胃，故剂量不宜过大，也不宜久服；药物的毒性方面，无毒者变化幅度可稍大，有毒者应严格控制剂量在安全范围内，严格控制剂量，而且用量宜小，并以少量开始，视病情变化，再考虑逐渐增加，一旦病势已减，应逐渐减少或立即停服，以防中毒或产生副作用；贵重药材尽量减少用量。

（2）剂型、配伍与剂量的关系　在一般情况下，同样的药物，入汤剂比入丸、散剂用量要大一些；在复方应用时比单味药用量要小一些；同一药品的用药目的不同用量可不同，如槟榔行气利水，常用量 6～15g，而驱虫用到 60～120g。

（3）年龄、体质、病情与剂量的关系　年老体弱的患者和儿童用药剂量应该少一些，一般 5 岁以下的小儿用成人药量的 1/4，5 岁以上的儿童按成人用量减半服用；成人和体质较强实的患者，用量可适当大些；病情轻者，不宜用重剂；病情较重者，剂量可适当增加；病情轻、病势缓、病程长者用量宜小；病情重、病势急、病程短者用量宜大。

2. 现在临床处方一般用量规律

（1）一般药物　干品常用量 3～9g，如黄芩、苍术等，新鲜的药物常用量 15～60g，如鲜茅根、鲜生地等。

（2）质地较轻的药物　常用量 1.5～4.5g，如灯心草、木蝴蝶、通草等。

（3）质地较重的药物　常用量 9～45g，如熟地黄、何首乌、石决明、磁石、石膏等。

（4）有毒药物　常用量 0.03～0.6g，如斑蝥、雄黄、马钱子等。

（5）贵重药物　常用量 0.3～1g，如羚羊角、牛黄、麝香等。

（6）其他用量　一支（如芦根）、一条（如蜈蚣、壁虎）、三片至五片（如生姜）、五枚至十枚（如大枣）、一角（即四分之一张，如荷叶）、一札（如灯心草）、数滴（如生姜汁）、十至二十毫升（如竹沥液）等。

3. 药用计量换算表　自明清起，长期以来普遍采用 16 进位制，即：

一斤 = 16 两 = 500g

一两 = 10 钱 = 31.25g ≈ 30g

一钱 = 10 分 = 3.125g ≈ 3g

一分 = 10 厘 = 0.3125g ≈ 0.3g

一厘 = 0.03125g ≈ 0.03g

目前，我国民间习用的市制计量单位为 10 进位制，即：

1 斤 = 10 两 = 500g；1 两 = 50g

（八）中药处方的组方原则

每一张处方的组成都要根据辨证及立法的需要，在药物的配伍组成上还必须遵循一定的原则。早在《黄帝内经》中就有所论述。《素问·至真要大论》说："主病之为君，佐君之为臣，应臣之为使"。一张完整的中药处方应该包括君、臣、佐、使四个方面。

1. 君药　是针对主病或主证起主要治疗作用的药物，是中药处方中不可缺少的主药。

2. 臣药　是中药处方中的辅助部分。其一，为辅助君药加强治疗主病或主证的药物；其二，是针对兼病或兼证起主要治疗作用的药物。

3. 佐药　意义有三，其一，即配合君、臣药加强治疗作用，或直接治疗次要症状；其二，用于减弱或消除君药或臣药的毒副作用，或可以制约君药或臣药的峻猛药性；其三，是用于反佐的药物，也就是说，当病重邪盛之时，人体可能出现"拒药"现象，即服药后立即发生呕吐，这时适当配合与君药性味相反的药物可以减轻或消除"拒药"现象，在这种情况下所用的与君药性味相反的药被称为反佐药，例如，出自《丹溪心法》中的左金丸，其组成为黄连和吴茱萸。黄连苦寒为君药，清心火以泻肝火、清胃热，治疗肝火犯胃之呕吐吞酸，而吴茱萸性温，佐治黄连之寒，为反佐药。

4. 使药　意义有二，其一，有引经药之义，即发挥引导方中诸药到达病所的作用；其二，具有调和方中诸药的作用。

以张仲景的《伤寒论》中著名的麻黄汤为例，此方是治疗外感风寒表实证的代表方剂。方中有麻黄6g，桂枝4g，杏仁9g，炙甘草3g。其中麻黄辛温，有发汗解表散寒，宣肺平喘之效，为君药；桂枝甘温，解肌散寒，调和营卫，具有加强麻黄解表散寒功效的作用，为臣药；杏仁苦温，既可降肺气以助麻黄平喘，又可散风寒以助麻黄、桂枝发汗，为佐药；甘草甘温，调和诸药，为使药。

在临床实际中，并不是每一个方剂都必须具备君、臣、佐、使，有时君药和臣药没有毒性，药性也不峻烈，可以不使用具有减低其毒性或减缓其药性的佐药；有时君药本身就具有引经的作用，则无需使药；有时一味药组成一个单方，只有君药，而无臣药和佐使药，例如独参汤；有时十几味甚至几十味药物组成，君药或臣药可能有两味或者更多味药。总之，中药处方的组方原则，在临床中要结合实际情况，在这一原则指导下灵活加以运用。作为中药调剂人员则要熟悉这些内容，还要积累大量的经典方剂的组成等知识，才能更好地完成调剂工作，确保准确无误，提高工作效率。

> **请你想一想**
>
> 1. 处方的意义是什么？中药处方有哪些类型？处方由哪几部分构成？
>
> 2. 中药处方有什么特点？常用术语有哪些？
>
> 3. 关于处方权的取得、处方的书写、开具以及调剂等都有哪些管理规定？

（九）处方的颜色

不同的处方使用不同的颜色纸印刷：普通处方用白色，急诊用淡黄色，儿科用淡绿色，右上角标注"儿科"；麻醉药品和第一类精神药品为淡红色，右上角标注"麻、精一"；第二类精神药品为白色，右上角标注"精二"。

实践实训

实训考核评分表见表 3 - 7。

表 3 - 7　实训考核表

姓名：　　　　　　　　　　　班级：　　　　　　　　　　　　　　　　　得分：

实训项目	评分标准	分值	得分
处理的基础知识和管理办法	能说出处方的意义、类型、结构	30	
	能说出关于处方权的取得、处方的书写、开具以及调剂等方面的管理规定	30	
	能运用处方相关知识和管理规则对临床中药处方进行审阅（不包含处方正文内容的审阅）	40	
总分		100	

 学习任务二　有"十八反""十九畏"
配伍禁忌的审方

PPT

一、案例导入

请根据配伍禁忌的内容，对下面的处方进行审阅，找出处方内容中的十八反和十九畏。

×　×　×　×　×　× 医院处方笺

姓名 ×××　　　　性别 男　　　　年龄 70　　　　单位 ××××　　　病案号 ×××

病情及诊断： 肝郁、 气滞、血瘀	Rp 　柴　胡 15g　黄　芩 12g　川楝子 12g　延胡索 12g 　白　芍 12g　建泽泻 12g　丹　参 12g　大　黄 6g 　郁　金 10g　木　香 10g　元明粉 3g　藜　芦 30g 　鸡舌香 6g　三　棱 10g　甘　草 6g 　代煎 5 剂 医 师 ×××　　　　×××× 年 × 月 × 日

二、案例分析

此案例中存在十八反和十九畏的内容。

白芍、丹参和藜芦相反，郁金和鸡舌香相畏，三棱和元明粉相畏。

三、案例分析所需知识

（一）中药配伍原则

配伍是根据病情、治法及药物性质，按照一定的组合原则，有目的有选择地将两味以上的药物配合应用。配伍的目的主要是增加疗效，扩大治疗范围，减少毒副反应。

药物的配伍应用是中医用药的主要形式。从单味药到配伍应用，是前人通过很长的实践与认识过程，逐渐积累丰富起来的。药物按一定法度加以组合，并确定一定的分量比例，制成适当剂型，即为方剂。方剂是药物配伍的发展，也是药物配伍应用的较高形式。

前人把单味药的应用及药与药之间的配伍总结成七种情况，称为"七情"，包括单行、相须、相使、相畏、相杀、相恶、相反。其中单行是单味药的应用，其他是药与药之间的配伍关系。

1. 相须　即性能功效相类似的药物配合应用，可以增强其原有疗效。如石膏与知母配合，能明显地增强清热泻火的治疗效果；大黄与芒硝配合，能明显地增强攻下泻热的治疗效果；银花与连翘配伍同用，增强清热解毒作用；附子配干姜增强温里的作用。

2. 相使　即在性能功效方面有某种共性的药物配合应用，以一种药物为主，另一种药物为辅，能提高主药物的疗效。如补气利水的黄芪与利水健脾的茯苓配合时，茯苓能提高黄芪补气利水的治疗效果；清热泻火的黄芩与攻下泻热的大黄配合时，大黄能提高黄芩清热泻火的治疗效果。

3. 相畏　即一种药物的毒性反应或副作用，能被另一种药物减轻或消除。如生半夏和生南星的毒性能被生姜减轻和消除，所以说生半夏和生南星畏生姜。

4. 相杀　即一种药物能减轻或消除另一种药物的毒性或副作用。如生姜能减轻或消除生半夏和生南星的毒性或副作用，所以说生姜杀生半夏和生南星的毒。由此可知，相畏、相杀实际上是同一配伍关系的两种提法，是从药物之间某一方面而言的。

5. 相恶　即两种药物合用，一种药物与另一药物相作用而致原有功效降低，甚至丧失药效。如人参恶莱菔子，因莱菔子能削弱人参的补气作用。

6. 相反　即两种药物合用，能产生毒性反应或副作用。如"十八反""十九畏"中的若干药物。

上述六个方面，其变化关系可以概括为四项，即在配伍应用的情况下应该注意。

（1）相须、相使关系因产生协同作用而增进疗效，是临床用药时要充分利用的。

（2）相杀、相畏关系则由于相互作用，而能减轻或消除原有的毒性或副作用，在应用毒性药或剧烈药时必须考虑选用。

（3）相恶能互相拮抗而抵消、削弱原有功效，用药时应加以注意。

（4）相反则是另一些本来单用无害的药物，却因相互作用而产生毒性反应或强烈的副作用，则属于配伍禁忌，原则上应避免使用。

（二）中药配伍禁忌

中医药古籍有十八反、十九畏的用药禁忌的记载，这些内容是前人遗留下来的经验，目前尚无确切的科学论证，现代医药科研对此也有不同见解，历代医药学家也有不同的表述，对其内涵存在着不同解释，但是中药调剂应以保障民众用药安全有效为原则，在中药调剂中仍是需要遵循的法则，是中药调配的依据。所以，在调配过程中必须以国家药典规定为准，凡处方中有《中华人民共和国药典》2020年版规定不宜同用的药物，应请处方医师重新签字方可调配。

1. 十八反歌诀

本草明言十八反，
半蒌贝蔹及攻乌，
藻戟遂芫俱战草，
诸参辛芍叛藜芦。

具体内容包含了三组相反的药物，内容如下。

（1）川乌、制川乌、草乌、制草乌、附子不宜与半夏、清半夏、法半夏、姜半夏、竹沥半夏、半夏曲、瓜蒌、瓜蒌皮、瓜蒌子、瓜蒌霜、天花粉、川贝母、平贝母、浙贝母、伊贝母、湖北贝母、白蔹、白及同用。

（2）甘草不宜与海藻、京大戟、芫花、甘遂同用。

（3）藜芦不宜与人参、红参、西洋参、人参叶、南沙参、北沙参、丹参、苦参、玄参、党参、细辛、白芍、赤芍同用。

2. 十九畏歌诀

硫黄原是火中精，朴硝一见便相争。
水银莫与砒霜见，狼毒最怕密陀僧。
巴豆性烈最为上，偏与牵牛不顺情。
丁香莫与郁金见，牙硝难合荆三棱。
川乌草乌不顺犀，人参最怕五灵脂。
官桂善能调冷气，若逢石脂便相欺。
大凡修合看顺逆，炮爁炙煿莫相依。

具体内容如下。

（1）硫黄不宜与芒硝、玄明粉同用。

（2）水银不宜与砒霜同用。

（3）狼毒不宜与密陀僧同用。

（4）巴豆、巴豆霜不宜与牵牛子（黑丑、白丑）同用。

（5）丁香、母丁香不宜与郁金同用。

（6）三棱不宜与芒硝、玄明粉同用。

（7）川乌草乌不宜与犀角同用。

（8）人参、人参叶、红参不宜与五灵脂同用。

（9）肉桂、官桂、桂枝不宜与赤石脂同用。

（三）中药配伍禁忌的现代研究

"十八反"和"十九畏"诸药，有一部分同实际应用有些出入，历代医家也有所论及，引古方为据，证明某些药物仍然可以合用。如感应丸中的巴豆与牵牛同用；甘遂半夏汤以甘草同甘遂并列；散肿溃坚汤、海藻玉壶汤等均合用甘草和海藻；十香返魂丹是将丁香、郁金同用；大活络丹乌头与犀角同用等。现代这方面的研究工作做得不多，有些实验研究初步表明，如甘草、甘遂两种药合用时，毒性的大小主要取决于甘

1. 中药配伍禁忌的内容是什么？

2. 如果在今后的调配工作中遇到了处方中存在配伍禁忌的情况，你该如何处理？

草的用量比例，甘草的剂量若相等或大于甘遂，毒性较大；又如贝母和半夏分别与乌头配伍，未见明显的增强毒性。而细辛配伍藜芦，则可导致实验动物中毒死亡。由于对"十九畏"和"十八反"的研究，还有待进一步作较深入的实验和观察，并研究其机制。因此，目前应采取慎重态度。一般说来，对于其中一些药物，若无充分根据和应用经验，仍须避免盲目配合应用。

你知道吗

一些中成药，由于制剂的处方内容含有配伍禁忌的药味，也是不能够同用的。例如，天麻丸与通宣理肺丸就不能同用，因为天麻丸中含有附子，而通宣理肺丸中含有半夏，附子与半夏属于十八反的内容；还有，胆乐胶囊和苏合香丸也不宜同用，因为胆乐胶囊中含有郁金，而苏合香丸中含有丁香，郁金与丁香属于十九畏的内容。

实践实训

实训考核评分表见表3-8。

表3-8 实训考核表

姓名：　　　　　　　　　　　　班级：　　　　　　　　　　　　　得分：

实训项目	评分标准	分值	得分
配伍禁忌的审方	能说出十八反的内容	30	
	能说出十九畏的内容	30	
	能审阅出中药处方中十八反、十九畏的配伍禁忌内容	40	
总分		100	

学习任务三　有妊娠禁忌的审方

PPT

一、案例导入

请根据妊娠禁忌的内容，对下面的处方进行审阅，找出处方内容中的妊娠禁忌。

×××××医院处方笺

姓名 ×××　　　　性别 女　　　　年龄 28　　　　单位 ×××　　　　　　病案号 ×××

病情及诊断： 妊娠90天 风湿、气滞血瘀	Rp 独 活12g 寄 生18g 杜 仲9g 细 辛3g 秦 艽12g 茯 苓12g 肉桂心1.5g 防 风9g 川 芎6g 人 参9g 甘 草6g 当 归9g 白 芍9g 蟾 酥3g 桃 仁3g 茅 根9g 　　　　　　　　　　　　　　代煎12剂 医师×××　　×××年×月×日

二、案例分析

此案例中存在的妊娠禁忌的内容是：肉桂心、桃仁、茅根、蟾酥。

三、案例分析所需知识

妊娠禁忌专指妇女妊娠期除中断妊娠、引产外，禁忌使用的药物。现代将妊娠禁忌药分为禁用与慎用两大类。①禁用药，剧毒药或药性峻猛之品及堕胎作用较强的药。②慎用药，活血祛瘀药、行气药、攻下药、温里药中部分药。

1. 妊娠忌服（禁用）的品种　包括：丁公藤、生千金子、千金子霜、马钱子、马钱子粉、三棱、土鳖虫、天仙子、巴豆霜、水蛭、甘遂、芫花、阿魏、轻粉、京大戟、红大戟、莪术、牵牛子、猪牙皂、商陆、斑蝥、雄黄、麝香、蜈蚣、砒石、砒霜、水银、生马钱子、生川乌、生草乌、生白附子、生南星、生巴豆、芫青、红娘子、生甘遂、生狼毒、闹羊花、红升丹、干漆、大皂角、马兜铃、天仙藤、朱砂、全蝎、两头尖、罂粟壳、雪上一枝蒿。

2. 妊娠慎用品种　包括：三七、大黄、天南星、王不留行、片姜黄、制川乌、白附子、西红花、肉桂、桂枝、冰片、红花、苏木、郁李仁、虎杖、卷柏、枳壳、枳实、制草乌、漏芦、禹余粮、急性子、穿山甲、桃仁、凌霄花、常山、牛膝、代赭石、玄明粉、芒硝、通草、瞿麦、硫黄、番泻叶、木鳖子、蒲黄、蟾酥、川牛膝、天花粉、芦荟、牡丹皮、苦楝皮、乳香、附子、没药、益母草、薏苡仁、牛黄、人工牛黄、体外培育牛黄。

妊娠禁忌歌诀

蚖斑水蛭及虻虫，乌头附子配天雄。
野葛水银并巴豆，牛膝薏苡与蜈蚣。
三棱芫花代赭麝，大戟蝉蜕黄雌雄。
牙硝芒硝牡丹桂，槐花牵牛皂角同。
半夏南星与通草，瞿麦干姜桃仁通。
硇砂干漆蟹爪甲，地胆茅根与蠘虫。

请你想一想

1. 中药妊娠禁忌的内容是什么？
2. 属于妊娠禁忌用药的这些药味都有哪些特点？

你知道吗

一些中成药，由于制剂的处方内容含有妊娠禁忌的药味，也属于妊娠禁忌。例如，妊娠禁用的中成药有大黄清胃丸、跌打丸、七厘散、消渴灵片、祛风止痛片等；妊娠慎用的中成药有黄连上清丸、安宫牛黄丸、防风通圣丸、附子理中丸等。

实践实训

实训考核评分表见表 3 – 9。

表 3 – 9　实训考核表

姓名：　　　　　　　　　　班级：　　　　　　　　　　　　　得分：

实训项目	评分标准	分值	得分
妊娠禁忌的审方	能背诵妊娠禁忌歌诀并说出妊娠禁用药	30	
	能说出妊娠慎用药	30	
	能够审阅出中药处方中妊娠禁忌的内容	40	
总分		100	

 学习任务四　有重复开药及毒麻药品剂量问题的审方

PPT

一、案例导入

1. 请从下面的处方内容中找出重复开药的情况。

××××××医院处方笺

姓名 ×××　　　性别　男　　　年龄 27　　　单位 ××××　　　病案号 ×××

病情及诊断： 肺痈	Rp 陈　皮 15g　连　翘 12g　黄　芩 12g　甘　草 6g　柴　胡 12g 蕺　菜 15g　积雪草 12g　柽　柳 6g　乌　扇 12g　茯　苓 6g 西河柳 12g　土茯苓 12g　西柴胡 12g　落得打 6g　鱼腥草 15g 仙遗粮 12g　银柴胡 12g　射　干 6g　猪茯苓 12g 　　　　　　　　　　　　　　　代煎五剂 医 师 ×××　　　×××× 年 × 月 × 日

2. 请根据毒麻中药相关的管理内容，对下面的处方进行审阅，找出处方内容中毒麻中药，并写出其常用剂量。

××××××医院处方笺

姓名 ×××　　　性别 男　　　年龄 41　　　单位 ××××　　　病案号 ×××

病情及诊断： 风热感冒、咳嗽	Rp 双　花 12g　白　芍 15g　羌　活 12g　五灵脂 6g　藜　芦 2g 苦杏仁 12g　生石膏 30g　罂粟壳 8g　款　冬 10g　鱼腥草 15g 川　芎 15g　白果仁 10g 　　　　　　　　代煎五剂 医 师 ×××　　　×××× 年 × 月 × 日

二、案例分析

1. 此案例中存在着一味中药同时出现其别名与正名，以及并开重复开药的错误。
蕺菜——鱼腥草；积雪草——落得打；柽柳——西河柳；乌扇——射干；
土茯苓——仙遗粮；西柴胡——银柴胡；并开猪茯苓与茯苓重复。
2. 此案例中存在的毒麻中药及其常用剂量是：
藜芦的正常剂量是：0.3～0.6g；苦杏仁的正常剂量是：4.5～9g；
白果仁的正常剂量是：9g；罂粟壳的正常剂量是：3～6g。

三、案例分析所需知识

1. 处方中的别名　别名，即除《中国药典》中记载的正名以外的其他中药名称，它是中药调剂人员调配处方时正确进行处方应付的基本内容之一。常见中药的别名由于地域习惯等原因，数量较多，具体参考以下内容。中药处方中常用另名见表3－1。

表3－10　处方常用别名表

正名	常用的别名
酸枣仁	枣仁
王不留行	王不留、留行子、麦蓝子
牛蒡子	大力子、鼠粘子、牛子
决明子	炒决明、草决明、马蹄决明
芥子	白芥子、炒白芥子、炒芥子
谷芽	香谷芽、炒谷芽、粟芽、炒粟芽
苍耳子	苍耳、炒苍耳、炒苍耳子
麦芽	炒麦芽、大麦芽
苦杏仁	杏仁、杏仁泥、炒杏仁、炒苦杏仁、焙杏仁
草果	草果仁、炒草果、炒草果子
牵牛子	炒牵牛子、黑丑、白丑、二丑、炒黑丑、炒白丑、炒二丑
莱菔子	炒莱菔子、萝蔔子、萝卜子
紫苏子	苏子、南苏子、炒紫苏子、炒苏子
白术	贡白术、炒白术、麸炒白术
苍术	茅苍术、炒苍术、南苍术、北苍术
冬瓜子	冬瓜仁、炒冬瓜子、麸炒冬瓜子
芡实	炒芡实、鸡头米、麸炒芡实
枳壳	炒枳壳、江枳壳、麸炒枳壳
椿皮	椿根皮、椿根白皮、椿樗皮、樗白皮、麸炒椿皮、樗根皮、
薏苡仁	薏米、苡仁、苡米、炒薏米、炒苡米、炒苡仁、麸炒薏苡仁
僵蚕	炒僵蚕、麸炒僵蚕、白僵蚕、天虫
六神曲	六神糀、神曲、炒神曲、炒六曲、麸炒神曲
半夏曲	半夏糀、炒半夏曲、麸炒半夏曲、夏曲、夏糀
狗脊	狗脊、金狗脊、金毛狗脊
骨碎补	碎补、炙申姜

续表

正名	常用的别名
马钱子	番木鳖、制马钱子、炙马钱子、马钱子粉
鹅枳实	小枳实、鹅眼枳实
阿胶珠	阿胶珠、炒阿胶、烫阿胶
龟甲	龟板、炙龟板、炙龟甲、玄武版
鳖甲	炙鳖甲、烫鳖甲、醋炙鳖甲
刺猬皮	烫刺猬皮、猬皮
穿山甲	山甲珠、炮甲珠、炮山甲、炙山甲、烫穿山甲
干蟾	蟾蜍、制干蟾、炙干蟾、炙蟾蜍、制蟾蜍
枇杷叶	杷叶、炙枇杷叶、炙杷叶
马兜铃	炙马兜铃、炙兜铃、蜜兜铃
瓜蒌子	炙瓜蒌子、炙蒌子、栝楼子、瓜蒌仁
罂粟壳	米壳、御米壳、炙罂粟壳、炙米壳
桑白皮	桑皮、桑根白皮、炙桑皮
熟地黄	熟地、大熟地、酒熟地
熟大黄	熟军、熟军咀、炙大黄、熟锦纹
肉苁蓉	淡苁蓉、大芸、甜大芸、淡大芸、炙苁蓉、酒炙肉苁蓉、苁蓉
女贞子	炙女贞子、酒炙女贞子、冬青子
山茱萸	山萸、山萸肉、杭山萸、杭萸肉、炙山萸、酒炙山茱萸、枣皮
蛇蜕	蛇皮、龙衣、炙龙衣、炙蛇蜕、酒炙蛇蜕
胆南星	胆星、炙胆星、酒炙胆南星、九转胆星
三棱	荆三棱、京三棱
红大戟	红芽大戟
京大戟	大戟、炙大戟、醋炙大戟
莪术	炙莪术、醋炙莪术、蓬莪术、温莪术
香附	醋香附、香附子、香附米、炒香附、炙香附、莎草根
狼毒	白狼毒、炙狼毒、醋炙狼毒
延胡索	元胡、炙元胡、醋元胡、延胡索、玄胡索、醋炙元胡
五味子	炙五味子、北五味、辽五味
青皮	均青皮、醋青皮、醋炙青皮、小青皮、四花皮、四花青皮
五灵脂	灵脂米、灵脂块、糖灵脂、炙五灵脂、醋炙五灵脂
鸡内金	鸡内金、内金、炒内金、炙内金、鸡胗皮、鸡肫皮
没药	明没药、炙没药、醋炙没药
乳香	滴乳香、乳香珠、炙乳香、醋炙乳香
硇砂	炙硇砂、紫硇砂、醋炙硇砂
牡蛎	煅牡蛎、左牡蛎、牡蛎壳
龙骨	煅龙骨、五花龙骨

续表

正名	常用的别名
龙齿	青龙齿、煅龙齿
赤石脂	石脂、煅石脂、煅赤石脂
禹余粮	禹粮石、煅禹粮石、煅禹余粮
枯矾	煅白矾、煅明矾
硼砂	白硼砂、月石、西月石
磁石	煅磁石、慈石、灵磁石、活磁石
赭石	代赭石、煅赭石
艾叶	艾炭、蕲艾、蕲艾炭
侧柏叶	侧柏、侧柏炭
蒲黄	蒲黄、蒲黄炭、黑蒲黄
棕榈	棕榈炭、棕板炭、棕炭、陈棕炭
血余炭	血余、发炭
川乌	川乌头、乌头、炙川乌、制川乌
草乌	草乌头、炙草乌、制草乌
白附子	白附子片、炙白附子
巴戟天	巴戟肉、巴戟、炙巴戟、肥巴戟、炙巴戟天、制巴戟天
天南星	南星、炙南星、炙天南星
何首乌	首乌、首乌咀、炙首乌、炙何首乌、制何首乌
远志	远志肉、炙远志
附子	黑附子、黑附片、附片、黑顺片
法半夏	半夏、法夏、京半夏、制半夏、炙半夏
清半夏	清夏、炙清半夏、炙清夏
萸黄连	萸连、炙萸连
淫羊藿	羊藿、羊藿叶、仙灵脾、炙羊藿、炙淫羊藿
肉豆蔻	肉果、煨肉果、煨肉豆蔻、玉果
吴茱萸	吴萸、炙吴萸、炙吴茱萸
栀子	炒栀子、炙栀子、炒栀仁、炙栀仁、红栀子、苏栀子
厚朴	川厚朴、川朴、炙厚朴、姜厚朴、紫油厚朴
硫黄	炙硫黄、石硫黄、倭硫黄
淡豆豉	豆豉
白矾	明矾
玄明粉	元明粉、风化硝
芒硝	净皮硝、朴硝、马牙硝
朱砂	辰砂
硝石	火硝
红丹	铅丹

正名	常用的别名
铅粉	官粉
儿茶	方儿茶、孩儿茶
天然冰片	梅片
红曲	红曲米
青黛	建青黛
秋石	白秋石
千金子	千金子霜、千金仁霜、千金霜、千金子
巴豆	巴豆霜、江子霜
大黄	川大黄、锦纹、川锦纹、川军、生大黄
川芎	川芎片、芎䓖
牛膝	怀牛膝
千年健	年健
山豆根	广豆根、南豆根、南山豆根
山药	生山药、薯蓣、怀山药、怀山药
土大黄	羊蹄根
土茯苓	仙遗粮
土木香	青木香、祁木香
丹参	紫丹参
木香	云木香、广木香
升麻	绿升麻
天冬	天门冬、明天冬
天花粉	天花粉片、花粉、栝楼根
天麻	天麻片、明天麻、赤箭
甘草	生草、粉甘草、甜甘草、国老
白芍	白芍片、杭芍、芍药、白芍药
白芷	白芷片、杭白芷、香白芷
白茅根	白茅根、茅根
白前	南白前、鹅管白前
北沙参	辽沙参、东沙参、沙参
北豆根	北豆根片、豆根、北山豆根
石菖蒲	菖蒲
龙胆	胆草、龙胆草
玄参	元参、黑元参、乌元参
乌药	台乌药、乌药片
玉竹	肥玉竹、明玉竹、萎蕤、葳蕤
芦根	芦苇根、苇根、芦根咀

续表

正名	常用的别名
当归	当归片、全当归、川当归、秦当归、西当归
当归头	当归头片、归头
当归身	归身
当归尾	归尾、归须
地黄	生地、大生地、生地黄、干生地、乾地黄
赤芍	赤芍片、京赤芍、赤芍药、山赤芍
防风	软防风、口防风、北防风、东防风
防己	防己片、汉防己、粉防己
羌活	羌活片、川羌活、西羌活、川羌
条黄芩	细黄芩、子芩、条芩
板蓝根	兰根
绵马贯众	贯众、贯仲
细生地	小生地
於术	於潜术、金线於术、於白术、于术
知母	生知母、肥知母、知母肉
泽泻	福泽泻、建泽泻、川泽泻
重楼	七叶一枝花、金线重楼、蚤休
胡黄连	胡连
南沙参	空沙参
南柴胡	软柴胡、春柴胡、红柴胡
前胡	信前胡、南前胡
茜草	茜草片、红茜草、茜草根
威灵仙	灵仙
郁金	郁金片、黄郁金、广郁金、川郁金、温郁金、黑郁金、鬱金
草薢	粉草薢、绵草薢
柴胡	北柴胡
党参	台党参、潞党参、西党参
高良姜	良姜
黄芪	生黄芪、生芪、黄耆、绵黄芪、口芪、北芪
黄连	川黄连、川连、味连、云连、云黄连、雅连、雅黄连
黄芩	枯黄芩、枯芩、片芩
桔梗	北桔梗、南桔梗、甜桔梗、苦梗、苦桔梗
拳参	紫参、草河车
秦艽	秦艽片、左秦艽
射干	射干片、肥射干、乌扇
浙贝母	贝母、象贝母、象贝

正名	常用的别名
常山	常山片、鸡骨常山、黄常山
续断	川续断、川断
葛根	葛根、粉葛根、粉葛、甘葛
大血藤	红藤
西河柳	山川柳、三春柳、柽柳、赤柽柳、观音柳
忍冬藤	金银藤、金银花藤、双花藤、二花藤
皂角刺	皂刺、皂刺针
草苁蓉	列当
首乌藤	夜交藤、何首乌藤
荷梗	荷梗咀、老荷梗、荷叶梗
通草	白通草、通脱木
桑枝	嫩桑枝、童桑枝、东桑枝
桑寄生	广寄生、真寄生、寄生
紫苏梗	苏梗
槲寄生	柳寄生、北寄生
檀香	檀香镑、白檀香、檀香丁
小蓟	刺儿菜
小草	远志苗
广藿香	藿香、藿香咀
广藿香梗	藿香梗、藿梗
广藿香叶	藿香叶
凤仙透骨草	染指草
木贼	木贼草、锉草
水葱	冲天草
北败酱草	败酱草、苣荬菜
石斛	川石斛、金石斛、金钗石斛
仙鹤草	龙牙草
地锦草	卧蛋草
北刘寄奴	刘寄奴、寄奴、阴行草
金钱草	对坐草、过路黄
佩兰	省头草
细辛	北细辛、辽细辛
鱼腥草	蕺菜
荆芥	荆芥咀、假苏
臭败酱	墓头回
穿心莲	一见喜

续表

正名	常用的别名
积雪草	落得打
益母草	坤草
蒲公英	公英、黄花地丁
墨旱莲	旱莲草、鳢肠
薄荷	苏薄荷、南薄荷、鸡苏
瞿麦	石竹草
藜芦	山葱
大夫叶	牛蒡叶
枸骨叶	功劳叶
苦竹叶	竹卷心
广陈皮	新会皮、广皮
木瓜	木瓜片、宣木瓜
化橘红	毛橘红
瓜蒌	糖栝楼、栝楼
丝瓜络	丝瓜络、瓜络
佛手	佛手片、川佛手、广佛手
陈皮	橘皮
香橼	陈香橼
槟榔	槟榔片、花槟榔、大腹子、海南子
橘红	广橘红
牡丹皮	粉丹皮、丹皮
香加皮	北五加皮、杠柳皮
黄柏	川黄柏、关黄柏、黄檗、生黄柏、川柏、生黄柏
秦皮	白蜡树皮
赤茯苓	赤苓
茯苓	白茯苓、云茯苓、茯苓块、云苓、赤苓
人参	生晒参、白人参
西洋参	洋参、花旗参
高丽红参	高丽参、别直参
三七	田七、旱三七、田三七、山漆、参三七
山慈菇	毛慈菇、茅慈菇
太子参	童参、孩儿参
两头尖	竹节香附
麦冬	麦门冬、寸冬、杭麦冬、川麦冬
紫草	软紫草
薤白	薤白头、南薤白

正名	常用的别名
竹茹	青竹茹、淡竹茹、细竹茹、嫩竹茹、竹二青
鬼箭羽	卫矛
茵陈	绵茵陈、茵陈蒿、绿茵陈
桑叶	霜桑叶、冬桑叶
银杏叶	白果叶
紫苏叶	苏叶、紫苏
丁香	公丁香
西红花	藏红花、番红花
合欢花	夜合花
红花	南红花、草红花、红蓝花
辛夷	辛夷花、木笔花、望春花
金银花	忍冬花、银花、双花、二花
荆芥穗	芥穗
凌霄花	紫葳花
夏枯草	枯草
莲须	莲蕊
菊花	白菊花、白菊、杭菊花、滁菊花、甘菊花、黄菊花、黄菊
梅花	白梅花、绿萼梅
密蒙花	蒙花
野菊花	野菊
旋覆花	覆花、金沸花
款冬花	冬花、款冬
八角茴香	大茴香
川贝母	川贝、松贝、尖贝、青贝、炉贝
川楝子	川楝、金铃子
马蔺子	蠡实
火麻仁	大麻仁、麻仁
木蝴蝶	千张纸、玉蝴蝶、洋故纸
白果	银杏
苘麻子	冬葵子
龙眼肉	桂圆、桂圆肉
光明子	罗勒子
母丁香	鸡舌香
亚麻子	胡麻子
乌枣	焦枣
乌梅	乌梅肉、酸梅肉

正名	常用的别名
西青果	藏青果
豆蔻	紫豆蔻、白豆蔻
豆蔻仁	紫蔻仁、白蔻仁、蔻米
诃子	诃子肉、诃黎勒
连翘	净连翘、青连翘
芸苔子	油菜籽
沙苑子	潼蒺藜、沙苑蒺藜
急性子	凤仙花子
青果	干青果、橄榄
青椒	川椒、青川椒
茺蔚子	益母草子、三角胡麻、小胡麻、坤草子
草豆蔻	草蔻
砂仁	砂米、阳春砂、缩砂
胖大海	大海、蓬大海、安南子
预知子	八月札
绿豆衣	绿豆皮
莲子	莲子肉、莲肉、建莲肉、湖莲肉、湘莲肉
蓖麻子	大麻子
鹤虱	老鹤虱、天名精、天名精子
地骨皮	枸杞根皮
地枫皮	地枫、地枫皮、追地枫、钻地枫
肉桂	紫油桂、桂心、企边桂、玉桂
官桂	桶官桂
土鳖虫	地鳖虫、 土元、地乌龟
牛黄	京牛黄、丑宝
白海巴	海巴、白贝齿
石决明	九孔石决、生石决
冬虫夏草	冬虫草、虫草
地龙	地龙肉、净地龙、广地龙、苏地龙
全蝎	蝎子、淡全蝎、全虫
鱼脑石	鱼枕骨
夜明砂	蝙蝠粪
狗肾	黄狗肾、家狗肾、柴狗肾、狗鞭
壁虎	守宫、天龙
海螵蛸	乌贼骨
望月砂	野兔粪

正名	常用的别名
紫草茸	紫胶、紫虫胶
紫贝齿	贝齿
蜥蜴	马蛇子、麻蛇子、马舌子
蝉蜕	蝉衣、虫衣
石膏	生石膏
胆矾	蓝矾
滑石粉	滑石
寒水石	生寒水石
马勃	马屁勃
天竺黄	竺黄
伏龙肝	灶心土
血竭	麒麟竭
枫香脂	白芸香、白胶香
银柴胡	西柴胡

2. 处方中的并开　"并开"是指医生处方时，为了简化，将疗效基本相似，或起协同作用的 2 种或 2 种以上药物合写为一个药名，又称"合写"，这种写法不宜提倡，但有的是多年惯用，调配人员也应了解。调配人员在识别并开药名时，应注意用量表示方法。若处方直接写并开多少克，表示并开药的总重量为多少克，每个药应取其平均值，如二冬 30g，则表示天冬 15g，麦冬 15g；若并开药名后用"各"，再接数字，则表示并开药里的每个药各为多少克，如二冬各 30g，则表示天冬 30g，麦冬 30g。常见并开调配应付见表 3 – 11。

表 3 – 11　并开调配应付表

处方并开药名	调配应付
二冬、二门冬	天门冬、麦门冬
二术、苍白术	苍术、白术
二母、知贝母	知母、浙贝母
二地、生熟地	生地黄、熟地黄
二活、羌独活	羌活、独活
赤杭芍、杭赤芍、白赤芍、赤白芍、二芍	赤芍、白芍
知柏	知母、黄柏
盐知柏、炒知柏	盐知母、盐黄柏
酒知柏	酒知母、酒黄柏
生熟大黄	生大黄、熟大黄
川草乌、二乌	制川乌、制草乌
莪棱、棱术	三棱、莪术
南北沙参	南沙参、北沙参

续表

处方并开药名	调配应付
芦茅根、茅芦根	芦根、白茅根
二蒺藜、潼白蒺藜	白蒺藜、沙苑子
全紫苏	苏叶、苏梗、苏子
冬瓜皮子	冬瓜皮、冬瓜子
谷麦芽	炒谷芽、炒麦芽
生熟麦芽	生麦芽、炒麦芽
生熟谷芽	生谷芽、炒谷芽
生熟稻芽	生稻芽、炒稻芽
生熟薏米、生炒薏米	生薏米、炒薏米
青陈皮	青皮、陈皮
腹皮子	大腹皮、生槟榔
桃杏仁	桃仁、杏仁
砂蔻仁	砂仁、豆蔻仁
荆防	荆芥、防风
全荆芥	荆芥、荆芥穗
藿苏梗	广藿香梗、紫苏梗
生炒蒲黄	生蒲黄、炒蒲黄
二风藤、青海风藤	青风藤、海风藤
桑枝叶	桑枝、桑叶
乳没	炙乳香、炙没药
二决明	生石决明、炒决明子
生龙牡	生龙骨、生牡蛎
龙牡	煅龙骨、煅牡蛎
炒三仙	炒神曲、炒麦芽、炒山楂
焦三仙	焦神曲、焦麦芽、焦山楂
焦四仙	焦神曲、焦麦芽、焦山楂、焦槟榔
猪茯苓	猪苓、茯苓
二地丁	紫花地丁、蒲公英
二丑	黑丑、白丑
藿佩	藿香、佩兰
枳壳实	枳壳、枳实
荷叶梗	荷叶、荷梗

3. 毒麻中药的管理

（1）毒性中药的调剂与管理 医疗用毒性药品在《中华人民共和国药品管理法》中属特殊管理药品。毒性中药品种为国务院发布的《医疗用毒性药品管理办法》（1988年12月27日）中规定的品种，共28种。毒性中药的管理应依据国务院颁布的《医疗用毒性药品管理办法》（1988年12月27日）、国家中医药管理局和卫生部联合颁布的《医疗机构中药饮片管理规范》（2007年3月12日施行）及卫生部颁布的《处方管理办法》（2007 年 5 月 1 日施行）的相关规定为准。有关调剂的具体要求如下。

医疗单位供应和调配毒性中药，凭执业医生签名的正式处方。国营药店供应和调配毒性中药，凭盖有执业医生所在的医疗单位公章的正式处方。每次处方剂量不得超过 2 日极量。

调配处方时，必须认真负责，计量准确，按医嘱注明的要求调配，并由配方人员及具有药师以上技术职称的复核人员签名盖章后方可发出。对处方未注明"生用"的毒性中药，应当付炮制品。如发现处方有疑问时，须经原处方医生重新审定后再行调配。处方一次有效，取药后处方保存二年备查。

科研和教学单位所需的毒性中药，必须持本单位的证明信，经单位所在地县以上卫生行政部门批准后，供应部门方能发售。

群众自配民间单、秘、验方需用毒性中药，购买时要持有本单位或者城市街道办事处、乡（镇）人民政府的证明信，供应部门方可发售。每次购用量不得超过 2 日极量。

（2）麻醉中药的调剂与管理　2007 年 10 月国家药品监督管理局、中华人民共和国公安部、中华人民共和国卫生部联合颁布的《麻醉药品品种目录》中，中药罂粟壳是唯一列入的中药品种，其管理以国家药品监督管理局颁布的《罂粟壳管理暂行规定》（1999 年 1 月 1 日施行）、《麻醉药品和精神药品管理条例》（2005 年 11 月 1 日施行），卫生部颁布的《医疗机构麻醉药品、第一类精神药品管理规定》（2005 年 11 月 14 日施行）、《处方管理办法》（2007 年 5 月 1 日施行）及国家中医药管理局和卫生部联合发布的《医疗机构中药饮片管理规范》（2007 年 3 月 12 日施行）的相关规定为准。有关罂粟壳的调剂具体要求如下。

罂粟壳不得生用，不得单方发药，不得零售，必须凭有麻醉药品处方权的执业医师签名的淡红色专用处方、经取得麻醉药品调配资格的药师审阅、调配、发药。每张处方不得超过 3 日用量，连续使用不得超过 7 日，且不得单包，必须混入群药。成人一日用量 3～6g。医师不得为自己开具含有罂粟壳的处方。

麻醉药品专用处方保存 3 年备查。

处方的调配人、核对人应当仔细核对含有罂粟壳的麻醉药品专用处方，按年月日逐日编制顺序号并专册登记。对不符合规定的麻醉药品处方，拒绝发药。

专册登记内容包括：处方编号、处方日期、患者（代办人）姓名、性别、年龄、身份证明编号、病历号（门诊就诊号）、疾病名称、药品名称、数量（单日用量×剂数）、处方医师、发药人、复核人。

附 1：罂粟壳临床使用相关内容

【性味归经】酸、涩，平；有毒。归肺、大肠、肾经。

【功能主治】敛肺，涩肠，止痛。用于久咳，久泻，脱肛，脘腹疼痛。

【用法用量】3～6g。

【注意】本品易成瘾，不宜常服；孕妇及儿童禁用；运动员慎用。

附2:《医疗用毒性药品管理办法》中规定的28种毒性中药材品种
见表3-12。

表3-12　28种毒性中药材品种表

名称	别名（不规范用名	来源	性味归经	功能	用法用量	注意事项	主要成分
1. 砒石	信石（红人言、红矾）	为氧化物类矿物砷华，或硫化物矿物毒砂、雄黄、雌黄经加工制成的三氧化二砷	辛、酸，热；大毒。归肺、脾、胃、大肠经	蚀疮去腐，杀虫，祛痰定喘，截疟	外用：适量，研末撒；或调敷。内服：入丸、散，每次1~3mg	用时宜慎，体虚及孕妇、哺乳妇女禁服。应严格控制剂量，单用要加赋形剂。外敷面积不宜过大。注意防止中毒	As_2O_3
2. 砒霜		为砒石经升华而成的三氧化二砷精制品	辛、酸，热；大毒。归肺、脾、胃、大肠经	蚀疮去腐，杀虫，劫痰，截疟	外用：适量，研末撒；或调敷。内服：入丸、散，每次1~3mg	本品大毒，内服宜慎。体虚及孕妇禁服，肝、肾功能不全者禁用。外用面积不宜过大	As_2O_3
3. 水银		为自然元素类液态矿物自然汞；主要从辰砂矿经加工提炼制成	辛，寒；有毒。归心、肝、肾经	杀虫，攻毒	外用：适量，涂擦	本品大毒，不宜内服，孕妇禁用。外用亦不可过量或久用，用于溃疡面时，尤须注意，以免吸收中毒	Hg
4. 生马钱子		为马钱科植物马钱的成熟种子	苦，温；有大毒。归肝、脾经	通络止痛，散结消肿	0.3~0.6g，炮制后入丸、散	不宜生用，不宜多服久服；孕妇禁用	士的宁、马钱子碱
5. 生川乌		为毛茛科植物乌头的母根	辛、苦，热；有大毒。归心、肝、肾、脾经	祛风除湿，温经止痛	一般炮制后用	生品内服宜慎。孕妇禁用，不宜与贝母类、半夏、白及、白蔹、天花粉、瓜蒌类同用	
6. 生草乌		为毛茛科植物北乌头的块根	辛、苦，热；有大毒。归心、肝、肾、脾经	祛风除湿，温经止痛	一般炮制后用	生品内服宜慎。孕妇禁用，不宜与贝母类、半夏、白及、白蔹、天花粉、瓜蒌类同用	
7. 生白附子		为天南星科植物独角莲的块茎	辛，温；有毒。归胃、肝经	祛风痰，定惊搐，解毒散结止痛	一般炮制后用，3~6g。外用生品适量捣烂，熬膏或研末以酒调敷患处	孕妇慎用，生品内服宜慎	

续表

名称	别名（不规范用名	来源	性味归经	功能	用法用量	注意事项	主要成分
8. 附子		为毛茛科植物乌头的子根加工品	辛、甘、大热；有毒。归心、肾、脾经	回阳救逆，补火助阳，逐风寒湿邪	3~15g，先煎，久煎	孕妇慎用。不宜与贝母类、半夏、白及、白蔹、天花粉、瓜蒌类同用	乌头碱
9. 生半夏		为天南星科植物半夏块茎	辛，温；有毒。归脾、胃、肺经	消痞散结	内服一般炮制后用，3~9g，外用适量，磨汁涂或研末以酒调敷	不宜与乌头类药材同用。生品内服宜慎	
10. 生天南星		为天南星科植物天南星、异叶天南星或东北天南星的块茎	苦、辛，温；有毒。归肺、肝、脾经	散结消肿	外用生品适量，研末以醋或酒调敷患处	孕妇慎用。生品内服宜慎	
11. 生巴豆（巴豆霜）		为大戟科植物巴豆的成熟果实	辛，热；有大毒。归胃、大肠经	外用蚀疮	外用适量，研末涂患处，或捣烂以纱布包涂患处。（巴豆霜 0.1~0.3g，多入丸散）	孕妇禁用。不宜与牵牛子同用	脂肪油
12. 斑蝥	斑蝥虫、炒斑蝥、炙斑蝥（斑毛）	芫青科南方大斑蝥干燥体	辛，热；有大毒。归肝、胃、肾经	破血消癥，攻毒蚀疮，引赤发泡	0.03~0.06g，炮制后多入丸散用。外用适量，研末或浸酒醋，或制油膏涂敷患处，不宜大面积用	本品有大毒，内服慎用，孕妇禁用	斑蝥素
13. 青娘虫		为芫青科动物绿芫青的全虫	辛，温；有毒	攻毒，破瘀，逐水	内服：入丸、散，1~2只。外用：适量，研末调敷	有剧毒，一般不内服，体弱者及孕妇禁服	斑蝥素
14. 红娘虫		为蝉科动物黑翅红娘子、短翅红娘子、褐翅红娘子的全体	苦、辛，平；归心、肝、胆经	破瘀，散结，攻毒	内服：研末入丸、散，1~3g。外用：适量，研末作饼敷贴	有剧毒，内服宜慎；体弱及孕妇忌服	
15. 生甘遂		为大戟科植物甘遂的块根	苦，寒；有毒。归肺、肾、大肠经	泻水逐饮	0.5~1.5g，炮制后多入丸散用	孕妇禁用。不宜与甘草同用	

续表

名称	别名（不规范用名）	来源	性味归经	功能	用法用量	注意事项	主要成分
16. 生狼毒		为瑞香科植物月腺大戟或狼毒大戟的根	苦、辛，平；有毒。归脾、肝经	散结，杀虫	外用：适量，研末调敷；或醋磨汁涂；或取鲜根去皮捣烂敷	本品有毒，内服宜慎；体质虚弱及孕妇禁服。不宜与密陀僧同用	含二萜、黄酮、木脂素、香豆精等
17. 生藤黄		为藤黄科植物藤黄的树脂	酸、涩，凉；有毒	攻毒，消肿，去腐敛疮，止血杀虫	外用：适量，研末调敷、磨汁涂或熬膏涂；内服：0.03~0.06g，入丸剂	本品毒性较大，内服宜慎；体质虚弱者禁服	藤黄酸、别藤黄酸、新藤黄酸
18. 千金子	续随子	为大戟科植物续随子成熟种子	辛，温；有毒。归肝、肾、大肠经	逐水消肿，破血消癥	1~2g，去壳去油用，多入丸散服。外用适量。捣烂敷患处	孕妇禁用	
19. 天仙子		为茄科植物莨菪的成熟种子	苦、辛，温；有大毒。归心、胃、肝经	解痉止痛，安神定喘	0.06~0.6g	心脏病、心动过速、青光眼患者及孕妇禁用	
20. 闹羊花	（羊踯躅）	为杜鹃花科植物羊踯躅的花	辛，温；有大毒。归肝经	祛风除湿，散瘀定痛	0.6~1.5g，浸酒或入丸散。外用适量，煎水洗	不宜多服、久服。体虚者及孕妇禁用	
21. 雪上一枝蒿		为毛茛科植物短柄乌头、展毛短柄乌头、曲毛短柄乌头、宣威乌头、小白撑、铁棒槌、伏毛铁棒槌等多种乌头属植物的块根	苦、辛，温；有大毒。归肝经	祛风除湿，活血止痛	内服：研末，每次不超过0.02g，1天量不超过0.04g。外用：适量，浸酒涂擦；或研末调敷；或煎汤熏洗	本品有剧毒，未经炮制，不宜内服。治疗剂量与中毒剂量比较接近，必须严格控制用量。孕妇、老弱、婴幼儿及心脏病、溃疡病患者均禁服。酒剂禁内服	乌头碱、去氧乌头碱等
22. 红升丹		为水银、火硝、白矾、朱砂、雄黄、皂矾制炼而成的红色氧化汞	辛，热；大毒。归脾、肺经	拔毒提脓，去腐生肌，杀虫燥湿	外用：适量，研极细末，或与其他药配成散剂；或制成药捻插入疮口。内服：0.03~0.06g，装胶囊	本品有毒，一般不宜内服。外用亦不宜大量持久使用，近口、眼、乳头、脐中等部位不宜用；疮面过大时亦不宜用，以防蓄积中毒。肝、肾功能不全者、孕妇禁用	主要含HgO，尚含少量As_2S_2

续表

名称	别名（不规范用名）	来源	性味归经	功能	用法用量	注意事项	主要成分
23. 白降丹		为人工炼制的氯化汞和氯化亚汞的混合结晶物	辛，热；有毒	消痈，溃脓，蚀腐，杀虫	外用：研末，0.09～0.15g，撒于创面上；或制成其他剂型用	禁内服。外用亦宜少量	$HgCl_2$、Hg_2Cl_2
24. 蟾酥		蟾蜍科动物中华大蟾蜍或黑框蟾蜍的干燥分泌物	辛，温；有毒。归心经	解毒，止痛，开窍醒神	0.015～0.03g，多入丸散用。外用适量	孕妇慎用	华蟾酥毒基、脂蟾毒配基
25. 洋金花		为茄科白花曼陀罗的花	辛，温；有毒。归肺、肝经	平喘止咳，镇痛，解痉	0.3～0.6g，宜入丸散；亦可作卷烟分次燃吸（1日量不超过1.5g）。外用适量	外感及痰热咳喘、青光眼、高血压及心动过速患者禁用	东莨菪碱
26. 红粉	红氧化汞		辛，热；有大毒	拔毒，除脓，去腐，生肌	外用适量。研极细粉单用或与其他药味配成散剂或制成药捻	本品有毒，只可外用，不可内服。外用亦不宜久用	氧化汞（HgO）
27. 轻粉		为氯化亚汞	辛，寒；有毒。归大肠、小肠经	外用杀虫，攻毒，敛疮	外用适量，研末掺敷患处。内服每次0.1～0.2g，一日1～2次，多入丸剂或装胶囊服，服后漱口	本品有毒，不可过量；内服慎用，孕妇禁服	氯化亚汞（Hg_2Cl_2）
28. 雄黄		硫化物类矿物雄黄族雄黄	辛，温；有毒。归肝、大肠经	解毒杀虫，燥湿祛痰，截疟	0.05～0.1g，入丸散用。外用适量，熏涂患处	内服宜慎；不可久用；孕妇禁用	二硫化二砷（As_2S_2）

附3：有大毒、有毒及有小毒中药的调剂

有大毒、有毒和有小毒中药品种以《中国药典》2020年版标注为准。用法用量应当按照规定使用，特殊情况需要超剂量使用时，应当由处方医师双签字确认后方可调配。10种有大毒中药品种、42种有毒中药品种和31种有小毒中药品种分别见表3-13、表3-14和表3-15。

表3-13 10种有大毒中药品种表

序号	名称	用法用量
1	川乌	一般炮制后用
2	马钱子	0.3～0.6g
3	马钱子粉	0.3～0.6g

续表

序号	名称	用法用量
4	天仙子	0.06 ~ 0.6g
5	巴豆霜	0.1 ~ 0.3g
6	巴豆	外用适量
7	红粉	外用适量
8	闹羊花	0.6 ~ 1.5g
9	草乌	一般炮制后用
10	斑蝥	0.03 ~ 0.06g

表 3 – 14　42 种有毒中药品种表

序号	名称	用法用量
1	干漆	2 ~ 5g
2	土荆皮	外用适量, 醋浸或酒浸涂擦, 或研末调敷患处
3	三棵针	9 ~ 15g
4	千金子	1 ~ 2g
5	千金子霜	0.5 ~ 1g, 多入丸散服; 外用适量
6	制川乌	1.5 ~ 3g
7	制草乌	1.5 ~ 3g
8	天南星	外用适量
9	制天南星	3 ~ 9g
10	半夏	3 ~ 9g
11	甘遂	0.5 ~ 1.5g
12	木鳖子	0.9 ~ 1.2g; 外用适量, 研末, 用油或醋调敷患处
13	仙茅	3 ~ 10g
14	洋金花	0.3 ~ 0.6g
15	白附子	3 ~ 6g
16	轻粉	外用适量
17	白果	5 ~ 10g
18	白屈菜	9 ~ 18g
19	山豆根	3 ~ 6g
20	朱砂	0.1 ~ 0.5g, 多入丸散服, 不宜入煎剂; 外用适量
21	华山参	0.1 ~ 0.2g
22	全蝎	3 ~ 6g
23	芫花	1.5 ~ 3g; 醋芫花研末吞服, 0.6 ~ 0.9g/次, 一日 1 次
24	苍耳子	3 ~ 10g
25	两头尖	1 ~ 3g; 外用适量
26	附子	3 ~ 15g

续表

	名称	用法用量
27	苦楝皮	3~6g；外用适量，研末，用猪脂调敷患处
28	金钱白花蛇	2~5g；研粉吞服1~1.5g
29	牵牛子	3~6g
30	香加皮	3~6g
31	常山	5~9g
32	商陆	3~9g；外用鲜品捣烂或干品研末涂敷
33	硫黄	内服1.5~3g，炮制后入丸散；外用适量，研末油调涂敷患处
34	雄黄	0.05~0.1g
35	罂粟壳	3~6g
36	蓖麻子	2~5g；外用适量，捣烂敷患处；亦可入丸剂内服
37	蜈蚣	3~5g（3~5条）
38	蕲蛇	3~9g；研末吞服，一次1~1.5g，一日2~3次
39	京大戟	1.5~3g
40	狼毒	熬膏外敷
41	臭灵丹草	9~15g
42	蟾酥	0.015~0.03g，多入丸散用，外用适量

表3-15　31种有小毒中药品种表

	名称	用法用量
1	丁公藤	3~6g，用于配制酒剂，内服或外搽
2	九里香	6~12g
3	大皂角	1~1.5g，多入丸散用，外用适量，研末吹鼻取嚏或研末调敷患处
4	土鳖虫	3~10g
5	川楝子	5~10g，外用适量，研末调涂
6	小叶莲	3~9g，多入丸散服
7	水蛭	1~3g
8	艾叶	3~9g；外用适量，供灸治或熏洗用
9	北豆根	3~9g
10	地枫皮	6~9g
11	红大戟	1.5~3g
12	吴茱萸	2~5g
13	苦杏仁	5~10g；生品入煎剂宜后下
14	南鹤虱	3~9g
15	鸦胆子	0.5~2g，用龙眼肉包裹或装入胶囊吞服；外用适量
16	重楼	3~9g；外用适量，研末调敷
17	急性子	3~5g

续表

序号	名称	用法用量
18	蛇床子	3～10g；外用适量，多煎汤熏洗，或研末调敷
19	猪牙皂	1～1.5g，多入丸散用；外用适量，研末吹鼻取嚏或研末调敷患处
20	绵马贯众	5～10g
21	绵马贯众炭	5～10g
22	蒺藜	6～10g
23	鹤虱	3～9g
24	飞扬草	6～9g
25	苦木	枝3～4.5，叶1～3g
26	金铁锁	0.1～0.3g
27	草乌叶	1～1.2g
28	紫萁贯众	5～9g
29	榼藤子	10～15g，不宜生用
30	翼首草	1～3g
31	两面针	5～10g，外用适量，研末调敷或煎水洗患处

你知道吗

中药并不是大家想象中的无毒无害、可以随意自行服用的，除了以上规定的毒麻中药具有毒性以外，临床使用的一些中药还可导致肝损害或影响肾功能，例如中药苍耳子、雷公藤、苦杏仁、广豆根、地榆、苦楝子等可致肝细胞损害；草乌、麻黄、天仙藤、巴豆、关木通、马兜铃等会影响肾功能，所以，我们要摒弃中药是无毒无害、可随意服用的观念，要在医师的指导下科学服用中药，尤其是肝肾功能不全患者应该在医师的指导下慎重、合理地选择中药，避免加重肝肾功能损害。

请你想一想

1. 中药处方中重复开药的情况包含哪些？

2. 对于毒麻中药的管理有哪些内容？你能把常用剂量相同的毒麻中药品种总结出来吗？

3. 临床上有超剂量使用毒麻中药的情况吗？

实践实训

1. 重复开药及毒麻药品剂量审方的实训考核评分见表3-16。

表3-16 实训考核表

姓名： 班级： 得分：

实训项目	评分标准	分值	得分
重复开药及毒麻药品剂量的审方	能说出常见中药的别名和并开内容	30	
	能说出常用毒麻药品的常用剂量	30	
	能够审阅出中药处方中重复开药及毒麻药品剂量超量的内容	40	
总分		100	

2. 审方

（1）原始记录　完成原始记录表 3-17。

表 3-17　原始记录表

审阅项目	审阅内容	审阅结果
处方前记	按照处方管理办法，处方应具有的所有内容	
处方正文	配伍禁忌　　　　十八反 　　　　　　　　十九畏	
	妊娠禁忌	
	毒麻中药用量	
	重复给药	
处方后记	各种签字是否齐全	

（2）考核评分标准表

根据中药调剂常规要求，对中药处方进行审阅，审核处方各部分内容是否齐全、正确。考核评分标准见表 3-18。

表 3-18　实训考核表

	考核内容		配分	减分	得分
处方前记	按照处方管理办法，处方应具有的所有内容		20		
处方正文	配伍 禁忌	十八反	15		
		十九畏	15		
	妊娠禁忌		15		
	毒麻中药用量		15		
	重复给药		10		
处方后记	各种签字是否齐全		10		

3. 考核过程

审方的考核侧重于理论考试，具体方案如下。

给每位同学发放若干有错误的处方，请同学按要求对处方内容进行审阅，分项目写出相应的内容，有错误的指出错误并改正。根据考核评分标准进行评价。

目标检测

1. 背诵十八反十九畏的歌诀，并说出每一句歌诀所包含的具体内容。

2. 简述中药处方的相关管理办法。

3. 背诵妊娠禁忌歌诀并说出妊娠禁用和慎用药。

4. 背诵常见中药的别名和并开内容以及常用毒麻药品的常用剂量。

5. 请审阅以下处方，将处方中的错误列出并改正。

处方 1.

×××××× 医院处方笺

姓名 张丽　　　性别 女　　　年龄 20　　　单位 ××××　　　病案号 ×××

| 病情及诊断：
痰涎壅盛、喘咳 | Rp
姜半夏 12g　党　参 9g　紫苏子 9g　人　参 9g
甘　草 6g　沉　香 3g　桂　枝 9g　前胡 6g
厚　朴 9g　陈　皮 9g　五灵脂 9g　草果仁 3g
赤石脂 12g　瓜　蒌 9g

　　　　　　　　　　　　　　　　　　　　　　代煎 7 剂
医师 ×××　　　　××××年 × 月 × 日 |

处方 2.

×××××× 医院处方笺

姓名 王五　　　性别 男　　　年龄 40　　　单位 ××××　　　病案号 ×××

| 病情及诊断：
热毒壅盛 | Rp
生石膏 30g　生　地 15g　水牛角 30g　黄　连 9g
栀　子 10g　桔　梗 10g　黄　芩 10g　知　母 9g
赤　芍 10g　花　粉 10g　玄　参 10g　川　乌 6g
甘　草 6g　丹　皮 10g　山豆根 10g
连　翘 6g　浙贝母 6g　竹　叶 6g

　　　　　　　　　　　　　　　　　　　　　　代煎 3 剂
医师 ×××　　　　××××年 × 月 × 日 |

处方 3.

×××××× 医院处方笺

姓名 孙晓　　　性别 男　　　年龄 30　　　单位 ××××　　　病案号 ×××

| 病情及诊断：
血瘀、风痰 | Rp
丹　参 15g　羌　活 10g　当　归 15g　乌　蛇 15g
地　龙 15g　川　芎 9g　红　花 9g　没　药 6g
五灵脂 9g　蜈　蚣 9g　草　乌 3g　郁　金 10g
川　乌 3g　三　棱 9g　甘　草 6g　白屈菜 18g

　　　　　　　　　　　　　　　　　　　　　　代煎 7 剂
医师 ×××　　　　××××年 × 月 × 日 |

处方 4.

×××××× 医院处方笺

姓名 宋丹　　　性别 女　　　年龄 50　　　单位 ××××　　　病案号 ×××

| 病情及诊断：
脾胃虚寒 | Rp
当　归 9g　陈　皮 9g　枳　实 9g　吴茱萸 6g　半　夏 9g
香　附 9g　附　子 12g　党　参 6g　桂　枝 6g　甘　草 6g
干　姜 6g　党参 15g　白　术 30g　檀　香 10g　蜂　房 6g
木　香 6g　藜芦 1g

　　　　　　　　　　　　　　　　　　　　　　　　代煎 5 剂
医师 ×××　　　　××××年 × 月 × 日 |

处方 5.

××××××医院处方笺

姓名 琳琳　　性别 女　　　年龄 29　　　单位 ×××　　　病案号 ×××

病情及诊断： 妊娠 90 天 心脾两虚、 腰膝酸软	Rp 何首乌 9g　枸杞子 9g　阿　胶 9g　远　志 5g　半　夏 6g 炙黄芪 9g　石菖蒲 9g　人　参 6g　炒枣仁 6g　甘　草 6g 木　香 6g　龙眼肉 9g　茯　苓 6g　黄　芪 10g　生薏米 6g 丹　皮 6g 　　　　　　　　　　　　　　　　　　　　　　　　　　代煎 5 剂 医师×××　　　××××年×月×日

处方 6.

××××××医院处方笺

姓名 赵丽　　性别 女　　　年龄 42　　　单位 ×××　　　病案号 ×××

病情及诊断： 风湿闭阻	Rp 秦　艽 15g　羌　活 10g　杜　仲 15g　乌　蛇 12g　地　龙 15g 丁　香 6g　草　乌 6g　没　药 6g　五灵脂 9g　蜈　蚣 5g 牙　硝 6g　郁　金 6g　川　乌 3g　三　棱 9g　白　蔹 6g 甘　草 6g 　　　　　　　　　　　　　　　　　　　　　　　　　　代煎 3 剂 医师×××　　　××××年×月×日

处方 7.

××××××医院处方笺

姓名 朱鹏　　性别 男　　　年龄 36　　　单位 ×××　　　病案号 ×××

病情及诊断： 湿痰证	Rp 旋复花 15g　代赭石 15g　人　参 6g　半　夏 6g　天南星 15g 建泽泻 12g　江枳壳 12g　甘　草 6g　陈　皮 10g　木　香 10g 生牡蛎 15g　赤石脂 15g　海　藻 6g　漏　芦 6g　桂　枝 6g 生　姜 6g 　　　　　　　　　　　　　　　　　　　　　　　　　　代煎 5 剂 医师×××　　　××××年×月×日

处方 8.

××××××医院处方笺

姓名 张慧　　性别 女　　　年龄 33　　　单位 ×××　　　病案号 ×××

病情及诊断： 妊娠 90 天 睡眠不好	Rp 小　蓟 10g　车前子 9g　栀　子 9g　炙甘草 5g　通　草 9g 生桑皮 9g　石菖蒲 9g　远　志 6g　炒枣仁 6g　白　术 6g 干　姜 6g　竹　茹 9g　茯　苓 6g　黄　芪 10g　萹　蓄 6g 瞿　麦 6g 　　　　　　　　　　　　　　　　　　　　　　　　　　代煎 9 剂 医师×××　　　××××年×月×日

处方9.

×　×　×　×　×　× 医院处方笺

姓名 刘军	性别 男	年龄 25	单位 ××××	病案号 ×××

| 病情及诊断：
热证 | Rp
连　翘 15g　银　花 15g　葛　根 12g　羚羊角面 0.6g^{冲服}
大青叶 15g　天花粉 12g　栀　子 12g　黄　柏 12g
白果仁 12g　浙　贝 12g　桑　叶 12g　苍耳子 12g
生石膏 15g　知　母 10g　玄　参 10g　白附片 10g
防　风 10g　钩　藤 10g　大　黄^{后下}6g

　　　　　　　　　　　　　　　　　　　　　　代煎 7 剂
医 师 ×××　　　×　×　×　×年 × 月 × 日 |

处方10.

×　×　×　×　×　× 医院处方笺

姓名 谢丽	性别 女	年龄 26	单位 ××××	病案号 ×××

| 病情及诊断：
瘀血内阻 | Rp
桃　仁 15g　红　花 12g　当　归 12g　仙　茅 15g　三　棱 10g
川　芎 6g　赤　芍 6g　淡附片 6g　三　七 5g　水　蛭 5g
枳　壳 6g　玄明粉 3g　生大黄 3g　白　及 6g　甘　草 6g
牛　膝 6g

　　　　　　　　　　　　　　　　　　　　　　代煎 5 剂
医 师 ×××　　　×　×　×　×年 × 月 × 日 |

书网融合……

e 微课 1　　　e 微课 2　　　划重点　　　自测题

项目二十三　中药饮片调配

学习目标

知识要求

1. **掌握**　中药处方应付常规、常用的并开药名；中药常见的特殊煎煮方法；选择门票。

2. **熟悉**　中药饮片调剂的基本设施及使用方法；中药处方调配的操作流程及其考核评价标准。

能力要求

1. 学会准确规范地使用戥秤、捣药铜缸等调配工具。

2. 学会按照处方应付常规进行调配工作。

3. 学会识别处方中的并开药名，并根据处方准确调配。

4. 学会识别处方中需要特殊煎煮的品种，并准确标注和交代。

5. 能根据处方药味量和药物质地选择合适的门票对群药进行包装。

6. 学会正确调配处方及调配后清场。

学习任务一　中药饮片调配物品及文件的准备

PPT

一、案例导入

小张是一名药房中药饮片调剂员，今天是他到中药房实习的第一天，他的带习老师让他用今天的时间熟悉中药房的基本设施和常用工具，以便在今后的实习中能很好地胜任调剂员的工作。

1. 学生按照学习小组，根据提供的戥秤，动手完成下列任务。

（1）请说出戥秤的构造。

（2）识别所提供戥秤的戥星及最大称量值。

（3）每组请同学演示戥秤的使用方法，其他同学观察演示过程，进行小组讨论，对演示结果进行评价。

2. 学生按照学习小组，根据提供的捣药铜缸，动手完成下列任务。

（1）请说出捣药铜缸的构造。

（2）陈述捣药铜缸的操作要点。

（3）每组请同学进行中药饮片捣碎操作，其他同学观察演示过程，进行小组讨论，对演示结果进行评价。

二、案例分析

1. 小张应熟悉的中药饮片调配基本设施有：中药斗柜、成药柜、饮片调剂台、贵重中药柜、毒性中药柜、冷藏柜等。

2. 小张应熟悉的中药饮片调配工具有：计量工具（戥秤、分厘戥、天平、盘秤、台秤和现代电子秤等）、碎药工具（铜冲钵、研钵、剪刀和粉碎机）、清洁工具和包装工具（药刷、药筛、药匙、钢锉、鉴方、包装纸和捆扎麻绳等）。

三、案例分析所需知识

1. 常见中药饮片调配的设施

（1）中药斗柜　即药房装饮片的药斗，供处方调配使用，又称"百子柜""百药柜"或"百眼橱"。中药斗柜的规格可视调剂室面积大小和业务量而定。斗柜传统上一般是用木头制作而成的组合柜，现在也有用不锈钢、铝合金等金属做成的斗柜，一般高约 2.0m，宽约 1.5m，厚约 0.6m，装药斗 60 ~ 70 个，可排成"横七竖八"或"横八竖八"，有的在斗架最下层设 3 个大斗。每个药斗中又分为 2 ~ 4 格，底部大斗一般不分格，用以装体积大而质地轻的饮片，如竹茹、白花蛇舌草等。1 个药斗约装药 150 ~ 170 种，一般中药房应置此类药斗 3 ~ 5 台，通常以"一"字形摆放。

（2）成药柜　成药柜的构造、尺寸大小与中药斗柜基本相似，自中间一半以上不设药斗，改为 3 ~ 4 个阶梯状台阶，用于贮备成药；下半截专设药斗。另一种成药柜，其内用木板隔成 3 层，外设玻璃门，以防灰尘飞入。目前成药柜的结构样式不一，形状各异，但一般以能容纳 100 ~ 150 种成药为宜。

（3）饮片调剂台　在社会药房中又称柜台，是调剂人员对中药饮片调配的操作台，一般高约 1.0m，宽约 0.6m，其长度可按调剂室大小而定。调剂台材料多选用木质，要求台面光滑，便于调配。调剂台内侧的上层安装大抽屉，常用来放置饮片调配常用的工具和包装材料，下层设有小抽屉，常用于放部分常用饮片。此外还有一种双面调剂台，适用于较宽敞的调剂室。结构特点是：两侧面皆有药斗，台的正中放小型药斗架，调剂人员可在两侧同时进行工作。

（4）贵重中药柜　贵重中药柜为带锁的货柜，用于放置价格昂贵的中药饮片，如：人参、西洋参、冬虫夏草、牛黄、麝香、西红花、羚羊角和鹿茸等。贵重饮片因分品种、规格登记于专用账册，实行专人、专柜加锁、专用账册的"三专"管理，定期盘点，以防出现药物短缺现象。

（5）毒性中药柜　毒性中药柜为带锁货柜，用于存放毒性中药。常用的毒性中药有：砒石、砒霜、水银、生马钱子、生川乌、生草乌、生白附子、附子、生半夏、生天南星、生巴豆、巴豆霜、斑蝥、芫青、红娘子、生甘遂、生狼毒、生藤黄、千金子、天仙子、闹羊花、雪上一支蒿、红升丹、白降丹、蟾酥、洋金花、红粉、轻粉、雄黄。毒性中药柜实行专人保管、专柜加锁、专用账册、专用处方、专册登记的"五专"管理，专柜上必须有毒性药品标记。

（6）冷藏柜　冷藏柜主要用于存放贵重或者容易变质的中药饮片。

2. 中药饮片调配常用工具及使用方法

（1）戥秤　俗称戥子、药戥子，是中药饮片调配最常用的称量工具。戥秤根据称重大小不同分为不同规格，一般药品零售部门使用250g戥秤，如称取1g以下的贵重细药，需选用毫克戥，其构造及使用方法与戥秤相同。

戥秤的原理　戥秤是利用杠杆原理来称重量的衡器。戥秤重心在支点外端，称重时根据被称物的轻重，使砣与砣绳在戥杆上移动以保持平衡，根据平衡时砣绳所对应的戥杆上戥星，即可读出被称量物的重量值。

戥秤的构造　戥称主要由戥杆、戥砣、戥毫和戥盘四个部分组成。戥秤的戥砣、戥盘是用金属制成的，戥杆使用金属铜、塑料、木质或骨质制成。戥杆的上侧和内侧用铜或铅戥嵌成两排小点以指示分量，称为"戥星"。戥毫（又称戥纽）2个，靠左面的叫"内纽"（也称为"后毫"或"第二毫"），用以称较轻的物品；靠右面的叫"外纽"（也称为"前毫"或"第一毫"），用以称较重的物品。

戥星的识别　内纽的戥星（内侧面）一般从1g开始（定盘星除外），每隔1粒星为1g，以此类推，到杆梢大多为50g。外纽的戥星（向上面）一般从50g开始（没有定星盘），用4粒或5粒星表示，以后1粒星表示2g，以此类推，到杆梢大多为250g。

戥秤的使用方法　使用戥秤时首先检查戥盘与戥砣的号码是否相符；然后检查戥砣放在定盘星上是否平衡，灵敏度如何，如平衡而灵敏则可使用，否则应修理后再使用。提拿戥秤时不宜过远或过近、太高或太低。在称量时，左手握戥杆，稳住砣线，右手抓药放入盘内，提起戥纽，目视戥星，左手将砣线在戥杆上移动至欲称量的指数位置上随即放开，当戥星的指数和戥杆取得平衡时，即是所称药物的重量。

戥秤的保养　戥秤在应用的时候应轻拿轻放，以免杆、砣、盘戥部位碰撞损伤；戥秤在使用后要注意将戥盘擦干净，将戥砣放在戥盘中，挂在适当的位置，保持干燥，避免金属部分受潮生锈而影响准确度。另外定期到法定计量检定机构对戥秤进行校验，确保其准确度。

（2）托盘天平　托盘天平是一种药物称量用具，由托盘、横梁、平衡螺母、刻度尺、刻度盘、指针、刀口、底座、标尺、游码、砝码戥组成。它依据杠杆原理制成，在杠杆的两端各有一小盘，左端放置要称量的物体，右端放置砝码，杠杆中央装有指针，两端平衡时，两端的质量（重量）相等。托盘天平的精确度一般为0.1g或0.2g。荷载有100g、200g、500g、1000g等。

（3）电子秤　电子秤是一种目前比较常见的电子衡器，有多种规格和种类，在饮片调配时，多选用计重电子秤。

（4）捣药铜缸　捣药铜缸由缸体、捣药锤和铜盖组成。缸体内部要求光滑无毛刺，下面中央微凹，捣药锤下端膨大，上端有柄，用于手持上下锤击捣碎药物。

捣药铜缸的使用方法　使用捣药铜缸时，置铜缸于调剂台上，放稳，左右手协调配合进行操作。右手四指环握杵柄上端，拇指扣压杵柄顶端，以前臂带动，做较为有力的升降动作，捣砸铜缸内的饮片。杵头进入铜缸时应与缸底垂直。左手配合右手捣砸作辅助动作。使用无盖铜缸时，左手四指并拢，拇指张开，与右手配合，在铜杵进入缸体的同时，迅速覆盖于缸口处，防止被捣砸的饮片溅出，同时可顺势转动缸体，以使饮片破碎均匀。饮片捣毫后，进行倒出操作。方法是：左手掌心朝上，虎口张开，反手握住缸体下部近底部，翻转手腕，将缸内饮片倒出。左手还原，继续握住铜缸；右手握杵，以与缸底垂直的方向，纵向叩击缸口上沿，通过振动可以使附着在铜缸内壁的残留饮片脱落。左手以同样的倒出动作，将缸内振落的饮片倒出。

调配中需要临时捣碎的品种有：延胡索、土贝母、黄连、半夏、香附、公丁香、母丁香、肉桂、官桂、赤小豆、肉豆蔻、红豆蔻、豆蔻、砂仁、大风子、生南楂、甜瓜子、黑芝麻、荔枝核、郁李仁、苦杏仁、蓖麻子、木鳖子、莱菔子、草果、没食子、瓜蒌子、相思子、肉桂子、紫苏子、刀豆子、榧子、牛蒡子、冬瓜子、整三七、胡麻子、芥子、石莲子、使君子、预知子、酸枣仁、蕤仁、桃仁、白胡椒、雷丸、豹骨及各种胶类。

（5）小型粉碎机　小型粉碎机又称打粉机，能快速粉碎各种较硬的中药，如三七、灵芝、珍珠、丹参、西洋参等。目前一般药店、医院中药房都配备有小型粉碎机用于代客加工。

（6）包装材料　中药饮片在调配过程中所需的包装材料主要有：门票（包装纸）、装药纸袋、捆扎麻绳、订书机（用于纸袋封口）等。

（7）清洁工具　中药饮片在调配时一般都应配备药筛、药刷子、鸡毛掸子、软布等清洁工具。

3. 中药饮片调配的文件准备　中药饮片调配应熟悉中药房管理制度，毒麻药品管理制度等。

中药房应准备差错事故上报表，发现差错事故，如实填写并按规定进行上报。

请你想一想

中药饮片调配时，对于戥秤的选用，我们应注意哪些方面？

你知道吗

中药计量工具是中药称重的衡器，计量工具的准确与否，直接影响中药在临床中的治疗作用，必须校准使用。计量工具使用一段时间后，会出现称量不准的情况，要定期进行校准。

实训考核

一、原始记录表

表 3-21　调剂物品使用实训原始记录表

药店礼仪	戥秤构造	使用戥秤	捣药操作

二、评分标准

调剂物品使用评分标准见表 3-22。

表 3-22　调剂物品评分标准

姓名：　　　　　　　　　　　　　班级：　　　　　　　　　　　　　得分：

实训项目	评分标准	分值	得分
戥秤使用	能说出戥秤的基本结构：戥盘、戥杆、戥砣、戥纽	10 分	
	能识别戥秤的称量规格：戥星及最大称量值	10 分	
	会准确规范地使用戥秤：校戥、姿势、称量手法	40 分	
	会使用铜缸捣碎中药饮片：清洁、捣碎姿势、倒药	40 分	
合计		100 分	

三、考核过程

分小组进行考核，由组长对组员做好原始记录表。组长对组员的仪表进行记录，组员能说出戥秤的构造，然后组员进行戥秤的称量操作；捣药铜缸的操作。教师按照评分标准和原始记录表，对学生进行考核评分。

学习任务二　查看处方应付常规

PPT

一、案例导入

小王将对以下处方进行调配，请问每个中药的处方应付是什么？

```
                      ×××××医院处方笺
   姓名  ×××      性别  男      年龄 50     单位  ×××       病案号×××
   病情及诊断：气滞血瘀
   Rp
   三棱 12g  补骨脂 8g  骨碎补 9g  瓜蒌子 12g  半夏 6g  苍术 8g  决明子 12g  水蛭 6g

                                                                代煎 4 剂
   医师 ×××                                         ×××年××月××日
```

药费：×××　计价员：×××　调配：×××　核对：×××　发药：×××

1. 教师给每个小组 5 个不同的处方，由小组成员在组内讨论分析处方应付。
2. 小组交换处方，继续讨论处方应付。
3. 教师指定小组成员根据抽取处方回答处方应付，其他组对回答进行评价。

二、案例分析

小王对以上处方进行调配前，应明确所有药物的处方应付，以准确地进行调配。以上处方的药物应付如下。

三棱——醋炙　　　　　　　　半夏——法半夏

补骨脂——盐炙　　　　　　　苍术——麸炒

骨碎补——烫制　　　　　　　决明子——清炒

瓜蒌子——蜜制　　　　　　　水蛭——酒炙

三、案例所需基础知识

1. 处方应付　中医根据"辨证论治"原则进行诊治疾病，立方时要选用各种经不同炮制加工的中药饮片，以求发挥更好的疗效。中药生熟有别的药性学说及中药饮片不同规格的质量标准，已作为法定标准载入国家药典或者地方炮制规范，所以在中药调剂中严禁生、炙不分，严禁以生代炙和乱代乱用。中药调剂工作，根据医师处方要求和地方传统用药习惯，经多年形成的一套用药规律，称为处方应付常规。在未标明生、熟、炒、制的情况下，可根据处方应付常规合理调配生、熟、炒、制等不同"饮片"，所以处方应付常规是调配中医处方的主要依据之一。目前各地由于传统调配习惯不尽相同，所以处方应付常规也不一致，有待于今后逐步规范化。现根据北京地区传统调配习惯，将处方药味常规列于表 3 – 23 至表 3 – 28。

2. 处方应付常规

（1）直接写药物的正名或炒制时，即付清炒或炒的品种，一般为果实种子类中药（表 3 – 23）。

表 3 – 23　直接写药名即付清炒的品种

正名	处方名	应付
山楂	山楂、炒山楂、山楂片、北山楂	清炒山楂
酸枣仁	酸枣仁、枣仁、炒酸枣仁、炒枣仁	清炒酸枣仁

续表

正名	处方名	应付
苍耳子	苍耳子、苍耳、炒苍耳子、炒苍耳	清炒苍耳子
决明子	决明子、炒决明子、决明子、马蹄决明	清炒决明子
牛蒡子	牛蒡子、炒牛蒡子、大力子、鼠黏子、牛子	清炒牛蒡子
王不留行	王不留、炒王不留、留行子、麦蓝子	清炒王不留行
芥子	芥子、白芥子、炒白芥子、炒芥子	清炒芥子
牵牛子	牵牛子、炒牵牛子、二丑、白丑、黑丑、炒二丑	清炒牵牛子
莱菔子	莱菔子、炒莱菔子、萝卜子、炒萝卜子	清炒莱菔子
紫苏子	紫苏子、炒紫苏子、苏子、炒苏子、南苏子	清炒紫苏子
蔓荆子	蔓荆子、炒蔓荆子	清炒蔓荆子
槐花	槐花、炒槐花	清炒槐花
槐米	槐米、炒槐米	清炒槐米
草果	草果、草果仁、炒草果、炒草果子	清炒草果
麦芽	麦芽、炒麦芽、大麦芽	清炒麦芽
谷芽	谷芽、香谷芽、炒谷芽、粟芽、炒粟芽	清炒谷芽
稻芽	稻芽、炒稻芽、香稻芽	清炒稻芽
九香虫	九香虫、炒九香虫	清炒九香虫

（2）处方直接写正名，即付麸炒品种的，一般为含大量挥发油，对肠胃有刺激的药物，或是有特殊不良气味的药物（表3-24）。

表3-24　直接写药名即付麸炒的品种

正名	处方名	应付
半夏曲	半夏曲、夏曲、夏粬、炒半夏曲、炒夏粬	麸炒半夏曲
六神曲	六神曲、神曲、炒神曲、炒六神曲	麸炒六神曲
枳实	枳实、炒枳实、麸炒枳实	麸炒枳实
枳壳	枳壳、炒枳壳、麸炒枳壳、江枳壳	麸炒枳壳
白术	白术、贡白术、炒白术、麸炒白术	麸炒白术
苍术	苍术、茅苍术、炒苍术、南苍术、北苍术	麸炒苍术
椿皮	椿根皮、椿根白皮、炒椿皮、麸炒椿皮	麸炒椿皮
冬瓜子	冬瓜子、冬瓜仁、炒冬瓜子、麸炒冬瓜子	麸炒冬瓜子
薏苡仁	薏苡仁、薏米、苡仁、薏米、炒薏苡仁、薏苡等	麸炒薏苡仁
僵蚕	僵蚕、白僵蚕、天虫、炒僵蚕、麸炒僵蚕	麸炒僵蚕

（3）处方直接写药名，即付烫制品的，一般为带绒毛的根类、带绒毛的果实种子类和动物角、甲、皮类等（表3-25）。

表 3 - 25　直接写药名即付烫制的品种

正名	处方名	应付
狗脊	狗脊、金狗脊、金毛狗脊	砂烫去毛狗脊
骨碎补	骨碎补、碎补、申姜、猴姜、炙申姜	砂烫去毛骨碎补
炮姜	炮姜	炮姜
马钱子	马钱子、番木鳖、制马钱子、炙马钱子	砂烫马钱子粉
鹅枳实	鹅枳实、小枳实、鹅眼枳实	砂烫鹅枳实
龟甲	龟甲、龟板、玄武板、炙龟甲、炙龟板	砂烫醋淬龟甲
鳖甲	鳖甲、炙鳖甲、烫鳖甲、醋炙鳖甲	砂烫醋淬鳖甲
穿山甲	穿山甲、山甲珠、炮甲珠、炙山甲、烫山甲	砂烫醋淬穿山甲
刺猬皮	烫刺猬皮、猬皮、刺猬皮	滑石烫刺猬皮
阿胶	阿胶珠、烫阿胶、炒阿胶	蛤粉烫阿胶
干蟾	制干蟾、炙干蟾、制蟾蜍、蟾蜍	砂烫干蟾

（4）直接写药名，即付酒炙品的，一般蛇类，为了除去腥味，增强活血化瘀作用或不宜作用等（表 3 - 26）。

表 3 - 26　直接写药名即付酒炙的品种

正名	处方名	应付
熟大黄	熟大黄、熟军、炙大黄、熟锦纹、熟军咀	酒蒸大黄
熟地黄	熟地黄、熟地、大熟地、酒熟地	酒制地黄
黄精	黄精、炙黄精、酒炙黄精、黄精咀	酒制黄精
肉苁蓉	淡苁蓉、大芸、甜大芸、淡大芸、炙苁蓉、苁蓉	酒制肉苁蓉
山茱萸	山茱萸、山萸、山萸肉、杭萸肉、炙山萸、枣皮	酒制山茱萸
女贞子	女贞子、炙女贞子、酒炙女贞子、冬青子	酒制女贞子
胆南星	胆南星、胆星、炙胆星、酒炙胆南星、九转胆星	酒制胆南星
蛇蜕	蛇蜕、蛇皮、龙衣、炙龙衣、炙蛇蜕、酒炙蛇蜕	酒炙蛇蜕
乌梢蛇	乌梢蛇、乌蛇、炙乌蛇、酒炙乌蛇	酒炙乌梢蛇
乌蛇肉	乌蛇肉、酒炙乌蛇肉	酒炙乌蛇肉
蕲蛇	蕲蛇、炙蕲蛇、酒炙蕲蛇、其蛇肉	酒炙蕲蛇
水蛭	水蛭、炙水蛭、酒炙水蛭	酒炙水蛭

（5）处方直接写药名，即付蜜炙的品种，一般为润肺止咳的品种，可以增强其润肺止咳的功效（表 3 - 27）。

表 3 - 27　直接写药名即付蜜炙的品种

正名	处方名	应付
桑白皮	桑白皮、桑皮、桑根白皮、炙桑皮	蜜炙桑白皮
枇杷叶	枇杷叶、杷叶、炙枇杷叶、炙杷叶	蜜炙枇杷叶
马兜铃	马兜铃、炙马兜铃、炙兜铃、蜜兜铃	蜜炙马兜铃
瓜蒌子	瓜蒌子、炙瓜蒌子、炙蒌子、栝楼子、瓜蒌仁	蜜炙瓜蒌子
槐角	槐角、炙槐角、蜜槐角	蜜炙槐角
罂粟壳	罂粟壳、米壳、御米壳、炙米壳、炙罂粟壳	蜜炙罂粟壳

（6）处方直接写药名，即付醋炙（制）的品种，主要为有活血化瘀作用的药物，或毒性药物的药物通过醋炙降低毒性，或掩盖某些不良气味（表 3 - 28）。

表 3 - 28　直接写药名即付醋炙的品种

正名	处方名	应付
三棱	三棱、炒三棱、荆三棱、京三棱	醋炙三棱
莪术	莪术、炙莪术、醋炙莪术、蓬莪术、温莪术	醋炙莪术
香附	醋香附、香附米、炒香附、莎草根、炙香附	醋炙香附
延胡索	元胡、炙元胡、醋元胡、玄胡索、醋炙元胡	醋炙延胡索
狼毒	狼毒、白狼毒、炙狼毒、醋炙狼毒	醋炙狼毒
商陆	商陆、花商陆、炙商陆、醋炙商陆	醋炙商陆
京大戟	京大戟、大戟、炙大戟、醋炙大戟	醋炙京大戟
红大戟	红大戟、红芽大戟	醋炙红大戟
甘遂	甘遂、炙甘遂、醋炙甘遂	醋炙甘遂
芫花	芫花、炙芫花、醋炙芫花	醋炙芫花
青皮	均青皮、醋青皮、醋炙青皮、四花皮、四花青皮	醋炙青皮
五味子	五味子、炙五味子、北五味子、辽五味子	醋炙五味子
南五味子	南五味子、南五味	醋炙南五味子
乳香	乳香、滴乳香、乳香珠、炙乳香、醋炙乳香	醋炙乳香
没药	没药、明没药、炙没药、醋炙没药	醋炙没药
鸡内金	鸡内金、内金、炒内金、鸡肫皮	醋炙鸡内金
五灵脂	灵脂米、醋炙五灵脂、炙五灵脂、糖灵脂、灵脂块	醋炙五灵脂
硇砂	硇砂、炙硇砂、紫硇砂、醋炙硇砂	醋炙硇砂

（7）处方直接写药名，即付盐炙的品种，一般为具有补肾作用的药物（表 3 - 29）。

表 3 - 29 直接写药名即付盐炙的品种

正名	处方名	应付
杜仲	杜仲、川杜仲、炒杜仲、盐杜仲、盐炙杜仲	盐炙杜仲
小茴香	小茴香、茴香、炙茴香、盐炙小茴香、茴香子	盐炙小茴香
车前子	车前子、炒车前子、车前、炙车前子、盐炙车前子	盐炙车前子
补骨脂	补骨脂、故纸、破故纸、盐炙补骨脂	盐炙补骨脂
胡芦巴	胡芦巴、芦巴子、炙芦巴子、炙胡芦巴	盐炙胡芦巴
益智	益智仁、益智、炒益智、盐炙益智仁	盐炙益智
橘核	橘核、炒橘核、南橘核、广橘核、盐炙橘核	盐炙橘核
蒺藜	刺蒺藜、白蒺藜、蒺藜、炒蒺藜、盐炙蒺藜	盐炙蒺藜

（8）处方直接写药名，即付煅制的品种，一般为矿物类或动物贝壳类（表 3 - 30）。

表 3 - 30 直接写药名即付煅制的品种

正名	处方名	应付
瓦楞子	瓦楞子、煅瓦楞子	煅瓦楞子
牡蛎	牡蛎、煅牡蛎、牡蛎壳	煅牡蛎
蛤壳	蛤壳、煅蛤壳、海蛤壳	煅蛤壳
蛤粉	蛤粉、煅蛤粉	煅蛤粉
龙骨	龙骨、煅龙骨、五花龙骨	煅龙骨
龙齿	龙齿、青龙齿、煅龙齿	煅龙齿
白石英	白石英、煅白石英	煅白石英（醋淬）
花蕊石	花蕊石、煅花蕊石	煅花蕊石
自然铜	自然铜、煅自然铜、煅然铜	煅自然铜（醋淬）
阳起石	阳起石、煅阳起石	煅阳起石（醋淬）
赤石脂	赤石脂、石脂、煅石脂、煅赤石脂	煅赤石脂（醋淬）
炉甘石	炉甘石、煅炉甘石	煅炉甘石
金礞石	金礞石、礞石、煅礞石、煅金礞石	煅金礞石
青礞石	青礞石、煅青礞石	煅青礞石
禹余粮	禹余粮、禹粮石、煅禹余粮、煅禹粮石	煅禹余粮
枯矾	煅白矾、煅明矾、枯矾	煅枯矾
钟乳石	钟乳石、石钟乳、煅钟乳石	煅钟乳石
浮海石	浮海石、海浮石、煅浮海石	煅浮海石
紫石英	紫石英、煅石英、煅紫石英	煅紫石英（醋淬）
硼砂	硼砂、煅硼砂、白硼砂、月石、西月石	煅硼砂
磁石	磁石、煅磁石、灵磁石、活磁石	煅磁石（醋淬）
赭石	赭石、代赭石、煅赭石	煅赭石（醋淬）

（9）处方直接写药名，即付炭制品的药物，主要为止血药（表 3 - 31）。

表 3 – 31　直接写药名即付炭制的品种

正名	处方名	应付
地榆	地榆、地榆炭	地榆炭
蒲黄	蒲黄、蒲黄炭、黑蒲黄	蒲黄炭
棕榈	棕榈、棕榈炭、棕板炭、陈棕炭	棕榈炭
艾叶	艾叶、艾叶炭、艾炭、蕲艾、蕲艾炭、陈艾	艾叶炭
侧柏叶	侧柏叶、侧柏、侧柏炭	侧柏叶炭
南山楂	南山楂、南楂、南山楂炭、南楂炭	南山楂炭
干漆	干漆、干漆炭、煅干漆	干漆炭
血余炭	血余、血余炭、发炭	血余炭

（10）处方直接写药名，即付制的品种，主要为毒性中药品种（表 3 – 32）。

表 3 – 32　直接写药名即付炮制品的品种

正名	处方名	应付
川乌	川乌、川乌头、乌头、炙川乌、制川乌	制川乌
草乌	草乌、草乌头、炙草乌、制草乌	制草乌
白附片	白附片	制白附片
白附子	白附子、白附子片、炙白附子	制白附子
天南星	天南星、南星、炙南星、炙天南星	制天南星
何首乌	何首乌、首乌、首乌咀、炙首乌、炙何首乌	制何首乌
远志	远志、远志肉、炙远志	制远志
附子	附子、黑附子、黑附片、附片、黑顺片	制黑附片
法半夏	半夏、法夏、法半夏、京半夏、制半夏、炙半夏	法半夏
清半夏	清半夏、清夏、炙清半夏、炙清夏	清半夏
萸黄连	萸黄连、萸莲、炙萸莲	炙萸连
淫羊藿	淫羊藿、羊藿叶、仙灵脾、炙羊藿、炙淫羊藿	炙淫羊藿
肉豆蔻	肉豆蔻、肉果、煨肉果、煨肉豆蔻、玉果	煨肉豆蔻
吴茱萸	吴茱萸、吴萸、炙吴萸、炙吴茱萸	制吴茱萸
栀子	栀子、炒栀子、炙栀子、炒栀仁、炙栀仁、红栀子、	姜栀子
厚朴	厚朴、川厚朴、川朴、炙厚朴、姜厚朴、紫油厚朴	姜厚朴
硫黄	硫磺、炙硫磺、石硫磺、倭硫磺	制硫黄
藤黄	藤黄、炙藤黄	制藤黄

你知道吗

中药炮制是指在中医理论的指导下，按照中医用药要求将中药材加工成中药饮片的传统方法和技术，古时又称为"炮炙""修事""修治"。中药材

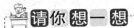

请你想一想

调剂员为何要掌握处方应付常规？

经炮制后，不仅可以提高药效、降低毒性，而且方便储存，是中医临床用药的必备工序。炮制是否得当，直接影响临床用药疗效。

实践实训

一、原始记录表

表 3 - 33　处方应付常规实训原始记录

从教师给定的处方，进行处方应付常规填写。

清炒	炭制	麸炒	醋炙	盐炙	蜜炙	酒炙	烫制	煅制

二、实训考核评分标准

处方应付常规实训评分标准见表 3 - 34。

表 3 - 34　处方应付常规实训考核表

姓名：　　　　　　　　　　班级：　　　　　　　　　　　得分：

实训项目	评分标准	分值	得分
处方应付常规	处方中应付清炒的品种	15 分	
	处方中应付炭制的品种	15 分	
	处方中应付麸炒的品种	10 分	
	处方中应付醋炙的品种	10 分	
	处方中应付盐炙的品种	10 分	
	处方中应付蜜炙的品种	10 分	
	处方中应付酒炙的品种	10 分	
	处方中应付烫制的品种	10 分	
	处方中应付煅制的品种	10 分	
合计		100 分	

三、考核过程

1. 小组成员根据所抽取的处方进行应付常规判断，由小组长做好原始记录表收集。

2. 小组考核完成后，教师在每个小组随机抽同学进行再次考核和点评，教师根据考核标准和原始记录表进行评分。

学习任务三　查看并开药物处方

PPT

一、案例导入

请对以下处方进行应付分析。

×××××医院处方笺

姓名　×××　　性别　女　　年龄 30　　单位　×××　　病案号×××
病情及诊断：饮食内停
Rp
陈皮 15g　连翘 12g　焦四仙 40g　猪茯苓 12g　半夏 12g　黄芩 12g　枳壳实 12g　黄连 6g　二术各 5g　甘草6g

代煎 3 剂

医师×××　　　　　　　　　　　　　　　　　×××年××月××日

药费：×××　计价员：×××　调配：×××　核对：×××　发药：×××

二、案例分析

此案例中的处方，主要是并开药处方。

焦四仙 40g：焦山楂 10g、焦神曲 10g、焦麦芽 10g、焦槟榔 10g。

猪茯苓 12g：猪苓 6g、茯苓 6g。

枳壳实 12g：枳壳 6g、枳实 6g。

二术各 5g：苍术 5g、白术 5g。

三、案例所需基础知识

具体内容请见项目二十二审方中，学习任务四《有重复开药及毒麻药品剂量问题的审方》中的并开内容。

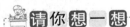

请你想一想

在查看并开处方时，应注意什么？

实践实训

一、原始记录表

表 3-35　并开药物实训原始记录表

并开药名	并开剂量	应付药	应付剂量	称量结果	误差

二、实训考核标准

表3-36 处方并开实训考核表

姓名：	班级：		得分：
实训项目	评分标准	分值	得分
处方并开	1. 准确指出处方中的所有并开药名及药量	50分	
	2. 根据并开进行处方调配		
	（1）调配药味准确	20分	
	（2）调配药量分配准确	10分	
	误差≤±1.0%　得20分		
	误差±（1.1%~2%）得15分	20分	
	误差±（2.1%~3%）得10分		
	误差>±3.0%　得0分		
合计		100分	

三、考核过程

1. 小组成员根据所抽取处方，指出处方中的并开药及各药应称取的量。
2. 对处方进行准确调配。

学习任务四 查看特殊煎煮品种的处方

PPT

一、案例导入

小张将对以下处方进行调配，请问他将对哪些药物做特殊处理？

×××××医院处方笺

姓名 ×××　　性别 男　　年龄 30　　单位 ××××　　病案号×××
病情及诊断：气滞血瘀
Rp
三棱12g　沙苑子8g　瓜蒌子6g　薄荷12g　半夏6g　生蒲黄8g　芥子12g　莪术12g　桃仁6g
　　　　　　　　　　　　　　　　　　　　　　　　　代煎4剂
医师×××　　　　　　　　　　　　　　　　　　　×××年××月××日

药费：×××　计价员：×××　调配：×××　核对：×××　发药：×××

二、案例分析

小张在拿到以上处方时，应查看处方中需要特殊处理或特殊煎煮的药物，并在发药时给患者交代清楚。此案例中存在以下需要特殊处理的药物：

　　　薄荷：后下

　　　半夏：先煎

　　　生蒲黄：包煎

　　　桃仁：捣碎

三、案例所需基础知识

　　正确掌握中药的煎煮方法直接关系到汤剂的临床疗效。清代名医徐灵胎说："煎药之法最宜深究，药之效不效全在此乎，夫烹饪禽、鱼、牛、羊，失其调度，尚能损人，况药专主治病，而可不讲乎。"李时珍在《本草纲目》中记载："凡服汤药，虽品物专精，修治如法，而煎煮药者，鲁莽造次，水火不良，火候失度，则药亦无功。"可见，我国历代医家都非常重视中药的煎煮方法。

（一）一般药物的煎煮方法

　　1. 煎药器具　中药汤剂的质量与煎药器具有着十分密切的关系。梁代陶弘景："温汤勿用铁器"，明代李时珍："煎药并忌用铜铁具，宜银器瓦罐"。古人首推陶器煎药，陶器性质稳定，传热均匀，与药物所含的各种成分不发生化学反应，且价格低廉，煎出的药汁质量最好，因而沿用至今。另外搪瓷锅、不锈钢锅、玻璃容器等亦可选用。禁用铁、铝、锡等易腐蚀材料或有毒塑料制成的容器，虽然传热迅速，但药汁与以上容器接触，会发生化学反应而产生沉淀、降低溶解度等现象，影响治疗效果，甚至产生副作用。

　　随着医药科技的不断发展，对中药煎药工具的不断改进与更新，出现了很多新型自动煎药机。陶瓷自动煎药机，在内胆材料上选用特种耐高温防炸裂陶瓷，使之符合中医传统煎药的要求，并具有以下特点：可随时先煎、后下，可精确控制文火、武火温度，浸泡、加热、沸腾时间控制程序完全智能化，自动抽出药液，自行监测故障，报警显示功能，管路清晰方便，节能方式加热，适合医院、诊所及药店选择使用。

　　2. 煎药用水　李时珍《本草纲目》所记载的煎药用水多达42种，多为雨水、露水、雪水等，这些都是天然水，含矿物质较少，比较洁净。我们在选用煎药用水时，以洁净、不含或少含矿物质及其他杂质为原则。现在多用自来水、井水或干净的河水等。

　　3. 加水量　煎药加水量直接影响药汁质量。药材质地不同，其吸水量有显著差异。加水浸泡时应根据药材质地加入适量洁净水。质地松泡的饮片，吸水量较多，如花类、叶类和全草类中药饮片；质地坚实的中药饮片，吸水量较少，如根类、矿物类、贝壳类中药。最终加水量以浸泡后水面高出中药饮片 2～3cm，每次煎出药汁在 150～250ml 为宜。

　　4. 浸泡时间　煎药前，要先将药物放入煎药容器内，加冷水漫过药面，浸透后再煎煮。这样有效成分易于煎出。一般中药饮片冷水浸泡30分钟左右。可根据中药饮片的性质、体积大小、厚度等情况适当调整浸泡时间。一般以花、叶、草等类药材为主的可浸泡 20 ~ 30 分钟，以根及根茎、种子、果实等类为主的药材，可浸泡 40 ~ 60 分钟。使水分充分浸入药材组织，利于有效成分的溶出。但浸泡时间不宜过长，以免造成药物酶解或霉败。

5. 煎煮方法　中药饮片用冷水浸透后再煎煮。一般煎药火候宜先武后文，即开始用武火，煎沸后改用文火，保持微沸状态。煎药时不宜频频打开锅盖，以减少挥发性成分的损失。

一剂中药一般煎煮两次，煎煮时间，应根据药物和疾病性质，用药情况而定。以沸腾开始计时，一般药物第一煎 25 ~ 30 分钟，二煎 15 ~ 20 分钟；解表药第一煎 15 ~ 20 分钟，二煎 10 分钟；滋补药第一煎 30 ~ 40 分钟，二煎 20 ~ 30 分钟。

汤剂煎得后，应趁热立即滤取药汁，不宜久置锅中，以防含胶体过多的药液，遇冷产生胶凝，造成过滤困难，同时亦易酸败。第二煎在滤取药液时，应挤榨药渣，尽量减少药渣中残留量，以利疗效。将两次煎液合并混匀后分两次服用。

（二）特殊药物煎煮方法

1. 先煎　先煎是指入汤剂的一些药物需在未入其他药时，先行煎煮。目的是增加药物的溶出度；降低或缓解药物的毒性。

（1）贝壳类、矿物类、动物角甲类等药物　贝壳类：生海蛤壳、生珍珠母、生瓦楞子、生紫贝齿、生牡蛎、生石决明。

矿物类：生代赭石、生龙骨、生龙齿、生磁石、生石膏、生紫石英、生寒水石、生自然铜、青礞石、花蕊石等。

动物角甲类：生龟甲、生鳖甲、穿山甲等。

因这些药物质地坚硬，成分难以煎出，应打碎先煎，经武火煮沸后，改文火煎煮 10 ~ 15 分钟，再投入其他浸泡好的药物同煎。

（2）毒性中药饮片　有些毒性中药饮片可先煎 0.5 ~ 2 小时，降低或消除毒性。如有毒成分为乌头碱的川乌和草乌，经过煎煮 0.5 ~ 2 小时，乌头碱水解为乌头次碱，进一步水解为乌头原碱而大大降低了毒性。

2. 后下　后下是指在其他药物快要煎好时才下，稍煎即可。中药饮片后下的目的是为了减少挥发性成分的损耗，或防止有效成分被破坏。

（1）气味芳香、含挥发性成分的中药饮片　如薄荷、青蒿、玫瑰花、细辛、鱼腥草、紫苏叶、砂仁、豆蔻、降香、沉香等饮片，煎煮时间不宜太久，以免有效成分散失，一般在其他药物煎好前 5 ~ 10 分钟加入共煎。

（2）久煎破坏有效成分的中药饮片　应在其他药物煎好前 5 ~ 10 分钟加入共煎。如苦杏仁、钩藤、徐长卿、番泻叶、大黄等。

钩藤降压成分为钩藤碱，煎煮 20 分钟以上，成分易被破坏，降压效果减弱；苦杏仁含苦杏仁苷，久煎则水解一部分，产生氢氰酸而减弱止咳作用；大黄、番泻叶泻下成分久煎亦被破坏，一般在煎好前 10 ~ 15 分钟加入共煎即可。

3. 包煎　包煎是指将药物装入专用包煎袋或用纱布包裹后，再与其他药物同煎。

（1）富含绒毛的饮片宜包煎，以免脱落的绒毛混入药汁后刺激咽喉，引起咳嗽。如旋覆花、辛夷等。

（2）花粉等粉粒状中药饮片宜包煎，避免漂浮于液面上，影响有效成分的煎出。如蒲黄、松花粉、青黛、滑石粉、海金沙、马勃、儿茶、菟丝子、六一散、蛤粉等。

（3）含黏液质、淀粉较多的中药饮片，在煎煮过程中容易糊锅底、焦化，宜包煎。如葶苈子、车前子、浮小麦等。

4. 另煎

（1）某些贵重中药饮片，为使其有效成分充分煎出及减少有效成分被其他药渣吸附引起的损失，需要在另一容器中单独煎煮取汁，再将药渣并入其他群药中合并，然后将前后不同煎煮的药液混匀分服。如人参、红参、西洋参、西红花、冬虫夏草等。

（2）质地坚硬的贵重中药饮片，应单独煎煮2~3小时取汁，再将药渣并入群药中同煎，最后将前后不同煎煮的药液混匀分服，如羚羊角片、水牛角片、鹿茸片、鹿角片等。

5. 烊化　胶类、蜜膏类药物，煎煮后药液黏稠而影响其他有效成分的煎出及结底糊化，将药物加入适量热水或加热熔化，兑入煎好的药液同服。如阿胶、龟胶、鹿角胶、鳖甲胶、龟鹿二仙胶、饴糖、蜂蜜等。

6. 煎汤代水　目的是使药物充分煎出，发挥药效。将需要煎汤代水的中药饮片先煎15~25分钟，去渣、过滤，取其汁，再按照汤剂的类型，分头、二煎的用水量和其他药物同煎，如伏龙肝、葫芦壳等。

> **请你想一想**
>
> 1. 中药汤剂的一般煎煮方法是怎样的？
> 2. 中药汤剂煎煮的特殊情形有哪些？

7. 冲服　一些用量少的贵重或成分易被破坏的中药饮片，宜研磨成粉末用药液冲服，避免有效成分被其他药渣吸附影响药效。如牛黄、三七、鹿茸、羚羊角、紫河车、蕲蛇、金钱白花蛇、琥珀、雷丸、沉香等。

8. 兑水冲服　液体类中药，放入其他药中同煎，会影响其他成分，所以应待其他药物煎煮去渣取汁后，再进行兑入服用，如竹沥、黄酒、姜汁、梨汁、藕汁、酸石榴汁等。

实践实训

一、原始记录表

表3-37　实训原始记录表

先煎	后下	包煎	另煎	捣碎	烊化	煎汤代水

二、特殊煎煮药物实训考核标准

表 3 – 38　特殊处理药物实训考核表

姓名：　　　　　　　　　　　　　班级：　　　　　　　　　　　　　　　　得分：

实训项目	评分标准	分值	得分
特殊处理药物	指出处方中需要先煎的药物并进行煎煮方法交代	15 分	
	指出处方中需要后下的药物并进行煎煮方法交代	15 分	
	指出处方中需要包煎的药物并进行煎煮方法交代	15 分	
	指出处方中需要另煎的药物并进行煎煮方法交代	15 分	
	指出处方中需要临时捣碎的品种并进行捣碎操作	15 分	
	指出处方中需要烊化的药物并进行煎煮方法交代	15 分	
	指出处方中需要煎汤代水的药物并进行煎煮方法交代	10 分	
合计		100 分	

注：处方中无全部情况的根据情况酌情调整分值。

三、考核过程

1. 对提供的处方进行分析，指出需要特殊处理的药物，填写原始记录表。
2. 根据处方，对患者进行特殊煎煮药物的煎煮方法交待。

📖 学习任务五　选择门票

PPT

一、案例导入

小张将对以下处方进行调配，请问调配前他应如何选择门票？

×××××医院处方笺

姓名　×××　　　性别　女　　　年龄 40　　　单位　××××　　　　病案号×××
病情及诊：气虚血瘀
Rp
黄芪15g　人参15g　白术10g　炙甘草15g　当归10g　丹参10g　益母草10g　陈皮6g　升麻6g　柴胡12g
竹茹10g　蒲黄6g　大枣6g

代煎 4 剂

医师 × × ×　　　　　　　　　　　　　　　　　　　　　　×××年××月××日

药费：×××　　计价员：×××　　调配：×××　核对：×××　发药：×××

二、案例分析

该处方药味有 13 味，属于较大处方，单剂药量为 131g。

有需要单包的药为：人参——另煎　蒲黄——包煎。

因里面有竹茹，较松泡，体积大，所以小张在选择门票的时候，可以选择 2 号门票；又因需要调配四剂，所以选择四张 2 号门票，四张内衬，8 张小剂量包装纸用于包装需要单包的饮片。

三、案例所需基础知识

门票即中药饮片包装时的最外层用纸，一般都是裁成正方形，存放在调剂台内面上层的大抽屉内。门票正面一般都印有药店的名称及经营范围等。

调剂员在选择"门票"时，应根据处方药量的多少、体质松泡、质地轻重等选择适宜的包药"门票"，以方便包装使用。另外，包装时如需要使用衬纸的，则将衬纸放在"门票"之上，与"门票"一起在调剂台上铺好（表 3 - 39）。

请你想一想

1. 中药饮片调配的门票有哪些规格？
2. 中药饮片调配时选择门票应考虑哪些因素？

表 3 - 39　"门票"的规格

名称	1 号	2 号	3 号	4 号	5 号
边长	53cm	46cm	36cm	32cm	26cm

中药饮片包装用纸，除了"门票"外，还有单味分包用纸，衬纸，油纸或蜡纸等，规格见表 3 - 40、表 3 - 41 油纸或蜡纸主要用来包裹新鲜或带油黏性药物。

表 3 - 40　单味分包用纸的规格

名称	3g	9g	15g	30g	60g
平方尺寸	3.5寸	4寸	5寸	6寸	7寸

表 3 - 41　油纸或蜡纸用纸的规格

名称	3g	9g	15g	30g	60g
平方尺寸	1.5寸	2寸	2.5寸	3寸	3.5寸

实践实训

一、原始记录表

表 3 - 42　实训原始记录表

门票张数	门票号数	小包装数	称量规范	包装规范	包装美观

二、门票选择实训评分标准

门票选择实训评分标准见表 3 – 43。

表 3 – 43 门票选择实训考核表

姓名： 班级： 得分：

实训项目	评分标准	分值	得分
门票选择	根据处方中药味数及总剂量选择适宜门票	20 分	
	规范地对处方进行称量	30 分	
	规范地对需要单包的饮片进行包装	20 分	
	规范地对群药进行包装	20 分	
	大包装、小包装美观、牢固	10 分	
合计		100 分	

三、考核过程

1. 根据小组抽取的处方，选择合适的门票。
2. 对所抽取的处方进行调配，用选择的门票对群药进行包装。

学习任务六 核对戥秤

PPT

一、案例导入

小张在中药房从事中药饮片调配工作，他每天一上班就开始打扫药房卫生，收拾调剂台，然后再开始接处方调配药品，他的做法对吗？

二、案例分析

小张的做法是错误的，他应该每天下班前就收拾好调剂台面，打扫好卫生。中药房在开始接处方调配前，应先清洁戥秤，核对戥秤，确保称量的准确性。

三、案例所需基础知识

戥秤作为重要调剂的传统剂量工具，始于北宋年间，至今已有一千多年的历史，尽管其结构简单，但在我国目前遍布城乡的大中小医院或综合性医药药房，戥秤仍是不可替代的剂量工具。处方调配常用的戥秤有大小两种，大的主要用于调配一般饮片处方，其称量范围在 1～500g，小的主要用于调配一些细贵饮片和毒性中药饮片，称量范围在 200mg～50g 之间。处方调配的精准度影响治病效果，在调配时要求单剂量误差不得超过 ±3.0%，总剂量误差不得超过 ±5.0%，要达到以上要求，调配人员就必须要正确选用戥秤和规范使用戥秤。

核对戥秤：处方调配时应严格执行操作规程，先清洁戥秤，检查定盘星的平衡，左手持戥杆，右手提戥毫，左手食指与中指配合大拇指移动陀线至定盘星，目视戥星，也就是所说的齐眉对戥，使戥杆达到平衡。

戥秤操作左手动作要领：戥杆放置于中指第一节和虎口上，拇指按压于戥杆上方，食指于中指夹持戥杆，手形如"佛手"（不能成兰花指）。移动戥砣时，以中指、食指拉、推砣线，移动戥砣。

戥秤操作右手动作要领：大拇指与食指捏拿戥毫，其他三指自然屈曲（不能成兰花指）。

请你想一想

1. 在处方调配前，应如何选择戥秤？
2. 核对戥秤的重要性是什么？

实践实训

一、原始记录表

表 3 - 44　实训原始记录表

核对戥秤	使用戥秤	饮片剂量	称取剂量	误差

二、核对戥秤实训考核评分标准

表 3 - 45　核对戥秤实训考核表

姓名：　　　　　　　　　　　班级：　　　　　　　　　　　得分：

实训项目	评分标准	分值	得分
核对戥秤	能根据处方选择合适的戥秤	10 分	
	核对戥秤动作规范	30 分	
	使用戥秤动作规范	20 分	
	单味药误差 ≤ ±1.0%　得 40 分	40 分	
	单味药误差 ±（1.1% ~2%）　得 30 分		
	单味药误差 ±（2.1% ~3%）　得 20 分		
	单味药误差 ±（3.1% ~5%）　得 10 分		
合计		100 分	

三、考核过程

1. 每个同学根据处方正确选择调配戥秤。
2. 规范准确地核对戥秤。
3. 用核对好的戥秤进行单味药称量练习，并计算误差。

PPT

学习任务七　称取饮片

一、案例导入

<table>
<tr><td colspan="5" align="center">××××× 医院处方笺</td></tr>
<tr><td>姓名 ×××</td><td>性别　女</td><td>年龄 20</td><td>单位 ××××</td><td>病案号 ×××</td></tr>
<tr><td colspan="5">病情及诊：风热感冒咳嗽</td></tr>
<tr><td colspan="5">Rp</td></tr>
<tr><td colspan="5">金银花 12g　白芍 15g　羌活 12g　五灵脂 6g　苦杏仁 12g　生石膏 30g　罂粟壳 6g　款冬花 10g　鱼腥草 15g</td></tr>
<tr><td colspan="5" align="right">1 剂</td></tr>
<tr><td colspan="3">医师 ×××</td><td colspan="2" align="right">××××年××月××日</td></tr>
</table>

药费：×××　计价员：×××　调配：×××　核对：×××　发药：×××

小王将对以上处方进行调配，请问他应如何操作？

二、案例分析

此案例中只需要调配 1 剂量，最大用量为 30g，最小用量为 6g，戥秤选择用克戥就行，调配时注意按顺序调配，间隔摆放。处方中需要先煎的是生石膏，要单独包装并标注。罂粟壳属于麻醉药品，不能单包，必须混入群药。

三、案例所需基础知识

1. 戥秤的选择　称取饮片时，要根据处方药物的不同体积和重量，选用适当的戥秤，一般用克戥。称取 1g 以下的药物（珍贵药物或毒性药物）的称量，需选用毫克戥，又称"厘戥"。厘戥比戥秤小，戥杆长约 30cm，多用兽骨或金属制成。其称重范围在 0.1～10g 之间，一般最小起称重量为 0.02g。厘戥常放于木盒中保存。

2. 称取方法　看清要称取的中药饮片名称及克数，左手持戥杆，右手取药后掌心向上，再确认所抓药物是否正确，确认无误后，放入戥盘后，用右手拇指与食指提起戥毫，用左手食指与中指配合大拇指将陀弦固定于要称取的克数的戥星上，举至眉齐，左手放开，使戥杆达到平衡。称取克数 = 单剂量 × 剂数。

为了便于核对，要按照处方所列分顺序调配，间隔平放，不可混为一堆，横方横抓，竖方竖抓。对于质地松泡的品种如竹茹、灯心草、夏枯草、通草、茵陈等，先称，以免覆盖前药；对于黏度大的品种如熟地黄、龙眼肉等可后称，放于其他药之上，以免沾染包装用纸。

处方中有需要特殊处理的，如先煎、后下、包煎、烊化、冲服、另煎等要求的，称取后，要单独包装。

处方中有矿物类、动物贝壳类、果实种子类等质地坚硬的药物，需要用铜缸临时捣碎，以煎出有效成分。使用时要清洁好工具，以免污染药物。

请你想一想

问题：在饮片调配时，为何要规定按顺序调配和间隔摆放？

处方中有需要临方加工炮制的品种，应按照规定进行炮制，品质要符合质量要求。

对鲜药品种如鲜芦根、鲜茅根、鲜藿香、鲜石斛等，应分剂量后单独包装并注明用法，不得与群药同包，以便于低温保存，防止霉变。

实践实训

一、原始记录表

表 3-46 实训原始记录表

核对戥秤	使用戥秤	处方总剂量	称取总剂量	误差

二、饮片称取实训考核评分标准

饮片称取实训考核评分标准见表 3-47。

表 3-47 饮片称取实训评分表

姓名：　　　　　　　　　　　　班级：　　　　　　　　　　　　得分：

实训名称	实训项目	分值	得分
	正确对戥	10 分	
	饮片称取操作规范	20 分	
	按处方顺序调配	20 分	
	药味间隔摆放	10 分	
饮片称取	单剂药误差 ≤ ±1.0%　得 40 分		
	单剂药误差 ± （1.1%~2%）　得 30 分		
	单剂药误差 ± （2.1%~3%）　得 20 分	40 分	
	单剂药误差 ± （3.1%~5%）　得 10 分		
	单剂药误差 > ±5.0%　得 0 分		
合计		100 分	

三、考核过程

1. 分小组对单剂量处方进行调配，熟练掌握饮片的称取方法。
2. 对每位同学调配的中药进行误差计算，并进行总体评价。

学习任务八　分剂量操作

PPT

一、案例导入

××××××医院处方笺

姓名　×××　性别　女　年龄40　单位　×××　病案号×××

病情及诊：血虚

Rp

熟地 12g　当归 10g　白芍 12g　川芎 8g

代煎 3 剂

医师×××　　　　　　　　　　　　　　　　　××××年××月××日

药费：×××　计价员：×××　调配：×××　核对：×××　发药：×××

小张在对以上处方进行调配时，熟地称取 12g，当归称取 10g，白芍称取 12g，川芎称取 8g，包装完后，再继续称取第二剂，请问他的称取方法对么？

小王在对以上处方进行调配时，熟地称取 36g，然后凭感觉"平均"分成三份，用同样的方法称取了剩余的饮片，请问他的称取方法对吗？

二、案例分析

小张和小王称取饮片的方法都是错误的。在调配一方多剂时，我们应采用"等量递减""逐剂回戥"的方法称取饮片。

三、案例所需基础知识

中药处方调配的工作量大，调配繁琐，调剂员有随意分药的现象。随意分药直接影响中药的疗效，甚至产生毒副作用危及患者的生命安全。调剂员在工作应认真负责，杜绝随意分药现象，加强工作责任心，正确认识中药调配的重要性，加强职业道德修养。

对一方多剂的处方调配应按"等量递减""逐剂回戥"的原则，按前后顺序将饮片分在包装纸上，不可估量分剂或随意抓配。例如处方中熟地 12g，需要 3 剂，应一次性称取 3 剂的总量 36g，再按照"逐剂回戥"的原则，分为三剂。

> **请你想一想**
>
> 在饮片称取后分剂量，采用"逐剂回戥"的方式，有什么好处？

若处方中有并开药物，如二冬、焦四仙等，应分别称量，不得以一味药抓齐。

实践实训

一、原始记录表

表 3 - 48　实训原始记录表

规范称取饮片	分戥操作	处方总剂量	称取总剂量	误差

二、分剂量操作实训评分标准

表 3 - 49　分剂量实训操作评分表

实训名称	实训项目	分值	得分
	戥秤使用规范	20 分	
	"逐剂回戥"操作规范	30 分	
分剂量	单味药误差 ≤ ±1.0%　得 50 分 单味药误差 ±（1.1% ~2%）　得 30 分 单味药误差 ±（2.1% ~3%）　得 10 分 单味药误差 > ±3.0%　得 0 分	50 分	
合计		100 分	

三、考核过程

1. 分小组进行"逐剂回戥"分剂量操作。
2. 分剂量后，用电子秤或戥秤进行分剂量误差计算。

学习任务九　自查签字　 微课

PPT

一、案例导入

执业药师张晓红在对王东军调配的处方进行复核的时候，发现了以下问题：处方中紫苏子错配成了菟丝子；半夏没有调配炮制品；肉桂应后下，没有单包处理；甘草错配成了炙甘草。张晓红随即找到王东军，给他指出了错误，王东军立即做出了纠正。

```
××××× 医院处方笺

姓名 ×××      性别 女    年龄 40    单位 ××××    病案号 ×××
病情及诊：咳喘
Rp
紫苏子 12g   半夏 6g   桑白皮 8g   厚朴 10g   白芍 12g   肉桂 9g   甘草 6g

医师 ×××                                             代煎 3 剂
                                              ×××年××月××日
```

药费：×××　计价员：×××　调配：王东军　核对：张晓红　发药：×××

二、案例分析

王东军在处方调配处进行了签字确认，就必须对调配工作负责。从执业药师复核的情况看，王东军在调配后没有进行自查便签字确认，或者"自查签字"流于形式，导致了调配错误的发生。

三、案例所需基础知识

中药调配工作是一项复杂而细致的工作，它直接关系到患者的生命安危。而自查是确保用药安全的关键，调配人员在完成调配后，先进行自查，自查时必须思想集中，高度负责，细致地按处方全面核查，如发现问题可及时纠正；经自查无误后，调配人员签字确认。

请你想一想

问题一：调配完成后为何要进行自查？

问题二：调配后自查应从哪些方面进行？

实践实训

一、原始记录表

表 3 - 50　实训原始记录表

班级：　　　　　　　　　　　　姓名：　　　　　　　　　　　　处方编号：

实训名称	考核项目	实训结果	评分
自查	称量工具是否精准		
	中药剂数与处方剂数是否相符		
	饮片味数与处方味数是否相符		
	所配中药饮片品种与处方是否相符		
	药量与处方用量误差是否在规定范围		
	是否进行了另包、捣碎、临方炮制		
	处方应付是否正确		
	是否存在十八反、十九畏、妊娠禁忌		
	饮片是否合格		
	调配人是否签字		
合计			

原始记录人：　　　　　　　　　　　　　　　　　　　　考核小组长：

二、自查实训考核评分标准

表 3 - 51　自查实训评分表

实训名称	项目	评分标准	分值
自查	称量工具	称量工具是否精准	5 分
	中药剂数	中药剂数与处方剂数是否相符	5 分
	饮片味数	饮片味数与处方味数是否相符	5 分
	饮片品种	所配中药饮片品种与处方是否相符	10 分
	调配药量	药量与处方用量误差是否在规定范围	10 分
	特殊处理	是否进行了另包、捣碎、临方炮制	20 分
	处方应付	处方应付是否正确	15 分
	配伍禁忌	是否存在十八反、十九畏、妊娠禁忌	10 分
	饮片质量	饮片是否合格	10 分
	签字	调配人是否签字	10 分
合计			100 分

三、考核过程

1. 根据处方进行调配操作后，对调配进行自查，并填写原始记录表。
2. 小组长对组员进行逐个考评。

学习任务十　调配后清场

PPT

一、案例导入

小张在完成一个处方调配称量和包装任务后，就坐在调剂台旁边开始玩手机，请问他的调配工作真的结束了吗？

二、案例分析

小张的调配工作没有真正结束，中药处方的调配最后一个工作是清场，即对调剂过程中使用的所有设施设备进行清洁整理，使所有工具用具恢复到使用前的状态，并为下一次的调剂做好准备。

三、案例所需基础知识

调剂室应保持整洁、干净、卫生，调剂员调配完后，应对调剂台、地面、药柜、药架等进行打扫，对戥秤铜缸、乳钵、铲子等进行清洁，对门票、包装纸等物品进行归位。对散落在调剂台、地面的中药饮片进行清理、挑选，随手关好药柜抽屉，不使药斗凌乱，防止串药、受潮，保持药柜的整齐。

清场完毕后，地面、调剂台无积灰、结垢，药架、药柜等无积灰，调剂台上无其他与调配无关的杂物。清场的目的就是避免发生药品调配过程中的污染和混淆。

请你想一想

1. 中药饮片调配后为何要清场？

2. 中药饮片调配清场应做到哪些方面？

实践实训

一、原始记录表

表 3 – 52 实训原始记录表

戥秤	捣药缸	药斗药架	调剂台	地面	整体效果

二、调配后清场实训考核评分标准

表 3 – 53 调配后清场实训考核表

姓名： 班级： 得分：

实训项目	评分标准	分值	得分
	能说出清场目的	10 分	
	能说出清场范围及要点	10 分	
	戥盘、捣药铜缸清洁到位	20 分	
清场	门票等包装用纸整理归位	10 分	
	药斗、药架整齐	20 分	
	台面清洁无杂物、地面干净	20 分	
	整体清洁、美观	10 分	
合计		100 分	

三、考核过程

1. 小组内讨论整理调配清场的工作要点。

2. 小组成员对调配后进行清场工作，小组成员根据实训考核表对清场工作进行互评，教师根据组内互评结果进行总评。

学习任务十一　处方调配学习成果考核与评价

PPT

一、案例导入

请对以下处方进行调配。

×××××医院处方笺

姓名　×××　　　性别　女　　　年龄 40　　　单位　×××　　　病案号×××

病情及诊：气滞血瘀

Rp

棱术 24g　破故纸 8g　瓜蒌子 6g　薄荷 12g　半夏 6g　生蒲黄 8g　白芍 12g　当归 10g　芥子 12g　甘草 6g
代煎 3 剂

医师×××　　　　　　　　　　　　　　　　　　　　　　×××年××月××日

药价：65 元　　　　　　　　　　　　　　　　　　　　　　　　　　　计价人：李国庆

配方：　　　　　　　　　　　复核：　　　　　　　　　　　发药：

二、案例分析

要对该处方进行准确调配，需要熟练掌握调配的基本程序，并能对处方进行准确分析，明确处方应付常规，以防用药错误耽误病情。

该处方中有并开药（棱术——醋三棱、醋莪术）、有别名（破故纸——补骨脂）、有需要包煎的品种（生蒲黄）、需要捣碎的品种（半夏、芥子）、需要后下的品种（薄荷）。

三、案例所需基础知识

1. 调配前准备　调剂员应穿工作服、戴工作帽，双手清洁，不留长指甲。检查戥秤、铜缸、乳钵等调配工具是否齐全、清洁，清洁整理调剂台。

2. 查看处方　审查处方有无配伍禁忌（十八反、十九畏、妊娠禁忌）、并开药名、别名、处方应付常规、特殊处理的药味、重复用药等，以确保处方应付准确无误。另含毒性药品的，注意用量是否符合要求。

3. 选择门票　根据处方的药味和药量，选择适宜的门票和其他包装用纸。

4. 核对戥秤　检查定盘星的平衡，左手持戥杆，右手提戥毫，左手食指与中指配合大拇指移动陀线至定盘星，目视戥星，做到齐眉对戥。

5. 称取饮片　称取饮片姿势正确，一次性称足 3 剂药的量，采取逐剂回戥的方式分剂量，不可凭感觉估分。做到按处方顺序调配，单味分列，无混杂、散落、遗漏、错配。

6. 自查签字　调配完成后，必须做到自查，并签字确认。自查做到对方查药，审查调配剂数与处方剂数是否相符，药味是否相符，有并开药的是否调配准确，有特殊煎煮的药物是否做到了单包并标注清楚，有需要临方处理的是否完成等。

7. 包装捆扎　根据药量和饮片质地，选择适当规格的包装纸，另包的小包，在做好标注后，放入群药中；然后将所有大包装重叠，处方折叠后，将有患者名字的一面朝上，进行捆扎，注意包装捆扎结实、美观。

8. 清场　调剂员调配完后，应对调剂台、地面、药柜、药架等进行打扫，对戥秤、铜缸、乳钵、铲子等进行清洁，对门票、包装纸等物品进行归位。对散落在调剂台、地面的中药饮片进行清理、挑选，随手关好药柜抽屉，不使药斗凌乱，防止串药、受潮，保持药柜的整齐。清场完毕后，地面、调剂台无积灰、结垢，药架、药柜等无积灰，调剂台上无其他与调配无关的杂物。

9. 发药交代　发药是调剂工作的重要一环，发药应认真对待，高度负责。调剂员在发药时要做到"五核对"即：核对姓名、处方编号、发票编号、配方剂数、处方发票金额；交代好煎煮方法、用法、服药注意事项等，有需要在煎煮中特殊处理的小包，要给患者或患者家属交代清楚；做到耐心解答患者询问，最后应附带礼貌用语。

> **请你想一想**
>
> 1. 调配工作的完整流程有哪些？
> 2. 你认为调配工作的哪些环节重要，为什么？

实践实训

一、原始记录表

表 3-54　原始记录表

准备	调配	包装	清场	发药	单剂误差	总剂误差	调配时间

二、调配考核评分标准

表 3-55　调配考核评分表

班级：　　　　姓名：　　　　处方号：　　　　调配用时：

项目	考核要求与评分标准	分值	得分
准备	衣帽洁净，双手洁净不留长指甲。检查戥秤、冲筒等工具是否洁净，清洁调剂台（每项1分）	5分	

续表

项目	考核要求与评分标准			分值	得分
调配	收方，计时开始 校对戥秤（3分）			3分	
	审方（审方过程明显2分）、审方后上门票（1分）			3分	
	持戥姿势正确（3分）。逐剂回戥（5分）			8分	
	按序调配、单味分列、无混杂、无散落、无遗漏、无错配。（不按序调配扣5分；称量排放顺序混乱扣4分；药物混杂扣2分；药物撒在台面上未拣回扣2分；药物撒在地上扣2分）			15分	
	处方应付正确，正确处理"需特殊处理的中药" （特殊处理错误或未单包；未注明或标注错误，每个扣5分）			10分	
	逐味复查：逐味看方对药，认真核对			4分	
	处方签名：签名正确			3分	
包装捆扎	动作熟练，包扎牢固无漏药，包形美观，捆扎结实，患者姓名朝上将处方捆于包上。（每项2分）。报告调配完毕，计时结束			10分	
清场	清洁戥秤复原（戥砣放戥盘内），清洁冲筒，清洁调剂台，工具摆放整齐（每项1分）			4分	
发药介绍	核对患者姓名（1分），双手递药，礼貌服务（2分）；交代清楚（重点交代需特殊处理中药的煎煮方法。2分）			5分	
三剂总量误差率	≤±1.0%	10分	±（1.1%~2.0%）	8分	10分
	±（2.1%~3.0%）	6分	±（3.1%~4.0%）	4分	
	±（4.1%~5.0%）	2分	>±5.0%	0分	
单剂最大误差率	≤±1.0%	10分	±（1.1%~2.0%）	8分	10分
	±（2.1%~3.0%）	6分	±（3.1%~4.0%）	4分	
	±（4.1%~5.0%）	2分	>±5.0%	0分	
调配时间	≤15分钟	10分	15.1~16分钟	6分	10分
	16.1~17分钟	3分	>17分钟	0分	
			合计	100分	

注：处方应付常规错误，错配、漏配、多配，"调配"项不得分

三、考核过程

1. 分小组进行组内练习调配的完整流程。

2. 每个同学根据抽取的处方，进行调配完整流程的考核。

目标检测

一、选择题

1. 以下需要先煎的品种是（　　　）
   A. 沉香　　　　　B. 大黄　　　　　　C. 桂枝　　　　　　　D. 龟甲

2. 中药饮片在调配中操作不当的是（　　　）
   A. 体积松泡的饮片应先称　　　　　B. 按处方顺序称取后，间隔摆放
   C. 并开药物应分别称量　　　　　　D. 黏度大的药物应先称量

3. 下以下需要包煎的品种是（　　　）
   A. 朱砂　　　　　B. 蒲黄　　　　　　C. 羚羊角粉　　　　　D. 三七粉

4. 处方调配时，需要临时捣碎的品种是（　　　）
   A. 苦杏仁　　　　B. 人参　　　　　　C. 天麻　　　　　　　D. 红花

5. 处方调配时，需要后下的品种是（　　　）
   A. 西洋参　　　　B. 阿胶　　　　　　C. 冬虫夏草　　　　　D. 薄荷

6. 处方调配时，需要另煎的品种是（　　　）
   A. 肉桂　　　　　B. 沉香　　　　　　C. 鹿茸片　　　　　　D. 马勃

7. 二决明 20g 的调配应付是（　　　）
   A. 煅石决明 20g，炒石决明 20g　　　B. 煅石决明 10g，生决明子 10g
   C. 生石决明 20g，生决明子 20g　　　D. 生石决明 10g，炒决明子 10g

8. 对于一方多剂的处方，调配时应遵循（　　　）
   A. 逐剂回戥　　　B. 贵重先称　　　　C. 量大先称　　　　　D. 包煎后称

9. 调配处方时，需要烊化的中药品种是（　　　）
   A. 人参　　　　　B. 牛黄　　　　　　C. 阿胶　　　　　　　D. 麝香

10. 二丑是指（　　　）
    A. 黑丑、白丑　　　　　　　　　　B. 知母、贝母
    C. 赤芍、白芍　　　　　　　　　　D. 公丁香、母丁香

11. 二蒺藜是指（　　　）
    A. 破故纸、莱菔子　　　　　　　　B. 刺蒺藜、补骨脂
    C. 刺蒺藜、沙苑子　　　　　　　　D. 潼蒺藜、沙苑子

12. 处方写二术，应付（　　　）
    A. 三棱、莪术　　　　　　　　　　B. 苍术、莪术
    C. 莪术、白术　　　　　　　　　　D. 苍术、白术

13. 下列并开药名组合错误的是（　　　）
    A. 二冬（天冬、麦冬）　　　　　　B. 二地丁（蒲公英、紫花地丁）
    C. 谷麦芽（谷芽、麦芽）　　　　　D. 棱术（三棱、莪术）

14. 坤草是指（　　　）
　　A. 益母草　　　　　　　　　　B. 白花蛇舌草
　　C. 蒲公英　　　　　　　　　　D. 紫花地丁

15. 千张纸是指（　　　）
　　A. 补骨脂　　　B. 木蝴蝶　　　C. 白芷　　　D. 女贞子

16. 元胡是指（　　　）
　　A. 胡黄连　　　B. 银柴胡　　　C. 黑胡椒　　　D. 延胡索

17. 以下特殊煎煮方法错误的是（　　　）
　　A. 冲服——马勃　　　　　　　B. 兑付——生姜汁
　　C. 烊化——龟甲胶　　　　　　D. 包煎——六一散

18. 以下直接写药名，需要付酒炙的品种是（　　　）
　　A. 补骨脂　　　B. 女贞子　　　C. 马钱子　　　D. 马兜铃

19. 以下直接写药名，需要付醋炙的品种是（　　　）
　　A. 乌梢蛇　　　B. 阿胶　　　　C. 三棱　　　D. 狗脊

20. 以下直接写药名，需要付盐炙的品种是（　　　）
　　A. 瓜蒌子　　　B. 骨碎补　　　C. 桑白皮　　　D. 车前子

二、问答题

1. 简述中药饮片调配的基本程序。
2. 在中药饮片的调配中，复核应注意哪些方面？
3. 简述戥秤的构造及使用方法。
4. 在进行处方调配时，对于并开药名的处方应如何调配？
5. 简述中药汤剂煎煮中需要特殊处理的情形。
6. 简述核对戥秤和戥秤使用的方法。
7. 需要另包的中药饮片有哪几类？

书网融合……

 微课　　　　　　📝 划重点　　　　　　📖 自测题

▶▶ 项目二十四　复　核

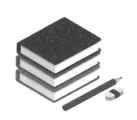

学习目标

知识要求

1. **掌握**　复核的内容。

2. **熟悉**　复核的作用。

能力要求

1. 学会复核。

2. 学会填写复核表并考核。

学习任务一　复核

一、案例导入

学生根据处方（图3-1）及饮片调配（图3-2）找出调配错误。

×××××××××处方笺	
外方01	普通处方

科别　内科　门诊号　123456　2015年6月12日
姓名　张平　性别　男　　　年龄　45岁
临床诊断：　　　　上实下虚的痰涎喘咳证
R：
炙麻黄5g　　　　茯苓10g　　　桔梗9g
白芥子9g　　　　麦冬10g　　　豆蔻9g
滑石粉9g

　　　　　每日1剂，水煎服，早晚各1次
医师：刘东　　　　　　　　　剂数：6
药价：65元　　　计价人：赵国庆
配方：李四　　核对：　　发药：
　　　　取药号：10

图3-1　处方示意

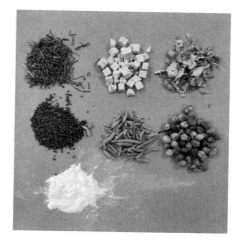

图3-2　处方饮片

二、案例分析

1. **错配**　处方中白芥子错配成紫苏子。

2. **另包处理**　处方中滑石粉应包煎，要另包处理；处方中豆蔻要后下，要另包处理。

3. **处方应付**　炙麻黄应付蜜炙品，而不是生麻黄。

三、案例分析所需知识

根据中药处方调配完中药饮片后，必须经药师或执业药师进行复核，未经复核的中药饮片不得发出。复核无误后，复核人在复核处签字确认，调配人员方可进行包装等后续操作。药师在执业的医疗机构需取得处方调配审核资格，签名专用章必须在本医院医务科留样备查。复核的内容如下。

（1）复核所用称量工具是否精准。

（2）核对所配中药剂数与处方剂数是否相符，纠正多配漏配。

（3）核对所调配饮片味数与处方味数是否相符，纠正多配少配。

（4）核对饮片品种与处方是否相符，纠正错配或缺药代用。核对调配饮片品种情况，如：因对饮片不熟悉，把性状相似的中药混淆错配；因别名或并开名不清楚而错配；因缺药擅自用功效相似的药代替。

（5）复称调配的实际药量是否与处方用量在规定的误差范围内，药量是否分配均匀，通常药量误差不超过 5%，贵重药及毒性麻醉药的用量误差不得超过 1%。核对调配的药量包括单味药的剂量、单剂药的药量和总剂的药量。对于毒性中药的药量应严格复核剂量，防止因称量不准造成事故。

（6）检查所调配饮片是否按照处方应付常规进行，有特殊要求的是否另包。

（7）检查处方应付是否有以生代炙、生炙不明等情况；需要临方炮制的饮片是否按规定进行了加工炮制。

（8）核对是否存在配伍禁忌。主要是"十八反""十九畏"及妊娠配伍禁忌。

（9）检查所调配饮片质量是否合格，是否有不符合要求的变质现象。中药饮片常见的变质现象有虫蛀、霉变、变色、气味散失、泛油、潮解、风化、粘连等，对于新鲜的中药是否有干枯或霉烂现象。

（10）临时捣碎的药味是否进行了捣碎；代煎药，还须复核煎药凭证与处方上的姓名、送药日期、时间、地址、药帖（付）数是否相符。

（11）毒麻药品的剂量是否超出常用量。

（12）是否有重复给药的情况。

请你想一想

复核是否可以由调配人员直接进行复核签字？

核对时发现与调剂要求不符的情况要及时请调剂人员更改，处方经复核人核对无误后应在处方复核处签字，方可进行包装。

学习任务二　复核记录及考核

一、案例导入

小王和小李是中药房的两名中药调剂人员，由于平时调剂工作繁忙，调配处方完毕后，为了赶时间，总是形式性的快速复核处方并签字。今天，小王复核了以下一个处方（图 3-3、图 3-4）调配的药物并签字了。他复核错了吗？

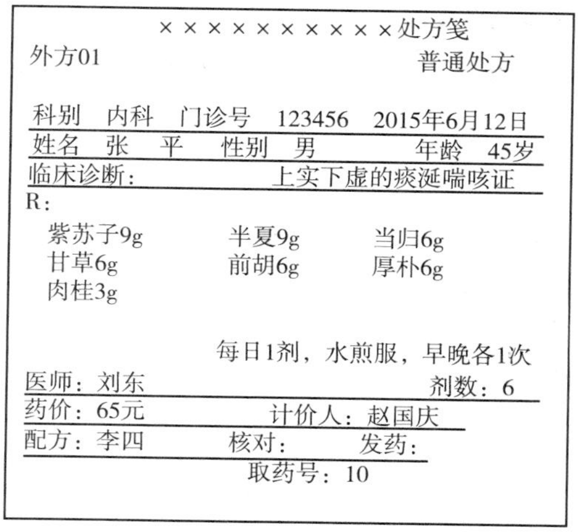

×××××××××处方笺
外方01   普通处方

科别 内科 门诊号 123456 2015年6月12日
姓名 张平 性别 男   年龄 45岁
临床诊断：   上实下虚的痰涎喘咳证
R：
  紫苏子9g   半夏9g   当归6g
  甘草6g   前胡6g   厚朴6g
  肉桂3g

         每日1剂，水煎服，早晚各1次
医师：刘东   剂数：6
药价：65元   计价人：赵国庆
配方：李四   核对：   发药：
         取药号：10

图 3－3

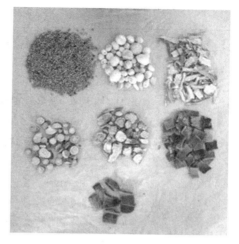

图 3－4

二、案例分析

复核是发药前的重要工作，应严防调配差错。案例处方调配错误。

1. 错配   处方中紫苏子错配成白芥子。

2. 另包处理   处方中肉桂要后下，要另包处理。

3. 处方应付   半夏内服应付炮制品。

三、案例分析所需知识

复核记录表可以根据处方核对内容进行设置并填写。核对称量工具是否精准，药味及剂数，有无错味、漏味、多味和掺杂异物，每剂药的剂量误差应小于±5%。还需审查有无相反药物，妊娠禁忌药物，毒麻药有无超量。毒性中药、贵细药品的调配是否得当。对于需特殊煎煮或处理的药味是否单包并注明用法。审查药品质量。

实践实训

1. 由一名学生根据处方进行调配饮片。

2. 由另一名学生进行复核并填写复核记录表。

3. 两名学生角色交换，进行调配和复核。

表 3 – 56　复核记录及考核表

处方编号	复核项目	结果	分值	得分
复核实操	称量工具是否精准		5	
	包数与处方剂数是否相符		5	
	饮片味数与处方味数是否相符		5	
	所配中药饮片与处方是否相符		10	
	药量与处方用量误差是否在规定范围		10	
	特殊处理是否得当		20	
	处方应付是否正确		15	
	是否存在配伍禁忌		10	
	所配中药饮片质量是否合格		10	
	复核人是否在处方复核栏签字		10	

目标检测

自测题

一、判断题

1. 复核时通常药量误差不超过 3%。(　　　)

2. 复核时细料药及毒麻药的药量误差不得超过 1%。(　　　)

3. 代煎药，还须复核煎药凭证与处方上的姓名、送药日期、时间、地址、药帖（付）数是否相符。(　　　)

4. 核对调配的药量包括单味药的药量、单剂量的药量和总剂的药量。(　　　)

5. 发现与调剂要求不符的情况要及时请调剂人员更改。(　　　)

6. 核对签名可以由调剂人员代签。(　　　)

7. 核对配伍禁忌主要是"十八反""十九畏"及妊娠配伍禁忌。(　　　)

8. 调配后的中药饮片，必须经第二人复核，未经复核的不得发出。(　　　)

二、简答题

1. 复核中药饮片变质的现象有哪些?

2. 复核中药调配中配伍禁忌的情况有哪些?

PPT

▶▶ 项目二十五　包　装

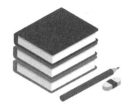

学习目标

知识要求

1. **掌握**　单张包装纸包大包药、另包药的操作要点；捆扎的操作要点。
2. **熟悉**　包装纸的规格。
3. **了解**　包装中药饮片需要的物品及文件种类。

能力要求

1. 能用单张包装纸包大包药、另包药。
2. 能正确捆扎。

📋 学习任务一　大包药包装

一、案例导入

用事先包装并捆扎的中药包导入（图3-5～图3-7），给同学观察由此激发兴趣。

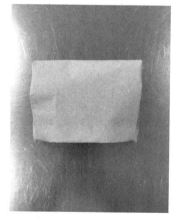

图3-5

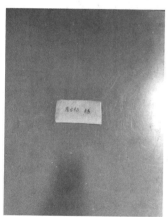

图3-6

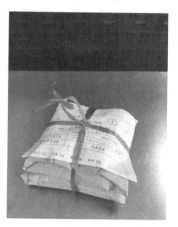

图3-7

中药调配、复核之后下一步就是包装，包装用什么材料进行包装？大包药通常包装成什么形状？

二、案例分析

包装大包中药通常用牛皮纸，将所调配的药混在一起包成类似梯形状。

三、案例分析所需知识

大包药包法

大包药一张纸包法如图 3 – 8 至图 3 – 22 所示。

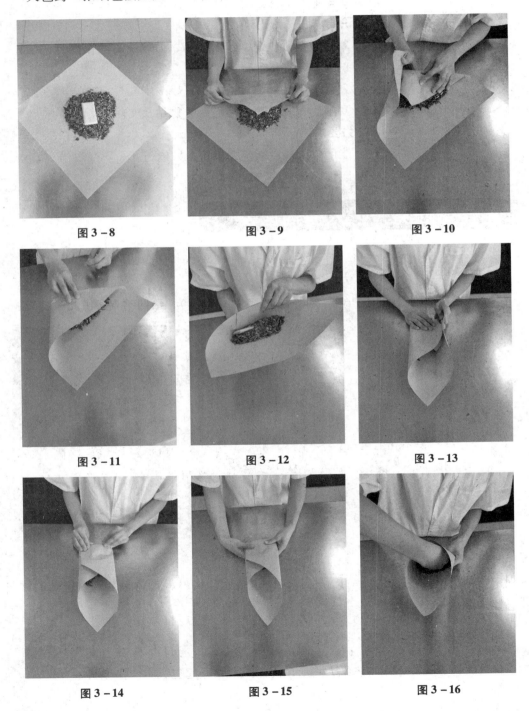

| 图 3 – 8 | 图 3 – 9 | 图 3 – 10 |

| 图 3 – 11 | 图 3 – 12 | 图 3 – 13 |

| 图 3 – 14 | 图 3 – 15 | 图 3 – 16 |

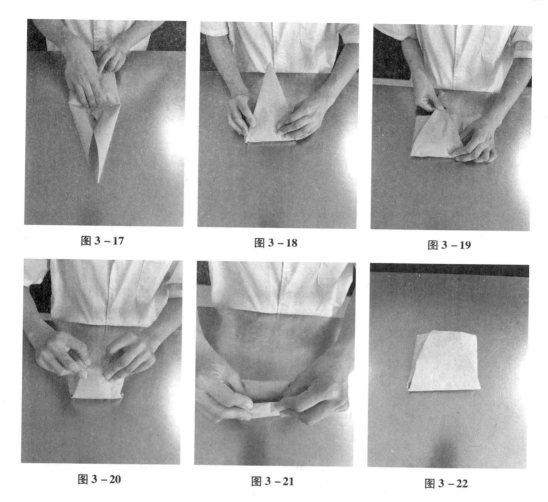

图 3 - 17   图 3 - 18   图 3 - 19

图 3 - 20   图 3 - 21   图 3 - 22

选纸：根据药量和饮片质地，量多或饮片质地松泡占体积较大的可以适当选稍微大点的包装纸。

图 3 - 8：将另包药放入群药中，如果所包群药含花草等质地松泡比较多，应用手稍微按紧凑些以减少所占体积，习称"压包"。

图 3 - 9：折高还是折低，视药量的多少，药多可以折低些，药少可以折高些。如果这步把握不好将导致图 3 - 17 中多出的包装纸很短，将很容易散包。

图 3 - 11：下面应成一个夹角，注意角度不宜过大，在 15°左右即可。

图 3 - 12：一只手应把持住包装纸重叠的部分，以防撒药。此时可用手压实些。

图 3 - 14：多出来的边角应折入里面。

图 3 - 16：再次将药往下压实。

图 3 - 17：两个大拇指顺着药往里挤，两边向外散的纸就会往里收，这步是成形的关键。

图 3 - 18：将两边往里收的纸抹直。

两张纸包药的方法见图 3 - 23 至图 3 - 32。

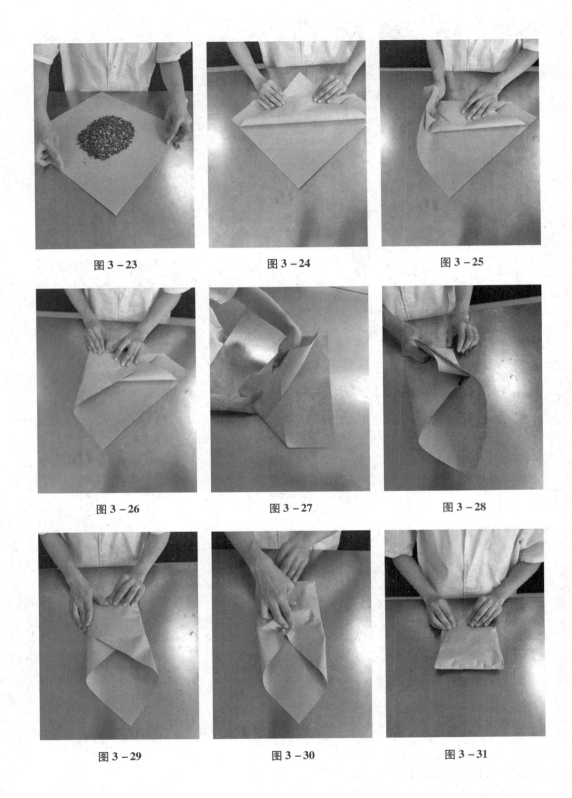

图 3 - 23　　　　　　　图 3 - 24　　　　　　　图 3 - 25

图 3 - 26　　　　　　　图 3 - 27　　　　　　　图 3 - 28

图 3 - 29　　　　　　　图 3 - 30　　　　　　　图 3 - 31

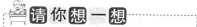

请你想一想

　　如何防止大包药包装后不散包?

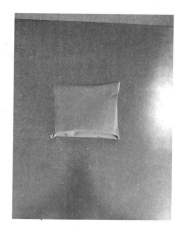

图 3 - 32

学习任务二　小包药包装

一、案例导入

另包药如何选纸? 包装成什么形状?

二、案例分析

　　粉末状的另包药通常包成长条形,其余另包药如根茎、花草、果实等仍可以包成梯形状,方法和包大包药一样。

三、案例分析所需知识

　　另包药包法　粉末状饮片另包如图 3 - 33 至 3 - 31 所示。

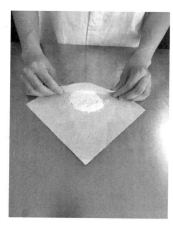

图 3 - 33

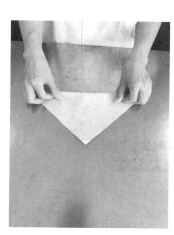

图 3 - 34

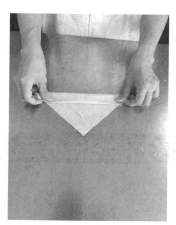

图 3 - 35

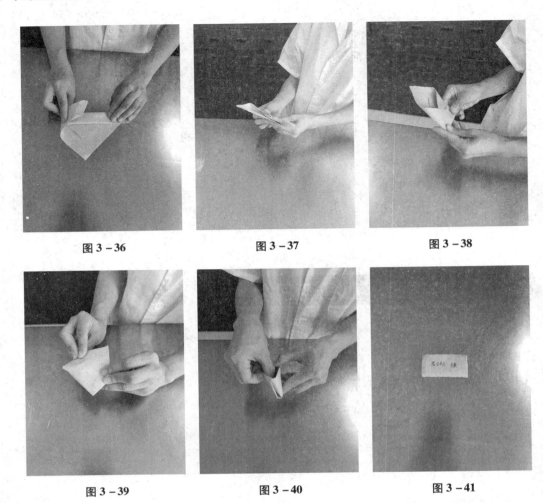

图 3 - 36   图 3 - 37   图 3 - 38

图 3 - 39   图 3 - 40   图 3 - 41

图 3 - 33：折高还是折低，视药量的多少，药多可以折低些，药少可以折高些。

图 3 - 35：再折一层，防止粉末易漏。

图 3 - 36：折的时候不能折到粉末，应把粉末往里落。

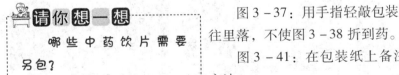

请你想一想

哪些中药饮片需要另包？

图 3 - 37：用手指轻敲包装纸，目的也是使粉末往里落，不使图 3 - 38 折到药。

图 3 - 41：在包装纸上备注药名和特殊处理的方法。

学习任务三 捆扎

一、案例导入

用事先捆扎好的中药包给同学观看，请你思考什么情况适用于捆扎包药？

二、案例分析

一般七包以下用包装绳捆扎，多于七包用包装袋装比较稳妥。

三、案例分析所需知识

以两包药为例，药包捆扎如图 3 - 42 至图 3 - 52 所示。

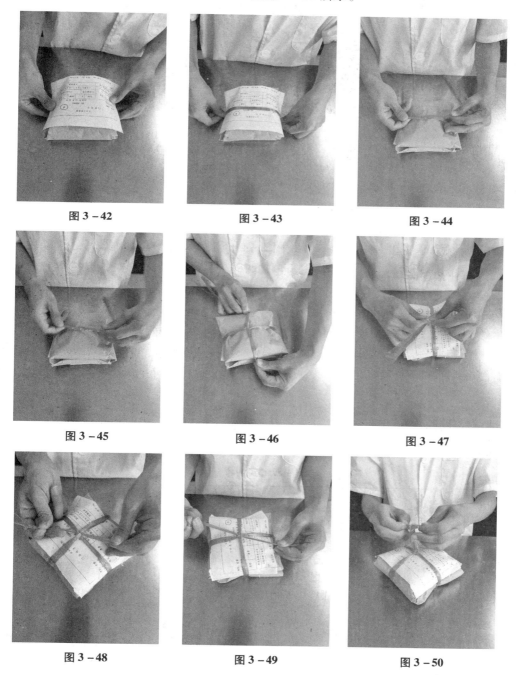

图 3 - 42　　　　　　　　图 3 - 43　　　　　　　　图 3 - 44

图 3 - 45　　　　　　　　图 3 - 46　　　　　　　　图 3 - 47

图 3 - 48　　　　　　　　图 3 - 49　　　　　　　　图 3 - 50

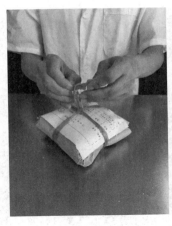
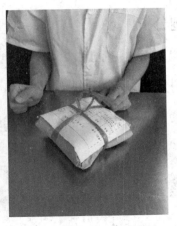

图 3 - 51 　　　　　　　　　　　图 3 - 52

图 3 - 42：注意怎样摆放药，通常第一剂的折口面朝下，因为此面有多层包药纸比较厚实不易磨破。如有数剂请交替而放，最后一剂药折扣面朝上，道理同第一剂。一般七包以下用包装绳捆扎，多于七包用包装袋装比较稳妥。将处方附上，如果处方较大，应将有患者姓名等基本信息的折面朝上，方便发药时核对信息。

图 3 - 43：包装绳先压中药包折口的这边，以防散包。

请你想一想

为什么包装绳捆扎时要打活结？

图 3 - 44 至图 3 - 49：包装绳成十字交叉后，使中药包转两圈让两根包装绳拧在一起，然后两根包装绳分别绕上药包两边的捆绳打个结，这样比较牢固。

图 3 - 50 至图 3 - 52：空出四个手指的距离打个活结方便患者拎回家解开。

实训考核

根据不同的饮片药量及质地设置包药的难度，每位同学包两个小包，分别放入两个大包，并捆扎作为作品进行展示，学生互评和老师点评并打分。

表 3 - 57　实训考核表

项目	评分标准		分值	得分
包药	动作规范性		10 分	
	大包药	不松、不漏、不散、不破纸兼美观	30 分	
	另包药	不松、不漏、不散、不破纸兼美观	10 分	
		备注药名及处理方法	10 分	
捆扎	药的摆放是否正确		10 分	
	处方是否附上		10 分	
	捆扎是否结实、牢固		20 分	
合计			100 分	

目标检测

一、填空题

1. 中药门店采用的包装纸俗称_____。

2. 包装纸的规格有_____号规格，_____包装纸最大，_____包装纸最小。

3. 包装剧毒性中药饮片必须坚持_____人以上进行包装，并实行_____制度，加盖_____章。

二、简答题

1. 毒性中药饮片包装完毕后如何处理？

2. 单味剂量包装中药饮片规格有哪些？

3. 单味剂量包装中药饮片色标有哪些？

4. 简述如何选择包装纸？

5. 另包药应在包装纸上备注哪些内容？

6. 包装药捆扎时，处方应如何摆放捆扎？

PPT

项目二十六　发药

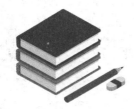

学习目标

知识要求

1. **掌握**　发药操作及发药交代。
2. **熟悉**　服药的注意事项；煎药的相关知识。
3. **了解**　发药需要的物品及文件种类。

能力要求

1. 学会发药的操作及发药交代。
2. 学会正确准备发药物品及文件。

学习任务一　发药前物品及文件准备

一、案例导入

中药调配复核完毕，小张将中药包装好，将中药放在发药窗口上，呼叫患者姓名，将中药处方发票以及结算清单一起交给了患者（图 3 –53 至图 3 –55）。

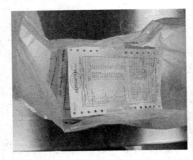

图 3 –53

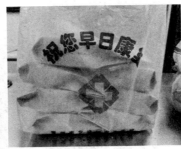

图 3 –54

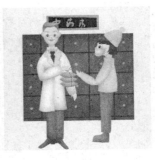

图 3 –55

二、案例分析

1. 如何确定患者身份　进行五核对来确定患者身份。

2. 发药时给病人哪些物品及文件　给病人调剂好的中药，处方发票或结算清单。

三、案例分析所需知识

发药是调剂工作中的最后一环，故发药人员一定要认真对待，高度负责。

1. "五核对"　发药时要呼叫患者姓名及处方编号，严格执行"五核对"：核对姓名、处方编号、发票编号、配方剂数、处方发票金额，有无另包附件，无误方可发出。

在药店顾客领药时,发药人员应核对已付费盖章的 POS 结算清单,一式两份,顾客一份,药店留存一份。

2. 特殊药物提醒 发出药物时,处方中需特殊处理药物或需另加"药引"及煎法、用法、服药方法、服药禁忌、内服、外用药等须向患者说明,有鲜药的提醒顾客保鲜,防止发霉变质,特别是内有细料和剧烈药品的更须耐心细致地向患者解释清楚,切忌简单生硬或含糊回答。

3. 咨询 耐心解答患者的询问,最后应附带礼貌用语。

4. 上报差错 发现差错要立即纠正,不得隐瞒,并向领导汇报。

> **请你想一想**
>
> 根据发药操作规程,请你想一想,发药需要做哪些物品和文件准备?

学习任务二 发药交代

一、案例导入

小李是一名中药房工作人员,工作耐心细致,调配好中药发药时,发现患者是一位年纪较大的老奶奶,小李耐心地告诉老奶奶回去煎药的器具,煎药加水量,煎煮方法,服药期间的注意事项等,小李这样做对吗?他具体需交代一些什么?

二、案例分析

1. 用什么器具煎煮较好 最好用砂锅,也可用瓷或不锈钢锅。

2. 加多少水煎煮 浸泡后高出药面 2~3cm 为宜。

3. 用多大的火煎煮 先大火水开后再小火。

4. 大概要煎多久 头煎沸后 15 分钟,二煎沸后 10 分钟。

5. 另包的药怎么处理 后下药,在其他药煎好前 5 分钟入煎。

6. 服用此药有何注意事项 不要吃生冷、油腻、辛辣等不易消化食物,猪肉、甲鱼肉不能吃。

三、案例所需基础知识

(一)汤剂的煎煮法

1. 器具 应选化学性质稳定、传热均匀、较牢固的器具。以瓦罐、砂锅为首选,小口之不锈钢锅、瓷锅也可用之。不能选铁器、铝器。

2. 用水 用洁净之水。自来水、洁净之河水、井水等均可。煎药前先用冷(不能用开水)浸泡药物 20~30 分钟。用水量为浸泡后高出饮片 2~3cm 为宜。

3. 火候 先武后文。即先用大火煮沸后用小火煎煮至结束。解表药应用武火速煎,"气足势猛"药力迅速,滋补调理药开始用武火煎沸,沸后用文火慢煎,使药汁浓厚,药力持久。

4. 时间　一般药，头煎沸后 20~30 分钟，二煎沸后 15~20 分钟；但解表药、攻下药，头煎沸后 15 分钟，二煎沸后 10 分钟；滋补药一般头煎沸后煎 30 分钟、二煎沸后 20 分钟为宜。

5. 煎药量　趁热滤起煎液 100~200ml，儿童可酌情减量。

6. 另包处理药物的特殊煎煮法

（1）**先煎**　质地坚硬，有效成分不易煎出的如矿石、贝壳类药物应打碎先煎或有毒饮片可经过先煎，达到降低毒性或消除毒性的目的。将先煎的药先煮沸 20~30 分钟，再加入群药同煎。

（2）**后下**　气味芳香、含挥发性有效成分或含久煎后有效成分易破坏饮片一般在其他群药煎好前 5~10 分钟入药即可。

（3）**包煎**　含黏液质较多的饮片在煎煮过程中易黏糊锅底；花粉等微小饮片因表面积大、疏水性强、漂浮影响有效成分的煎出；富含绒毛的饮片脱落后混入煎液易刺激喉咙引起咳嗽等。用薄布包好和群药同煎。

（4）**另煎或炖**　贵重药。为防止其与其他药同煎时有效成分散失，应另外煎出有效成分后，再倒入其他煎好的药汁中同服。

（5）**烊化**　一些胶类、蜜膏类中药不宜与群药同煎，以免煎液黏稠而影响其他有效成分的煎出及结底糊化。应将药物加入适量热水或加热炖熔化，再兑入煎好的药液内搅匀服用。

（6）**冲服**　用量少、贵重中药宜碾成粉末用煎好的药汁冲服，避免有效成分被其他药渣吸附而影响药效。

（7）**兑服**　将液体药汁兑入群药的煎液中同服。

（二）服药方法

服用剂量：一般药物，每天一剂，一剂分头煎、二煎，补益药可煎三次。可将所煎的煎液混合后分次服。慢性病服用的药物，隔天服一剂或二剂服二天。急性病服用的药物，每天二剂，六小时服一次。

服用的时间也有讲究，应根据病情来决定，一般中药宜饭后 30~60 分钟时服药，但补益药、驱虫药宜早晨空腹服；清热解毒药、润肠泻下药、滋补药宜空腹服，此时胃中空虚容易吸收。所谓空腹服即指早饭前一小时或晚饭后一小时服药；消食药饭后服；镇静安神药睡前服；治疟疾药发作前 1~2 小时服；攻下药在大便后应立即停服。

一般药宜温服，忌大热或过冷。但解表药应热服，服药后应避风寒；祛寒药应热服，有助于温痛经；清热解毒药应凉服有助于热毒的解除；止吐药：寒吐者应热服，热吐者应凉服，都应注意少量多次服用。

（三）服药时的饮食禁忌

服用期间的饮食禁忌俗称忌口，是指服药过程中应当避免使用对病情有碍的食物。

1. 疾病忌口 一般疾病，在服药期间应忌生冷、油腻、辛辣等不易消化及有特殊刺激性的食物。

有些疾病，有特殊的饮食禁忌。如水肿患者忌多食盐；发热患者忌油腻；疮疡患者忌食羊肉、蟹、虾等物；麻疹初期患者忌食油腻、酸涩食物；消化不良、腹泻等胃肠病患者忌食生冷、油腻、煎炸等食物；失眠患者忌饮浓茶。

2. 服药忌口 服药期间应忌食与药性相反的及影响药物疗效和吸收的食物。如服温中散寒药时，应忌服生冷、寒性食物；服清热药时不宜吃辛辣助热类食物；服健胃消导药时不宜吃黏滞、油煎类不易消化的事物；服镇静安神药时不宜吃辛辣、酒、浓茶等刺激和兴奋中枢神经的事物；服含铁的补血药时，应忌饮茶水（其中的鞣质能与铁结合，影响铁的吸收）；丹参、菱忌醋；地黄、何首乌忌葱、蒜、萝卜；人参忌萝卜、大蒜；甘草、黄连、桔梗、乌梅、苍耳、吴茱萸忌猪肉；薄荷忌鳖肉；商陆忌犬肉；紫甲忌苋菜；荆芥忌虾、蟹等海鲜；厚朴忌煎炒豆类；苍术、白术忌桃、李；常山忌生葱；土茯苓、使君子忌茶等。

> **请你想一想**
>
> 煎药前浸泡中药能不能用开水？

学习任务三 发药的考核与评价

一、案例导入

现有已完成调配复核 7 帖中药，你作为发药工作人员，请按照发药操作流程进行发药，并对患者做好发药交代（图 3-56 至图 3-57）。

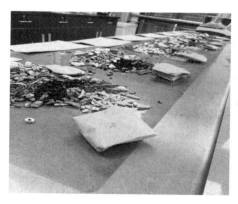

图 3-56

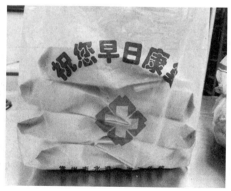

图 3-57

二、案例分析

发药时应确认患者准确无误，并向患者交代煎药方法、服药方法、饮食禁忌，并注意发药礼仪。

三、案例分析所需知识

具体发药操作规程见学习任务一，发药交代内容见学习任务二。

实践实训

学生一人模拟患者，一人模拟发药工作人员，教师对发药同学操作进行考核评分。

表 3 - 58　实训考核表

姓名：　　　　　　　　　　　　　　班级：　　　　　　　　　　　　得分：

项目		评分标准	分值	得分
发药实操	确认患者	"五核对"	10	
		选择器具	5	
	煎煮方法	加水量	10	
		浸泡时间	10	
		控制火候	10	
		煎煮时间	10	
		煎煮次数	5	
		煎煮药量	5	
		另包处理	10	
	服药方法	服药时间	5	
		服药次数	5	
	饮食禁忌	疾病忌口	5	
		服药忌口	5	
	礼仪	礼貌用语	5	
合计			100	

目标检测

一、填空题

1. 发药时严格执行"五核对"是指核对_____、_____、_____、_____、_____。

2. 汤剂煎煮器具以_____为首选，不能选_____。

3. 煎药前先用_____浸泡药物_____分钟。用水量为浸泡后高出饮片_____cm 为宜。

4. 解表药应用_____速煎，"气足势猛"药力迅速，

5. 滋补调理药开始用_____煎沸后用_____慢煎，使药汁浓厚，药力持久。

6. 一般药，头煎沸后_____分钟，二煎沸后_____分钟。

7. 解表药、攻下药，头煎沸后_____分钟，二煎沸后_____分钟。

8. 滋补药一般头煎沸后煎_____分钟，二煎沸后_____分钟为宜。

9. 后下药一般在其他群药煎好前_____分钟入药即可。

10. 先煎的药物煮沸_____分钟，再加入群药同煎。

二、问答题

1. 发药"五核对"的内容是什么？

2. 简述发药交代时，煎药方法及服药注意事项有哪些？

书网融合······

划重点

自测题

▶▶ 项目二十七　代客加工

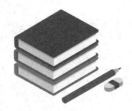

学习目标

知识要求

1. **掌握**　临方炮制的方法；常用临方制剂的剂型；中药煎煮操作规程。
2. **熟悉**　中药煎药室岗位工作职责；临方炮制的器具。
3. **了解**　常用临方制剂的特点。

能力要求

1. 学会常用的临方炮制操作及临方制剂。
2. 能按中药煎煮机操作规程煎煮中药。

📖 学习任务一　临方炮制

一、案例导入

中药房炒王不留行药量不足了，小李立马进了一批王不留行，但是写进货单时没有注明是炒王不留行，于是到货的是生王不留行，由于急用，于是小李临方炮制，用清炒法炒王不留行。

二、案例分析

炒王不留行　取净王不留行（图3-58），照清炒法炒至大多数爆开白花（图3-59）。

1. **火候**　中火。
2. **成品性状**　大部分爆裂成类球形白花、质脆、具香气。

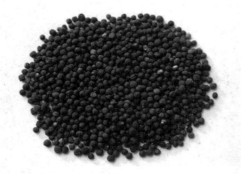

图3-58　生王不留行

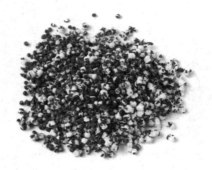

图3-59　炒王不留行

三、案例分析所需知识

炮制方法是否得当及炮制技术的好坏直接影响到药效，而某些毒性或烈性药的合理炮制更是确保用药安全的重要措施。对某些药物进行"临方炮制"是炮制的一个重要组成部分。临方炮制所用辅料及操作必须符合《中国药典》和《中药饮片炮制规范》的规定。中药饮片临方炮制是对于医师处方涉及的销量很小或特殊要求的炮制品。药店在无储备的情况下，必须临时按医师处方要求进行炮制。中药炮制的方法很多，根据有关规定和要求，选择常见方法简述如下。

（1）净制 即净选加工。经净制后的药材称为"净药材"。根据药材可采用的方法有：挑选、风选、筛选、水选、切、刮削、刷擦、碾及泡洗等方法达到质量标准。

（2）切制 药材切制时，除鲜切、干切外，须经浸润使其柔软者，应少泡多润，防止有效成分流失，并按药材的大小、粗细、软硬程度等分别处理，切后应及时干燥，保证质量。切制品有片、段、块、丝等。

（3）碾捣 对于一些质地坚硬或坚实药材，不便调剂或不易煎出有效成分，故须碾碎或捣碎。所用器具如铜缸、碾船、粉碎机（图3-60至图3-62）。

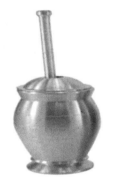
图3-60 铜缺

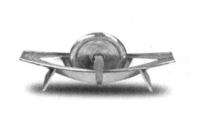
图3-61 碾船

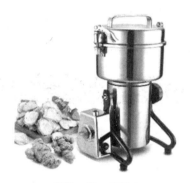
图3-62 粉碎机

（4）揉搓 对某些质地较松散而呈丝条状或片状药物，需揉摸成团使用，便于调配或煎煮。如竹茹、谷精草等需揉成一定剂量的小团状，桑叶需揉搓成小碎片等。

（5）炒 包括不加辅料炒法和加辅料炒。不加辅料炒有：炒黄、炒焦、炒炭；加辅料炒有麸炒、米炒、土炒、砂炒、蛤粉炒、滑石粉炒等。

（6）炙 将净选或切制后的药物加入一定量液体或辅料拌炒，使辅料逐渐渗入药物组织内部。根据所加辅料不同可分为：酒炙、醋炙、盐炙、姜炙、蜜炙及油炙等。

> **请你想一想**
> 中药切制时，如何防止有效成分流失？

除以上方法外还有煅、蒸、煮、煨、制霜、水飞法等。

实践实训

教师准备几种需要临时炒制的中药饮片，学生选择合适器具进行中药饮片炒制，教师检查是否达到临方炮制的要求。

表 3-60　临方炮制考核评分标准

项目	考核标准	分值	得分
准备	所需器具洁净、齐全、摆放合理；生药及辅料称量准确	5	
净制	净制操作规范	5	
预热	火力控制适宜，投药时间恰当	5	
投药	生药及辅料投放操作规范	5	
翻炒	翻炒动作娴熟，动作规范	10	
出锅	出锅及时药屑及辅料处理恰当，炮制品存放得当	5	
清场	按规程清洁器具，清理现场；饮片和器具归类放置	5	
炮制程度	炮制后饮片质量应符合《中国药典》（2015 年版）及《中药饮片质量标准通则（试行）》之规定。适中率 95% 以上，60 分；适中率 80%～95%，50 分；适中率 70%～80%，40 分；适中率 60%～70%，30 分；适中率 50% 以下，不超过 20 分	60	
合计		100	

学习任务二　临方制剂

一、案例导入

某顾客在中药店购买了冬虫夏草，由于觉得味道较腥气，想请中药店工作人员小李加工成胶囊剂。于是小李先将冬虫夏草进行打粉，然后将其灌装成胶囊。

二、案例分析

胶囊剂是临方制剂常见的剂型，应先将中药打粉，再进行灌装胶囊。

三、案例分析所需知识

中医临床用药，除内服汤剂和一般成药外，有时因治疗上的需要，医师处方要求将药物临时加工制成丸、散、膏、酒等剂型，称之为"临方制剂"。临方制剂一般用药量不大，主要用于病后调理、慢性病的治疗和外用贴敷等。临方制剂多为小型制剂，而且处方用药灵活多样，因此配置要求也与大生产制剂要求有所不同，主要是传统的手工制作，制备过程技术性较强。

1. 散剂　是传统的剂型之一，制作简单，散剂是指一种或几种中药混合制成的粉末状的制剂。散剂包括单味散剂和复方散剂。复方散剂的制作一般包括粉碎、过筛、混合、分剂量、包装等操作。由于临方制剂的量较少多用研磨混合法。

2. 硬胶囊剂　系指将药物的粉末直接装入空胶囊壳中制成的剂型。不受所制药量多少的限制。可掩盖药物的不良气味，便于服用。

3. 膏剂　亦称膏滋、蜜膏，系指经中医师辨证论治而开具的处方，经煎煮提取、浓缩后，加入某些辅料（糖、蜜、酒、阿胶等）制成的稠厚的半流体或浆状剂型。多用于内服滋补，也可用于慢性病，对具有止咳嗽、滋润，润肠，补气血虚弱等的作用的可选用此剂型。煎膏剂含有大量的蜜和糖不但可以矫味可口，具有一定的治疗作用，还有防腐的作用。在临床上尤其对老年人咳嗽、便秘等宜冬天使用。

4. 丸剂　系指药材粉末或药材提取物加适宜的黏合剂或其他的辅料制成的球形或类球形的制剂。主要供内服。是传统的剂型之一。按制备方法分类：塑制丸，如蜜丸、糊丸、浓缩丸、蜡丸等；泛制丸，如水丸、水蜜丸、浓缩丸、糊丸等；滴制丸（滴丸）。按赋形剂分类：水丸、蜜丸、水蜜丸、糊丸、蜡丸等。

5. 颗粒剂　系指以药材的提取物与适宜的辅料或与部分药材的细粉混匀加入适当的黏合剂制成的干燥颗粒状的剂型。是近 30 年在汤剂、散剂和糖浆剂的基础上发展起来的新剂型，它具有汤剂、散剂的特点，由于有蔗糖，又类似糖浆，味道好，服用方便，也倍受广大患者所喜欢。

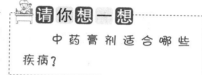

请你想一想

中药膏剂适合哪些疾病？

学习任务三　代客煎药

一、案例导入

小李是中药店的工作人员，某顾客开了 5 剂中药，因工作繁忙，没时间在家煎煮，要求中药房办理代煎。

*****医院处方笺

处方 10

科别：内科	门诊号：123456	2016 年 10 月 12 日
姓名：张明	性别：男	年龄：30

临床诊断：外感风热

R:

桑叶 10g	菊花 15g	天花粉 10g
连翘 10g	黄芩 9g	板蓝根 10g
薄荷 10g	桔梗 10 个	黛蛤散 10g
甘草 6g		

每日 1 剂，水煎服，早晚各 1 次

医师：刘东	剂数：5
药价：60 元	计价人：李霞
配方：王亮　核对：吴二	发药：

二、案例分析

（1）如何核对煎煮的中药　核对处方药味、剂数、数量及质量。

（2）方中需要后下的中药如何处理　放于装药的布袋上方。

（3）煎药机如何设置温度和煎药时间　100～120℃，30～40分钟。

（4）包装机封边键和封口键温度　95～100℃。

（5）如何确定领药人　核对患者姓名、取药号、药味等。

三、案例分析所需知识

1. 煎煮中药操作规程

（1）接收待煎药，核对处方药味、剂数、数量及质量，查看是否有需要特殊处理的饮片，如发现疑问及时与医师或调剂人员联系，确认无误后方可煎煮。

（2）按照煎药操作规程，采用现代煎药机在规定时间内正确煎煮完成。

（3）核对患者姓名、取药号、药味、质量等，复核无误后，即可签字发出。

2. 中药煎煮机操作规程（YF20/1+1型煎药包装组合机）（图3-63、图3-64）

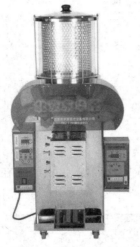 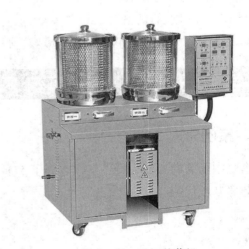

图3-63　单缸煎药机　　　　　　　图3-64　双缸煎药机

（1）把待煎中药装入洗涤晾干的布袋内抓好袋口（先煎药放布袋下面，后下药放布袋上面），放入带不锈钢滤药桶的玻璃药桶内加透量水，水量为超过布袋顶部5cm左右，浸渍30分钟左右，浸渍完后提起滤药桶里的布袋，桶内应留有一部分水，煎10剂约3000ml水。

（2）打开煎药机电源，设置时间30～40分钟，温度100～120℃，按开火键，时间到后关火及电源，把装有布袋的滤药桶提起。

（3）打开液体包装机电源键，封边键和封口键调至95～100℃，包药量键调至3ml处，10～12分钟后封边键和封口键呈绿灯时，打开排液阀门，再开注入键和运行键，煎五剂药一般包十包的药量，煎十剂药一般包20包的药量，依此类推，包装完后先关注入键和运行键再关电源键。

（4）把包装好的药放入冷水里冷却，待顾客来取，若顾客当天未来领取则应先放入冰箱内保鲜（图3-65、图3-66）。

（5）清场 把玻璃药桶里剩下的药汁通过排水阀排到室外，等滤药桶内的布袋冷却后把药渣倒掉，清洗滤药桶、玻璃药桶、布袋后关上总开关。

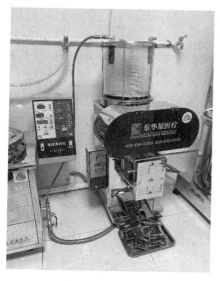

图3-65 代煎药

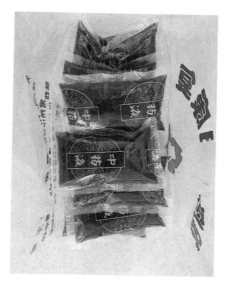

图3-66 代煎药成品

3. 中药煎药室工作制度

（1）做到定位定岗，设有专职人员操作。工作时间不得擅离岗位，工作衣帽整洁，挂牌上岗。

（2）根据临床需要按时、按质、按要求保证中药汤剂的供给。对所要煎的药，应详细检查患者的姓名、床号、服药时间、剂数和煎法，如有疑问及时与医师、调剂室等有关人员联系。

（3）煎药时应按服药日期先后顺序煎药，新入院的重症患者和急诊患者用药做到随到随煎。煎药后必须核对药锅和服药袋上的姓名、床位号、日期是否相符，无误后方可发药。

（4）煎药前，将药材浸泡半小时，特殊处理者按规定执行。药材必须煎煮二遍，按药材性质，掌握煎煮时间，需灌服或外用特殊处理者，遵医嘱执行。

（5）药液煎干严禁加水再煮，应废弃，重新配方煎煮以免耽误患者服用。

（6）内服外用的煎药器具需严格分开。煎药机、器具要保持清洁，做到使用后清洁干净备用。

（7）建立煎药记录和差错事故登记备查。

（8）煎药室要注意安全，防火、防盗，与工作

请你想一想

煎药室工作人员需遵守什么制度？

无关人员禁止入内。下班时关闭电源、水源、交接班要交代清楚有关事项。

实践实训

表 3-61 代客煎药考核评分标准

班级：   姓名：

项目	考核标准	分值	得分
接收代煎药	能正确核对相关信息	10	
	加水量超过药袋 5cm 左右	10	
	浸渍 30 分钟左右	10	
	特殊处理药处理正确	10	
煎药	煎药时间设置正确	10	
	煎药温度设置正确	10	
	保证封口温度设置正确	10	
	包装后关闭电源	10	
	包装好的要放入冷水冷却	10	
发药	发药时复核无误	10	
合计		100	

目标检测

一、填空题

1. 药材切制时，除鲜切、干切外，须经浸润使其柔软者，应_____，防止有效成分流失。

2. 对于一些_____药材，不便调剂或不易煎出有效成分，故须碾碎或捣碎。

3. 炒法包括_____和_____。

4. 不加辅料炒有：_____、_____、_____。

5. 加辅料炒有_____、_____、_____、_____、_____、_____等。

6. _____是指一种或几种中药混合制成的粉末状的制剂。

7. _____系指药材粉末或药材提取物加适宜的黏合剂或其他的辅料制成的球形或类球形的制剂。

8. 煎药前，将药材浸泡_____，特殊处理者按规定执行。

9. 煎药不得过沸溢出药物，不得_____，如将药液煎干应_____。

10. 内服外用的煎药器具应_____。

二、问答题

1. 中药临方炮制常用的方法有哪些?
2. 丸剂按制备方法分为哪些剂型?
3. 简述代煎中药的操作规程。

书网融合······

📱微课

（饮片调剂过程示意）

📋划重点

（模块三饮片调剂小结）

🕐自测题

模块四

中药的储藏
与养护

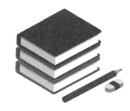

>> 项目二十八　中药饮片的储藏与养护

学习目标

知识要求

1. **掌握**　中药仓库类型、分区及色标管理要求；中药饮片变质现象、储藏及养护方法。

2. **熟悉**　中药入库验收的主要内容；中药饮片储藏的注意事项。

3. **了解**　入库验收记录；变质中药饮片的危害。

能力要求

1. 能独立完成中药入库验收工作。

2. 学会中药饮片的储藏与养护。

3. 学会填写中药饮片储藏养护记录。

学习任务一　中药仓库的认知

PPT

一、案例导入

某医院从医药公司购进葛花（实为闹羊花），由于没有进行入库检查便顺利进入医院药库。医院中药调剂室从药库领取葛花，只看包装上的标签标名"葛花"字样，同样未进行质量检查，遂将闹羊花当葛花装入斗内。配方时，售药人员将闹羊花 100g 当葛花售给患者。患者将 100g 闹羊花分成 5 份，将其中一份（20g）加入汤药一起水煎，服后大约 10 分钟，患者开始觉得头部麻木，视力模糊、突然恶心呕吐，腹泻，后来反复吐泻，面色苍白，四肢凉，心音弱，不省人事。诊断为药物中毒性休克，经 24 小时抢救才脱险。

二、案例分析

闹羊花为毒性中药，含毒性成分木毒素和石楠素，中毒后一般有恶心、呕吐、腹泻、心跳缓慢、血压下降；严重者还有呼吸困难、心律不齐、血压升高、手足麻木、运动失调和昏睡，因呼吸抑制而死亡。闹羊花的管理与使用必须按照毒性中药管理规定执行，毒性中药到货后，必须立即存入具有防盗设施的专库待验区，并及时双人验收、双人签字、专账记录。毒性中药储藏实行专库或专柜存放，双人双锁管理，双人验收，双人发货，双人复核，专用称量工具，专账记录。

三、案例分析所需知识

中药仓库是进行中药储藏保管养护的场所，是中药流通的重要环节，对中药质量和数量起维护储藏作用，同时也是保障用药供应的组成部门。

（一）中药仓库类型、分区及设施

1. 中药仓库的类型　依据《药品生产质量管理规范》（GMP）和《药品经营质量管理规范》（GSP）的要求，中药经营企业应根据所经营药品的贮存要求，设置不同温、湿度条件的仓库。主要有冷库、阴凉库和常温库。

（1）冷库　温度在 2~10℃ 之间，相对湿度为 45%~75% 的仓库，一般用于储藏细（稀）贵饮片和按规定需冷藏的中成药。

（2）阴凉库　温度不高于20℃，相对湿度为 45%~75% 的仓库，用于储藏中药成分不稳定，易发霉、虫蛀、挥发、风化、泛油的中药饮片和按规定需阴凉处储藏的中成药。

（3）常温库　温度在 0~30℃ 之间，相对湿度为 45%~75% 的仓库，用于储藏成分性质相对稳定、对温度没有特殊要求的饮片以及散剂、片剂、胶囊剂、滴丸剂等中成药。

2. 库（区）划分　药品库（区）一般分为合格品库（区）、待验品库（区）、不合格品库（区）、待发药品库（区）、零货称取库（区）、退货库（区）。经营特殊药品、贵重药品的企业应在仓库设立相应专门库区。质检部门验收后判定合格的药品置合格库（区），不合格的饮片置不合格库（区），处于等待验收状态或验收结果尚未确定的药品置待验库（区）。

为保证用药，有效地避免药品交叉存放、错收错付等情况，库区需实行色标管理。其内容是：合格品库（区）、待发药品库（区）、零货称取库（区）以绿色为标志；待验药品库（区）、退货药品库（区）以黄色为标志；不合格品库（区）以红色为标志。

3. 中药仓库的设施设备及要求

（1）地面　库区应地面平整，无积水和杂草，无污染源。

（2）间距　为减少药品由于在储藏保管中吸潮、吸热而出现的变异现象，要求药品堆垛与墙、屋顶（房梁）、地面等保持一定距离，称为间距，具体要求是：药品离墙、屋顶的间距不小于30cm，与库房散热器或供暖管道的间距不小于30cm，与地面的间距不小于10cm。

（3）设备　仓库要配备用于中药商品在库养护的设施或设备。

①检测调节温湿度的设备，如制冷设备（冷库）、温湿度检测仪、吸潮机、加湿机、空调、气幕防潮装置、排风扇等。②避光设备，如遮阳窗帘；③符合安全用电要求的照明设备，危险品库房要安装防爆灯。④防尘、防潮、防污染、防鼠、防虫等设备，如吸尘器、挡鼠板、黏鼠板、杀虫灯等。⑤库房内应当配备能使药品与地面之间有效隔离的设备，如药架、药柜等。

（二）药品入库验收

入库验收是检查供货单位发来的货物是否符合质量要求，按合同对货物进行质量、数量的检查。以便分清供货单位、运输部门对货物应负的责任。为了保证入库中药数量准确、质量完好，防止假冒、伪劣产品入库，必须进行入库验收。验收时不仅要核对入库药品的数量，而且要仔细检查药品的质量，对货单不符、包装破损或污染、标志模糊等情况，应拒收并报告质量管理部门。

1. 中药饮片的验收

（1）核对入库通知单上的中药饮片名称和数量是否与入库货物一致。

（2）中药饮片应有包装，包装上必须印有或贴有标签。包装的标签必须注明品名、规格、产地、生产企业、产品批号、生产日期，实施批准文号管理的中药饮片还必须注明药品批准文号。

（3）中药饮片的质量要符合《中华人民共和国药典》及相关炮制规范的要求。中药饮片出现霉斑、虫蛀、泛油、变色、气味散失、风化、潮解溶化、挥发及腐烂等现象为质量检验不合格。

（4）麻醉中药、毒性中药到货后，必须立即存入具有防盗设施的专库待验区，并及时双人验收、双人签字、专账记录。

（5）贵细中药入库应双人逐件验收、称量，并双人签字，专账记录。

（6）进口药材，应有进口药材批件复印件。

（7）做好验收记录。验收记录内容主要包括：日期、药品名称、规格、数量、生产批号、生产单位名称、经销单位名称、验收人及质量情况等项内容。验收记录应保存至超过药品有效期一年，但不得少于五年。

2. 中成药的验收

（1）核对入库通知单上的中成药名称和数量是否与入库货物一致。

（2）检查外包装是否有破损、松散、油渍、潮湿、虫蛀，内包装是否有破损渗漏等问题。

（3）检查中成药内外包装、标签、说明书及标识等项内容。中成药包装的标签和所附说明书应有：生产企业名称、地址，有药品的品名、规格、批准文号、生产日期、有效期等；标签或说明书上还应有药品的成分、适应证或功能主治、用法、用量、禁忌、不良反应、注意事项以及贮藏条件等。每件包装中，应有产品合格证。

（4）特殊管理药品、外用药品的标签或说明书上应有规定的标识和警示。

（5）处方药和非处方药按分类管理要求，标签、说明书上有相应的警示语或忠告语；非处方药的包装有国家规定的专有标识。

（6）进口药品其包装的标签应以中文注明药品的名称、主要成分以及注册证号，并有中文说明书。进口药品应有符合规定的进口药品注册证和进口药品检验报告书复印件，复印件应盖有供货单位质量检验机构或质量管理机构原印章。

（7）检查中成药的外观质量。中成药除进行外观质量检查外，必要时应送药检室（所）做卫生学和各种剂型特殊检查及各种药品的内在质量检查。

（8）做好验收记录。验收记录记载供货单位、数量、到货日期、品名、剂型、规格、批准文号、生产批号、生产厂商、有效期、质量状况、验收结论和验收人员等项内容。验收记录应保存至超过药品有效期一年，但不得少于五年。

（三）中药仓库的注意事项

1. 保持库房整齐、清洁，保持库房干燥，室温应控制在 5～25℃，相对湿度不能过 70%，保持库房通风降温条件，并加用吸湿性能好的物质防潮，如放置生石灰。

2. 对库房定期熏蒸杀虫，经常保持库房清洁卫生，通过控制温度、湿度和药材干燥程度，采取通风、降湿、密封、倒仓、翻晒等措施以达到消灭虫害的目的。对调剂人员少量保存的饮片，除药物杀虫外还可采取密封、冷藏法、对抗法杀虫。

3. 注意含油质的饮片，为防止走油、挥发、变色，可置于密封容器内存放，也可采用塑料袋封存。容易自然分解、挥散、升华的药材，使用时要掌握"用陈储新"的原则或随购随用。

请你想一想

现库房来了一批药材，有鹿茸、冬虫夏草、山药、芡实、芒硝、薄荷、当归、熟地黄、肉桂、郁李仁、麻黄、桂枝、白芷各 1000g，将入库，请问需要注意什么？

中药仓库的库房结构各不相同，有平房仓库，也有多层楼房仓库。通常，底层楼通风不畅、潮湿，但比较阴凉；顶层楼通风、干燥，但温度较高；中层楼既干燥又凉爽，贮存条件最好。在同一库房内，各个仓位的温度、湿度、光照程度、通风条件等也不相同，通常贮存在西北方向仓位的中药易干燥；贮存在东南方向仓位的中药易受潮；靠近走道、门窗旁仓位的中药容易受潮或干燥；偏西的仓位光照时间长，温度较高。由于仓库结构和仓位条件导致了环境条件的不一致，因此，根据不同中药的特性选择适宜的仓位进行分类贮存，才能保证中药的质量稳定。

实践实训

一、原始记录

表 4-1　中药饮片入库验收记录表

姓名：　　　　　　　　　　　　　班级：　　　　　　　　　　　　　得分：

日期	药品名称	规格	单位	数量	供货单位	产地	生产批号	生产日期	生产企业	验收结论	验收员	备注

二、考核评分标准

满分 100 分，其中每种药 20 分，填错一项扣 2 分。

三、考核过程

按照入库验收要求，每位同学验收中药调剂室新进的 5 种中药饮片，并填写中药饮片入库验收记录表 4 - 1。

学习任务二　易变质中药饮片分类

PPT

一、案例导入

山药、郁李仁、芡实、桃仁、杏仁、肉桂、芦荟、独活、腊梅花、乳香、芒硝这 11 味中药饮片各 100g，放了一段时间后，王强看到有些药材表面有空洞，有些药材颜色发生了变化，有些药材表面呈现油状，有些药材吸收了水分发生了溶解等，小王应该怎么办？

二、案例分析

1. 首先要注意分类

①易发生虫蛀：山药、芡实。②易发生霉变：郁李仁、独活。③易发生泛油：桃仁、杏仁。④易发生变色：腊梅花。⑤易气味散失：肉桂。⑥易风化：芒硝。⑦易潮解：芒硝。⑧易发生粘连：芦荟、乳香。

2. 其次要检查中药饮片的变质分类（图 4 - 1）　有虫蛀、霉变、泛油、变色、气味散失、风化、潮解、粘连等。

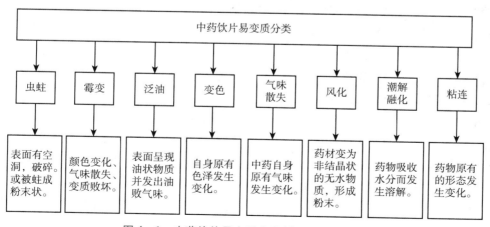

图 4 - 1　中药饮片易变质分类判断方法流程图

三、案例分析所需知识

(一) 常见的中药饮片变质现象

1. 虫蛀 虫蛀是指中药饮片被虫蛀蚀，从而降低疗效或失去药用价值的现象。虫蛀是中药储藏过程中危害最严重的变质现象之一。中药材及其制剂大都富含淀粉、糖类、脂肪、蛋白质等成分的，有利于害虫生长繁殖，常见的中药有白芷、天花粉、沙参等。

2. 霉变 又称发霉，是指中药在适宜的温度（20～35℃）、湿度（相对湿度75%以上或中药含水量超过15%）和足够的营养条件下，其表面附着或内部寄生的霉菌繁殖滋生所致的发霉现象。发霉的药物轻则颜色变化、气味散失，严重的变质败坏，以致有效成分发生变化而失效。易受霉变的中药有车前子、大青叶、马齿苋、独活、紫菀等。

3. 泛油 习称"走油"，是指因饮片中所含挥发油、油脂、糖类等，在受热或受潮时其表面返软、发黏、颜色变浑、呈现油状物质并发出油败气味的现象。常见的有如下几种现象。

（1）含植物油脂多的药材（如杏仁、桃仁、炒莱菔子等）出现内外色泽严重加深，油质渗透外表，具有油哈气味，俗称"哈喇"味。

（2）动物类药材（如九香虫、蛤蚧、刺猬皮等）躯体易残，色泽加深，外表呈油样物质，"哈喇"味更强烈。

（3）含黏液质（糖分）多的药材（如党参、枸杞、天冬等）质地变软，外表发黏，颜色加深，但无油哈气。该现象又称"泛糖"。

泛油的饮片因所含成分发生变化，继而导致其质量和疗效的降低，甚至可产生不良反应。

4. 变色 是指饮片的色泽起了变化，如由浅变深或由鲜变暗等。变色的中药往往变质失效，不能再供药用。变色的主要原因是中药所含化学成分不是很稳定（如含酚羟基成分），或由于酶的作用而发生氧化、聚合、水解等反应而产生新的有色物质。由于保管不善，某些药物的颜色由浅变深，如泽泻、白芷、山药等由白色变为黄色；有些药物由鲜艳变暗淡，如花类药红花、金银花等。因此，色泽的变化不仅改变饮片的外观，而且还影响药物的内在质量。

5. 气味散失 是指饮片固有的气味在外界因素的影响下，或贮藏日久气味散失或变淡薄。药物固有的气味，是由其所含的各种成分决定的，这些成分大多是治病的主要物质，如果气味散失或变淡薄，就会使药性受到影响，从而影响药效。

6. 风化 是指某些含结晶水的盐类药物，经与干燥空气接触，日久逐渐失去结晶水，变为非结晶状的无水物质，从而变为粉末状，其质量和药性也随之发生了改变。如胆矾、硼砂、芒硝等。

7. 潮解 是指固体饮片吸收潮湿空气中的水分，其表面慢慢溶化成液体状态的现象。如青盐、咸秋石、芒硝等药物，这些饮片一旦变异后更难储藏，功效降低，不能使用。

8. 粘连　是指某些熔点比较低的固体树脂类饮片和动物胶类饮片，因受热发黏而联结在一起，使原来形态发生改变的现象，如芦荟、没药、阿胶、乳香、鹿角胶、龟甲胶、儿茶等。

（二）中药虫蛀的危害

虫蛀是中药储藏中最常见也是危害最严重的变异现象之一。中药虫蛀后，有的形成空洞、破碎，有的被毁成粉，有的被害虫排泄物污染，破坏性极强，严重影响中药疗效。具体危害通常表现以下几方面。

（1）害虫将中药蛀蚀后，内部组织遭到破坏，出现圆形孔洞，严重时内部甚至整个被蛀成粉末，使中药重量减少、有效成分损失，疗效降低或失去药用价值。

（2）害虫蛀入中药内部，排泄粪便，分泌异物，害虫繁殖变化的残体、死亡的尸体对中药造成不洁和污染，服用后对人体健康带来危害。

（3）害虫是带菌的媒介，它的分泌物、排泄物及腐败的残体，是微生物生长和繁殖的营养物质，可引起害虫和微生物的共生，破坏包装及库房结构，影响中药的安全储藏。

（4）中药饮片被虫蛀之后，易导致有些品种泛油（如当归、党参），花类药材容易散瓣，外形遭到破坏，引起进一步质变。

（5）中药被虫蛀之后，会加大损耗，带来一定的经济损失。

（三）中药虫蛀的防治方法

1. 预防在先　室内环境应保持干燥通风，温度适宜（温度控制在30℃以下，相对湿度在70%以下），药物进仓前将容器、货位、打扫干净，消除死角隐患。

2. 高温杀虫　以太阳辐射热作用于虫体，破坏虫体软组织及生活机能，使虫暴晒死亡。

（1）时间与温度　杀虫温度应45～52℃，时间4～6小时。

（2）薄摊勤翻　一般摊3～5cm为宜，每小时翻动一次。

（3）晒后先将药聚堆，保持堆内高温，达到杀虫目的。

3. 低温杀虫　利用自然低温或冷藏（注意防潮）。

4. 经验储藏

（1）对抗法　人参与细辛、冰片与灯心草、泽泻与牡丹皮、土元与大蒜、三七与樟脑。

（2）用酒　白酒或95%的乙醇撒在药物的表面，然后密闭（瓜蒌、当归、紫河车、大枣、枸杞、黄精的不宜暴晒烘烤的药物）。

请你想一想

有一批药材表面有空洞，破碎，或有粉末状物质了，是什么变质现象，该怎么办？

你知道吗

害虫的来源

危害中药的害虫习称"仓虫",其种类繁多,来源如下。

1. 中药材在采收时,已寄生害虫的卵、幼虫或成虫,随药材进入仓库,一旦条件适宜,便继续生长繁殖。

2. 被害虫污染的包装材料反复使用会使中药感染害虫。

3. 仓库内部在储藏中药前没有进行消毒杀虫处理,本身隐藏有害虫。

4. 仓库内已生虫的中药未能得到及时熏蒸杀灭和隔离堆放,引起其他中药被感染。

5. 生虫药材与未生虫药材同库共存引起的交叉感染。

6. 运输过程中被害虫污染,携带入库。

7. 仓库周围环境不洁,害虫寄居于内隐藏越冬,温湿度适宜时,飞入仓库内繁殖。

实践实训

一、原始记录

表 4 – 2　易变质中药饮片分类表

变质现象 饮片名称	虫蛀	霉变	泛油	变色	气味散失	风化	潮解融化	粘连

二、考核评分标准

满分 100 分,其中每种药 10 分,填错一项扣 2 分。

三、考核过程

有一批药材山药、芡实、党参、郁李仁、独活、桂皮、桃仁、杏仁、炒莱菔子、泽泻、腊梅花、肉桂、砂仁、胆矾、硼砂、芒硝、青盐、芦荟、大青叶、乳香各 500g,请对上述中药饮片进行变质类型的区分。工作记录人手一份,请填写表 4 - 2。

学习任务三　中药饮片储藏

PPT

一、案例导入

某天傍晚，在仓库储存药材的陈先生闻到焦糊味，继而又听到噼噼啪啪的声音，定神一看发现中药材堆上有火苗，火苗附近的电线也在打火，急忙摸黑将电源切断，此时，大火已经蔓延。消防人员接到报警之后很快赶了过来，但着火的九间药材仓库顶盖已经被大火烧塌陷，还出现了爆炸声。经过数小时的扑救，大火才终于被扑灭。然而，百余吨中药材已化为灰烬，损失近千万元。经调查，火灾是因仓库电线老化短路引起，加之药材未严格按照规定要求存放，防火保护措施不到位，致使大火事故的发生。

二、案例分析

中药材属易燃品，必须有符合规定要求的消防、安全等设施。当使用日光灯低温照明灯具和其他防燃型照明灯具时，应当对镇流器采取隔热、散热等防火保护措施，并保持规定间距。仓库电线应定期检查，防止电线老化短路引起火灾。对火硝、硫黄、樟脑、海金沙、干漆、松脂等易燃中药材应严格按照相关规定储存保管，包装上应加注"易燃爆中药"字样，单独存放于阴凉干燥处。

三、案例分析所需知识

（一）中药饮片的贮存方法和注意事项

中药品种繁多，加工炮制方法不同，制成饮片后，形态性状各异，有些饮片除了本身成分外，还加入了不同的炮制辅料，这就进一步增加了其复杂性，给保管养护带来了更多的困难。现将中药饮片常用的贮存方法概括如下。

1. 控制饮片的含水量　药材切制成不同规格的饮片后，由于截面积增加，与外界空气接触面扩大，吸湿和污染的机会增多，因此应将饮片的水分控制在7%～13%之间，同时须根据饮片及所加辅料的性质，选用适当的容器贮藏。

2. 控制库房温湿度　饮片库房应保持通风、阴凉及干燥，避免日光的直接照射，室温应控制在25℃以下，相对湿度保持在75%以下。

3. 选择合适的贮藏容器　中药饮片一般可贮藏于木箱、纤维纸箱中，最好置于严密封口的铁罐、铁桶中，以防止湿气的侵入。有些则可置于陶瓷罐、缸或瓮中，并加入石灰、硅胶等干燥剂。

4. 选择合适的贮存方法　对于含不同化学成分或用不同炮制方法炮制的饮片，要根据具体情况，选择不同的储藏方法。

（1）含淀粉多的饮片，如山药、粉葛、天花粉等，应储藏在通风干燥阴凉处，以防虫蛀。

（2）含糖分及黏液质较多的饮片，如党参、熟地黄、肉苁蓉、天冬等，应储藏在通风干燥处，以防吸潮变软发黏、霉变虫蛀。

（3）含挥发油多的饮片，如薄荷、川芎、当归、荆芥等，储藏时室温不宜太高，否则容易散失香气或泛油，应置阴凉干燥处储藏。

（4）种子类中药因炒制后增加香气，如紫苏子、莱菔子、薏苡仁、扁豆等，若包装不坚固易受害虫和鼠咬，故应密闭储藏。

（5）酒炙的饮片，如酒当归、酒大黄、酒续断等；醋炙的饮片，如醋延胡索、醋芫花、醋香附、醋三棱等，均应储藏于密闭容器中，置于阴凉处储藏。

（6）盐炙饮片，如盐知母、盐车前子、盐补骨脂等，很容易吸收空气中的湿气而受潮，若温度过高就会析出盐分，故应储藏于密闭容器中，置于通风干燥处储藏。

（7）蜜炙饮片，如炙甘草、蜜麻黄、蜜款冬花、蜜枇杷叶等，易被污染、虫蛀、霉变或鼠咬，通常储藏于缸、罐内密闭，并置干燥处储藏，以免吸潮。

（8）某些矿物类饮片，如芒硝、硼砂等，在干燥空气中容易失去结晶水而风化，故应储藏在密闭的缸、罐中，并置于凉爽处储藏。

（9）动物类中药主要用动物的皮肉、骨、甲、昆虫躯体等，它们易生虫泛油，并且有腥臭气味，应密封置阴凉处存放，库内无鼠洞，并有通风设备。

（10）易软化、升华的中药饮片，如冰片、樟脑、薄荷脑、阿魏、芦荟等，可用坛、铁桶、木箱密封后，放阴凉干燥低温储藏，严格控制温度和湿度。

（二）特殊中药饮片的储藏

1. 毒性中药的储藏　储藏保管毒性中药应严格遵守《中华人民共和国药品管理法》和卫生行政部门颁布的有关专人、专库、专柜和双人、双锁、双账、双领取、双复核的规定。在实际工作中还须注意下列几点。

（1）矿物毒性药及其制品如砒石、水银、九分散、四生散等，要注意避光、防氧化、防潮解，一般采取密封法养护。

（2）动、植物毒性药及其制品，应注意防虫、防霉，可采用箱、缸、坛、塑料等容器密封贮藏，如含水量高，有生霉现象，应干燥后再密封。

（3）每件包装上须有"毒"字明显标志，以提示注意，防止与其他商品混杂。人员调动要严格履行交接手续，双方签字制度。

（4）毒性药保管人员和因工作需要接近毒药的人员，进库操作应戴口罩、手套，防止操作时毒性药粉尘飞扬，吸入人体或直接接触人体。操作后应洗手、洗脸，并洗涤防护用具。有必要时，将工作服拍打干净后洗净。

2. 贵细中药的储藏　贵细中药如人参、西洋参、鹿茸、麝香、牛黄、羚羊角、海马、海龙、马宝、狗宝、猴枣、熊胆、蛤蟆油、三七、西红花、珍珠、冬虫夏草等，应与一般饮片分开贮藏，专人管理，并注意防虫、防霉，密封后置阴凉、通风、干燥处贮藏。贵细药品中的麝香，应用瓶装密闭，以防香气走失；牛黄宜瓶装，在梅雨季节时放入石灰缸中，以防受潮霉变；人参极易受潮、发霉、虫蛀、泛油、变色，也应放入石灰缸内储藏等。

3. 易燃中药的储藏　易燃中药如硫黄、火硝、干漆、海金沙等，必须按照消防管理要求，储藏在安全地点，远离电源、火源，同时应有专人保管。饮片应干燥，空气要流通，堆垛层间不能太高。

> **请你想一想**
>
> 　　现库房来了一批药材，有鹿茸、冬虫夏草、柏子仁、麦冬、沙参、牡丹皮、车前子、大青叶、独活等，需要入库储藏，请问在储藏前需要注意什么？如何分类储藏？

实践实训

一、原始记录

表 4 – 3　中药饮片的分类储藏

药品分类	药品名称	储藏要求
普通中药		
贵重中药		
毒性中药		
易燃易爆		

二、考核评分标准

满分 100 分，其中每种药 10 分，填错一项扣 5 分。

三、考核过程

有一批药材芡实、党参、郁李仁、独活、桂皮、桃仁、腊梅花、肉桂、砂仁、胆矾、硼砂、芒硝、青盐、乳香、藏红花、硫黄、川乌、草乌、西洋参、鹿茸各 500g，请对上述中药饮片进行分类储存。工作记录人手一份，请填写表 4 – 3。

学习任务四　中药饮片的养护检查

PPT

一、案例导入

某医药公司，购买价值数万元的冬虫夏草，仓库保管员听说冷储可防冬虫夏草虫蛀，便将其简单袋装后放在冰箱内。随后每天虽打开冰箱若干次，但一直未关注冬虫夏草的仓储情况。等到销售发货时，才发现冬虫夏草已长出一层霉菌。看着变质不能食用的冬虫夏草，保管员后悔不已。

二、案例分析

中药饮片养护岗位要求养护员负责对库存饮片定期进行循环质量养护检查，并做好养护检查记录、建立养护档案。对由于异常原因可能出现问题的饮片、易变质饮片、已发现质量问题的饮片、储存时间较长的药品，应加强养护。每日上午，下午定时对温湿度做记录。正确使用养护、保管、计量设备，并定期检查保养，做好计量检定记录，指导并配合保管员做好库房温湿度管理工作，确保正常运行。

三、案例分析所需知识

（一）中药饮片常用的养护技术

1. 清洁养护法　是对库房、贮存容器保持清洁和定期消毒，是储藏保管工作的基础，重视库房的清洁卫生工作，可以杜绝害虫感染，恶化害虫的生活条件，因此清洁卫生是防止仓虫入侵的最基本、最有效方法。

2. 通风法　利用自然气候来调节库房的温度、湿度，以起到降温防潮的作用。合理通风可以使干燥的药物不受潮，一般应在晴天无雾及室外相对湿度低时开窗开门通风，反之则关窗关门。如不考虑室内外温度、湿度情况盲目通风，反而会使药物返潮，甚至带来不良后果。

3. 吸潮法　为了保持库房贮药环境的干燥，除采取上述通风的方法来降低室内的温湿度外，还可用吸潮剂吸收空气中的水分和药物中的潮分，吸潮方法一般采用以下几种：

（1）选择较好的小库房，全部密封后放入吸潮剂，以减少库内湿度，保持储藏环境的干燥。

（2）选择一定的容器（如缸、罐、皮箱、糊封后的木箱等），放入适量的石灰块，石灰块上放置药物，以吸收药物的潮分，保持其干燥。常用的吸潮剂有生石灰块，其吸潮率可达 20% ~25%；以及无水氯化钙，其吸潮率可达 100% ~120%。氯化钙吸潮后即溶化成液体，将其熔化物放在搪瓷缸内加热，待水分蒸发后恢复为块状固体，可继续使用。

4. 密封法　即隔绝法，是一种简单有效的保存方法。药物经密封后可隔绝外界湿度、害虫等的侵入，保持其原来的品质，但在密封前必须注意以下条件：药物必须干燥；没有虫蛀现象；有些含有糖类易受潮的药物应提前密封；密封前应对药物进行严格检查。

5. 对抗同贮法　也称异性对抗驱虫养护，是利用不同品种的中药所散发的特殊气味，吸湿性能或特有驱虫去毒的化学成分的性质来防止另一种药材发生虫霉变质现象的一种贮藏方法，其作用机制均是利用一种特殊气味能驱虫去霉作用的中药（或植物或其他物品）与易生虫发霉的中药起同放共存，从而达到防止中药生虫霉变的目的。

经长期实验表明，常见对人畜无毒害而能防治仓储中药虫害的植物、矿物、食物均有很多，如灵香虫、除虫菊、闹阳花、吴茱萸、花椒、柚皮、黑白胡椒、野蒿、辣蓼、大蒜、苦楝、千里光、姜粉、干辣椒、油茶麸、花生油、菜籽油等。此外，草木灰、生石灰、硫黄、酒精、螃蟹壳、干海带等也有一定防毒除虫作用。常见的方法有：泽泻、山药与牡丹皮同贮防虫保色；藏红花可防冬虫夏草生虫；蜜拌桂圆、肉桂可保味保色；大蒜防芡实、薏苡仁生虫；细辛、花椒养护鹿茸；姜可防蜂蜜"涌潮"。

6. 气调养护技术　气调养护是将中药置于密封的环境中，利用控制影响中药变异的空气中的氧浓度进行贮藏保管。其原理是通过充氮降氧、充二氧化碳降氧的方法，人为地造成低氧状态或高浓度的二氧化碳状态，抑制中药、害虫及微生物等有机体的生理代谢活动，并阻隔了潮湿空气对中药的影响，从而保证了被储藏的饮片品质的稳定。气调养护不仅可以杀虫、防霉，尚能保持中药原有的色、味，减少成分损失，在高温季节，还能有效防止走油、变色等现象发生。该法费用低，不污染环境和药物，劳动强度小，保存效果好，易管理，是一种科学而经济的养护办法。

7. 低温冷藏法　将中药储存在保持一定低温水平的环境中，达到安全储藏的目的。中药害虫一般在环境温度 8 ~ 10℃时停止活动，在 −8 ~ −4℃进入冬眠状态，温度低于 −4℃经过一段时间，可以使害虫致死，故采用低温（2 ~ 10℃）贮藏中药，可以有效地防治中药虫蛀、发霉、变色等变质现象发生，保持中药的质量。由于此法需要一定的设备，费用较大，故主要用于贵重饮片的储藏，如人参、燕窝、蛤蟆油、银耳、枸杞子等。贮存时包装必须密封，以防止潮气侵入发霉。

8. 高温贮存法　仓库害虫对高温的抵抗能力均较差，因此采用高温（如暴晒或烘烤）贮存中药饮片，可有效防止虫害的侵袭。当环境温度高于40℃时，害虫就会停止发育、繁殖，当温度高于50℃时，害虫在短时间内就会死亡。因此采用高温法，能起到良好的杀虫效果。此种方法包括暴晒法、烘烤法、热蒸法、远红外高温法等。但必须注意的是，含挥发油的饮片烘烤时温度不宜超过60℃，以免影响饮片质量。

（二）中药饮片养护检查内容

中药在库储藏期间，由于受到外界环境因素的影响，随时都可能出现各种质量变化现象。因此，必须定期进行中药的在库检查，以便采取相应的防护措施，保证中药质量，并做好检查记录，养护检查记录的内容包括检查的时间、库房名称、中药货位、中药商品通用名称、剂型、规格、产品批号、生产企业、供货单位、入库时间、生产日期、检查内容、检查结果与处理、检查人员等。

中药饮片养护检查的内容包括：检查在库中药的外观质量是否发生变化或是否存在异常情况；检查在库重点养护中药的外观质量是否符合法定质量标准规定；检查库房温湿度是否

请你想一想

某药厂购进批丹参，质检人员按照现行版《中华人民共和国药典》规定分别进行丹参酮ⅡA、丹酚酸B检验，均符合规定。在储藏过程中，发现部分生霉，便用水浸泡半小时后再淘洗，然后置日光下暴晒至干。质检人员重新实施检验，结果以上两项指标均远低于现行版《中华人民共和国药典》规定。请问该养护方法正确吗？应该如何进行养护？

符合规定要求，所有在库中药的储存是否符合其质量标准中储存项的规定，中药是否分类存放、货位编号，货垛堆码、货垛间距离等是否符合规定要求；检查库房是否满足防尘、防潮、防霉、防污染，以及防虫、防鼠、防鸟等要求；检查养护用设备、仪器及计量器具等是否运行良好。

实践实训

一、原始记录

表4-4　中药饮片养护检查记录表

| 检查日期 | 品名 | 规格 | 单位 | 数量 | 质量检查 | 检查结论 | 养护措施 | | | | | 补养护药品品种 | | 处理结果 | 质量员 |
							翻晒	杀虫	过筛	清洗	其他	养护前公斤数	养护后公斤数		

表4-5　门店中药饮片养护检查记录表

编号：　　　　　　　　　　　　　　　　　　　　　　　　　　门店：

序号	药品名称	规格	单位	数量	生产企业	生产批号	生产日期	到货日期	养护日期	养护方法	养护结论	处理措施	备注

养护员：

二、考核评分标准

满分100分，其中每种药10分，填错一项扣2分。

三、考核过程

有一批药材山药、党参、独活、桂皮、桃仁、杏仁、泽泻、腊梅花、肉桂、砂仁、硼砂、芦荟各500g，已发生不同情况的变质，请正确养护。请填写表4-4，表4-5。

学习任务五 中药饮片储藏与养护 考核与评价

PPT

一、案例导入

李强是名刚到中药仓库工作的实习生，今天，库房中来了一批药材，有山药、郁李仁、芡实、桃仁、杏仁、肉桂、芦荟、独活、腊梅花、乳香、芒硝各1000g，他准备把这些药材都放在一个密封的塑料桶中，他的师父问他准备一直这样储藏吗？小王说是，师父说错了，叫他好好想想。小王纳闷了，不是要密封保存吗？怎么错了呢？同学们，你们帮他分析分析。

二、案例分析

中药饮片的日常保管中，要调节好温湿度，一般室温控制在5～25℃，相对湿度不能超过70%，保持库房干燥及通风降温条件，并加用吸湿性能好的物质防潮，如放置生石灰等。且在密闭前，要注意：药物必须干燥；没有虫蛀现象；有些含有糖类易受潮的药物应提前密封；密封前应对药物进行严格检查。

三、案例分析所需知识

中药饮片重点检查的范围及方法

1. 易虫蛀中药的检查 应检查货垛周围有无虫丝、蛀粉等迹象，然后抽中心或货垛底部拆包开箱检查。在取样检查时先从外表观察，一般虫蛀现象从外观上都能看出，也可采取剖开、折断、打碎、摇动等方法，针对不同中药的主食害虫，最易受害的部位进行深入检查。

2. 易发霉、泛油中药的检查 要重点检查色泽变化现象和中药是否受潮；可以从药材的质地坚韧程度变化进行分析，特别要检查货垛四周或货包破损药材外露部位；接近墙壁的货包也容易受潮，要注意检查，还要检查储存处是否潮湿、货垛的高度是否适当、有无被压受热等现象。

3. 易变色散气味药材的检查 可先参阅货卡上注明的入库时间，然后选上、中、下部位货包拆件取样观察，若发现货垛中散出气味特别浓，就要考虑中药是否发热或被闷蒸。同时也要注意难放位置是否合适，易变色散气味药材一般不宜受日光照射，也不宜堆放在容易受潮的地方。

4. 易风化潮解药材的检查 检查货垛四周的货包有无变形，包装是否潮湿、有无被析出的粉状物（风化），要根据储藏条件及气候变化情况有目的的检查。在潮湿的储藏条件下应多检查货垛的底层，在干燥气候时多检查货垛的上层，在阴雨的天气多抽查外层。储藏日期久的还要检查包装是否牢固，防止出库时因包装发脆而破损，使药材遭到损失。

5. 易挥发、升华、融化药材的检查　检查包装是否完整和有无渗漏、有无气味散失，取样检查时对粘连变形现象要进行分析，并检查储存处所的温度、光照是否会影响药材，不适宜的应按要求予以处置。

6. 毒性中药的检查　检查包装有无损坏，封纸是否完整。有的含毒药材也容易发霉或生虫，应细致观察。此类药材应件件称重，有时还要复核拆零的余额重量是否与记账数量相符。也要注意周围环境，是否会对药材质量有影响。

7. 鲜活药材的检查　检查时应结合季节特点，除了初冬严冬要防冻，伏暑要防干外，最忌梅雨季节雨水的浸沾，因为这个季节很容易造成药材腐烂。检查时应注意有无破头、裂皮、黑斑等现象，若茎枝的下部颜色泛黄是即将枯萎的现象，应先剪除。落叶大多是因为受热，所以储存地点应通风凉爽，光照不宜过强。

> **请你想一想**
>
> 有一批药材表面有空洞，破碎，或有粉末状物质了，该怎么办？

中药在库检查，要求做到经常检查与定期检查、员工检查与专职检查、重点检查与全面检查结合起来进行。

你知道吗

中药饮片的分类贮藏一般分为根与根茎类、果实种子类、全草类、叶花类、皮藤木类、树脂类、动物类、矿物类、其他类等。但由于各种药物的性质特点不同，或储、销量大小不一，其储藏原则一般是将易霉变而体轻量大的药物放置于干燥通风处；容易虫蛀而量少的药物贮藏在石灰缸内，即先干燥后置缸内盖紧或采用小型密封的方法；容易变色或挥发及融化的药物以避光、避热等方法贮藏。

实践实训

一、原始记录

表4-6　易变质中药饮片分类表

饮片名称 ＼ 变质现象	虫蛀	霉变	泛油	变色	气味散失	风化	潮解融化	粘连

表 4 – 7　中药饮片养护检查记录表

| 检查日期 | 品名 | 规格 | 单位 | 数量 | 质量检查 | 检查结论 | 养护措施 | | | | | 补养护药品品种 | | 处理结果 | 质量员 |
							翻晒	杀虫	过筛	清洗	其他	养护前公斤数	养护后公斤数		

二、考核标准

表 4 – 8　中药饮片储藏与养护考核表

姓名＿＿＿＿＿＿＿＿　　　　班级＿＿＿＿＿＿＿＿　　　　得分＿＿＿＿＿＿＿＿

项目	评分标准	分值	得分
中药饮片易变质分类	20 分钟以内将 20 种中药饮片正确分类。每延误 1 分钟扣 4 分。	40 分	
职业形象	按总论中职业形象要求	10 分	
中药饮片的储藏与养护	翻晒　根据不同特征的中药饮片选择正确的养护措施	8 分	
	杀虫	8 分	
	挑拣	8 分	
	过筛	8 分	
	清洗	8 分	
填写记录	按 GSP 要求填写	10 分	
	合计		

三、考核过程

1. 中药饮片的易变质分类　将给出的易发生变质的药材，首先判断药材发生了哪些变质现象，然后将其分类。有一批药材泽泻、黄芪、独活、山药、玫瑰花、桃仁、杏仁、泽泻、桂圆、当归、金银花、肉桂、砂仁、硼砂、芦荟、芒硝、胆矾、乳香、芦荟各 500g，请对上述中药饮片进行变质类型的区分。工作记录表人手一份，请填写表 4 – 6。

2. 中药饮片的储藏与养护　有一批药材泽泻、黄芪、独活、桂皮、桃仁、杏仁、泽泻、月季花、红花、砂仁、硼砂、青盐、胆矾各 500g，已发生不同情况的变质，请正确养护。请填写表 4 – 7。

目标检测

一、单项选择题

1. 采用高温养护含挥发油的中药时温度不得超过（　　）
   A. 40℃　　　　　　B. 50℃　　　　　　C. 60℃　　　　　　D. 70℃

2. 下列药材易发生潮解的是（　　）
   A. 胆矾　　　　　　B. 硼砂　　　　　　C. 芒硝　　　　　　D. 乳香

3. 下面不是判断饮片发霉的方法是（　　）
   A. 眼看　　　　　　B. 嘴尝　　　　　　C. 鼻闻　　　　　　D. 手摸

4. 下列哪种药材与牡丹皮同贮能起到防虫保色的作用（　　）
   A. 当归　　　　　　B. 党参　　　　　　C. 细辛　　　　　　D. 泽泻

5. 白芷、山药、贝母、天花粉、葛根等这些药材所含的主要成分是（　　）
   A. 淀粉　　　　　　B. 黏液质　　　　　C. 油脂　　　　　　D. 挥发油

二、多项选择题

6. 采用气调养护法主要是注入哪些气体对药材进行养护（　　）
   A. N_2　　　　　　B. O_2　　　　　　C. H_2　　　　　　D. CO_2

7. 常见的中药饮片变异现象有（　　）
   A. 虫蛀　　　　　　B. 霉变　　　　　　C. 变色　　　　　　D. 泛油

8. 易泛油的中药饮片有（　　）
   A. 夏枯草　　　　　B. 桃仁　　　　　　C. 丁香　　　　　　D. 当归

三、问答题

1. 中药饮片的养护原则包括哪些？

2. 中药饮片的储藏与养护方法包括哪些？

3. 简述中药饮片的验收要求。

4. 简述中药饮片的各种变质现象。

5. 简述贵细中药的储藏方法及注意事项。

6. 举例说明常见的中药对抗贮存品种有哪些？

书网融合……

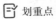
划重点

自测题

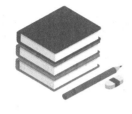

项目二十九 中成药的储藏与养护

学习目标

知识要求

1. **掌握** 中成药储藏中常见的变质现象及储藏与养护方法。
2. **熟悉** 中成药储藏中常见变质现象的影响因素；中成药日常储藏与养护对温湿度的要求。
3. **了解** 中成药的日常养护检查内容及注意事项。

能力要求

1. 学会识别中成药变质现象。
2. 学会中成药养护检查中质量异常问题的处理。
3. 学会中成药日常储藏养护并记录。

 ## 学习任务一 中成药储藏中的常见异常现象及原因

PPT

一、案例导入

张莹是一家医药公司的仓库保管员，在进行中成药养护过程中发现冰硼散出现不同程度的结块现象，拿起来闻一下，发现气味也散失了。

二、案例分析

究其原因，原来是库房的湿度计坏了，没有正确的显示湿度，导致这部分散剂出现了变质现象。

冰硼散为粉红色的粉末，气芳香，味辛凉。易吸潮变质，因其含易挥发药品冰片，本品也易散失气味。因此本品包装要求密封，宜置阴凉干燥处。在入库前以及储藏过程中应注意检查包装是否完整，有无破漏的痕迹。储藏期间注意检查库房温湿度。

三、案例分析所需知识

（一）中成药常见的变质现象及原因

1. 虫蛀 虫蛀原因是多方面的，主要与原材料的性质有关，由生产和运输过程中的污染以及包装封口的不善等因素导致。如蜜丸、水丸、散剂等易出现。

2. 霉变 即发霉，中成药发霉是指在中成药表面或内部有霉菌生长的现象。如蜜丸、膏滋、片剂等易出现。

3. 发硬　多指蜜丸由于长期贮藏使失去的水分过多，导致失润变硬。此外外用膏药贮藏过久也可干枯变硬、失去黏性而不能使用。

4. 粘连　是因受潮、受热而致变形粘在一起的现象，如感冒清热颗粒等呈块状或颗粒状的药物，一经粘连即失去原来的形状，结块成饼，影响质量。

5. 发酵　是指内服膏药或糖浆之类的中成药因受热、受潮，在酵母菌的作用下膨胀发酵酸败变质。易发生酸败的中成药有合剂、酒剂、煎剂、糖浆剂等。

6. 返砂　又称"返糖"，一般是指内服膏药由于蔗糖转化不够而使结晶析出，影响膏药的质量，如益母草膏等。

7. 沉淀　是指液体制剂的一种常见变质现象。由于灭菌操作不严、过滤不清、储藏过久、pH 值影响等因素，使药物产生絮状沉淀而变质，例如药酒、口服液、针剂等。

8. 变色、开裂　一般是指各类片剂、丸剂等药品，由于受潮、受热和日光的影响，储藏日久而使之变色、开裂乃至影响质量，如牛黄解毒片等。

（二）中成药储藏中常见变质现象的影响因素

1. 温度　中成药对温度都有一定的适应范围。温度过高，中成药的某些成分氧化、分解加速，影响质量。如含芳香挥发性成分的药物可因加速挥发而损失；含脂防油成分的药物易"泛油"或酸败；片剂易裂片变色；糖衣易溶化粘连；软膏易溶化分层。温度过低，含乙醇制剂、糖浆剂、露剂等易产生沉淀、结晶，甚至变性失效，玻璃容器有时还会冻裂。按药品管理法的要求，除另有规定外，多数药物应在阴凉处（不超20℃）储藏保管。

2. 湿度　空气中湿度过大，有些中成药会发生潮解、变形、生虫、霉变或稀释；湿度过低，会发生风化或干裂。水分也是昆虫、霉菌、细菌生长繁殖的必要条件，所以控制湿度可以保障中成药的质量。一般中成药储藏相对湿度以 45% ~75% 为宜。

3. 光线　光线中紫外线可促使药品变色、分解氧化，如保管不当，被光线直接照射后会引起药品变质。如含油脂的中成药能产生酸败，酒类能产生浑浊，含苷类及色素类的中成药能产生分解。因此，大多数中成药要求避光储藏。

4. 空气　空气中对中成药影响最大的是氧气，氧气易使某些中成药发生氧化而变质。如挥发油受氧的作用易引起树脂化，脂肪油易氧化而结成块状，并产生氧化酸败。另外空气中的水蒸气、灰尘等对中成药质量影响也较大，如散剂吸附水蒸气能加速变质。另外，需氧菌和霉菌都必须在有氧条件下才能生长、繁殖，如限制含氧量，必然能抑制需氧菌和霉菌生长发育。因此，中成药一般需要密闭或密封储藏保管。

5. 储藏时间　有些中成药因其性质不稳定，尽管贮藏保管条件适宜，但时间过长仍会失效。因此，《中华人民共和国药典》要求中成药的标签，必须有生产批号和有效期。药物应在有效期内使用。

> **请你想一想**
> 有一批中成药片剂表面出现了开裂的现象，造成开裂的影响因素是什么？

实践实训

一、原始记录

表4-9 中成药质量检查记录表

姓名：　　　　　　　　　　　　　　班级：　　　　　　　　　　　　　　得分：

中成药名称＼变质现象	虫蛀	霉变	发硬	粘连	发酵	返砂	沉淀	变色	开裂	正常

二、考核评分标准

满分100分，其中每种药10分。

三、考核过程

对补肾强身片、六味地黄丸、天麻胶囊、金黄散、板蓝根颗粒、鱼腥草注射液、藿香正气口服液、五味子糖浆、银黄平喘气雾剂、化痔栓进行外观检查。填写表4-9。

 ## 学习任务二 各种剂型中成药储藏与养护记录

PPT

一、案例导入

李晴在一家连锁药店上班，工作任务除了接待顾客销售非处方药之外，还需把枇杷膏、午时茶颗粒、双黄连胶囊、银黄注射液、牛黄解毒片、六味地黄丸各10盒保管好。她保管药品的房间有一个货架，药品就放在货架上；有一个温湿度计，显示是30℃，相对湿度是80％。她每天通风，每天进行养护检查，但只是看一下外包装，未做登记。过了一个月补货时，她发现枇杷膏长了霉菌，牛黄解毒片出现了裂片，双黄连胶囊外表面软化等，这个月的工资要扣掉一半了，她很难受。她做错了什么？小李一筹莫展，你帮帮她。

二、案例分析

（一）她要清楚药品仓库的药物

1. 药库储存温度过高，宜在阴凉库（不高于20℃），湿度过高，相对湿度应保持在 45%～75% 之间。

2. 货架放置的库房要达到墙壁、顶棚和地面光洁、平整，门窗结构严密，且能防尘、防潮、防霉、防污染、防虫、防鼠、防鸟。

3. 一日两次填写药库、药房温湿度记录表。

（二）不同剂型的药品应分别保存

六味地黄丸应防潮，防霉变、虫蛀，应置于室内阴凉干燥处，注意包装完好；牛黄解毒片宜于室内凉爽通风、干燥、遮光处保存养护；枇杷膏宜密封于棕色玻璃瓶内，置于室内阴凉干燥处保存；双黄连胶囊应贮于密闭塑料袋或玻璃、塑料瓶中，置于阴凉干燥处，温度不超过 30℃ 为宜；午时茶颗粒宜置于室内阴凉、干燥处，遮光、防潮、防热；银黄注射液应贮于中性硬质玻璃瓶中，遮光、防冻、防高温，置于室内阴凉干燥处，以室温 10～20℃ 为宜。

（三）平常养护检查内容

1. 检查储存和陈列药品的外观质量是否发生变化或是否存在异常情况。

2. 检查储存和陈列药品的外观质量是否符合法定质量标准规定。

3. 检查库房和营业场所温湿度是否符合规定要求，以及所有储存药品的储存和陈列药品的摆放是否符合其质量标准中储藏项的规定。

4. 检查库房和营业场所是否满足防尘、防潮、防霉、防污染以及防虫、防鼠、防鸟等要求。

5. 检查库房是否有近效期药品。

6. 检查养护用设备、仪器等是否运行良好。

三、案例分析所需知识

（一）各种剂型中成药的储藏与养护

中成药有多种剂型，成分、性质也很复杂，所以要针对不同剂型采取不同的保管养护办法，以确保药品质量。现将中成药主要剂型的储藏养护方法介绍如下。

1. 丸剂　丸剂可分为蜜丸、水丸、糊丸、浓缩丸等。

（1）蜜丸　蜜丸是最不易保存的一种剂型。如果药物储藏环境潮湿，可吸收空气中的水，极易发霉生虫。如健脾丸、六味地黄丸等，均易遭受霉败和虫蛀，储藏时应防潮、防霉变、防虫蛀，应置于室内阴凉干燥处，注意包装完好。

（2）水丸　水丸因颗粒比较疏松，与空气接触面积较大，能迅速吸收空气中的水，易造成霉变、虫蛀、松碎等。宜置于室内阴凉干燥处。通常能储藏 2 年左右。

除另有规定外，各种丸剂均应密封储藏。蜡丸应密封并置阴凉干燥处贮存。

2. 片剂　因含药材粉末或浸膏量较多，因此极易发生吸潮、松片、裂片、糖衣脱裂以致黏结、霉变等，发现上述现象，则不宜继续使用。温度过低，则药片干裂，影响质量。片剂常用无色或棕色玻璃瓶或塑料瓶加盖密封，亦有用塑料袋铝塑泡包装密封，如牛黄解毒片、蒲公英片、千里光片等。宜于室内凉爽通风、干燥、遮光处保存养护。

除另有规定外，片剂应密封贮存。

3. 散剂　散剂的吸湿性和风化性较显著，故须充分干燥，包装防潮性能要好。一般散剂用防潮、韧性大的纸或塑料薄膜包装折口或熔封后，再装入外层袋内封口。含有挥发性成分的散剂，应用玻璃管或玻璃瓶装，塞紧，沾蜡封口。对含糖的、贵重的及急救的散剂如紫雪散、安宫牛黄散，宜密封在铁制容器内贮存，必要时还需置吸潮剂。储藏较大量散剂时，可酌加0.5%～1% 苯甲酸为防腐剂，以防久贮变质发霉。散剂宜储藏于室内阴凉干燥处养护。另外，有些散剂还须避热、避光、防鼠害、虫蛀。

除另有规定外，散剂应密闭贮存，含挥发性药物或易吸潮药物的散剂应密封贮存。

4. 膏剂　膏剂分内服和外用两类。内服的膏剂多叫煎膏剂（俗称膏滋）；外用的膏剂分为药膏（软膏剂）和膏药两种，本节只介绍膏药。

（1）煎膏（膏滋）　煎膏剂如十全大补膏、枇杷膏、益母草膏等。若保管不当，可出现结皮、霉变、发酵、变酸、糖晶析出较多或有焦臭味，不宜药用。应在制成后待煎膏温度降低至40～50℃时装入干燥洁净玻璃瓶内，待蒸汽彻底散发冷却后，瓶口用蜡纸或薄膜覆盖，加盖旋紧。宜密封于棕色玻璃瓶内，置于室内阴凉干燥处保存。储藏期约1年左右。

除另有规定外，煎膏剂应密封，置阴凉处贮存。

（2）膏药　多种膏药中含有挥发性药物，如冰片、樟脑、麝香等。若储藏日久，有效成分易散失；如储藏环境过热，膏药容易渗透纸或布；储藏环境过冷或吸湿，黏性亦降低，贴时容易脱落。故宜储藏于密闭容器内，置于干燥阴凉处，防潮、放热、避风。一般储藏期以2年为宜。

除另有规定外，膏药应密闭，置阴凉处贮存。

5. 胶剂　胶剂在温度过高或受潮时会发软发黏，甚至会粘连成坨，有时发霉败坏。如胶面已生霉斑，可用纱布沾少许酒精拭去，吹干。若发现胶剂受潮发软，可置于石灰缸内保存数日，使之除潮，防止发霉。如有霉变、异臭或严重焦臭味、粘连融化者不宜药用。胶剂应包要装于盒内，置于室内阴凉干燥处。夏季或空气潮湿时，可储于石灰缸内或干燥稻糠内。

6. 胶囊剂　胶囊剂容易吸水，轻者可膨胀，胶囊表面浑浊；严重时可发霉、粘连，甚至软化、破裂。

胶囊遇热易软化、粘连；过于干燥，水分过少则易脆裂。应储藏于密闭塑料袋或玻璃、塑料瓶中，置于阴凉干燥处，温度不超过30℃为宜。

7. 颗粒剂　颗粒剂含有浸膏及一定量蔗糖，极易受潮结块、发霉。目前已有部分颗粒剂制成无糖型。颗粒应装于铁罐或塑料盒内，置于室内阴凉、干燥处，遮光、防潮、防热。且不宜久贮，一般不超过1年。

8. 糖浆剂　蔗糖是一种营养物质，其水溶液很容易被霉菌、酵母菌等所污染，使糖浆被分解而酸败、浑浊。糖浆含糖量最好为60%，是近饱和溶液。盛装容器一般为容积不超过 500ml 的棕色细颈瓶，灌装后密封，贮于室内阴凉干燥处，应避光、防潮、防热等。糖浆系近饱和溶液，但经过较长时间的储藏也会产生糖分子与药液分离现象，故一般储藏 1 年为宜，如无变质方可使用。

9. 注射剂（针剂）　中药注射液（如银黄注射液、复方柴胡注射液等）在储藏过程中如温度过高，会使某些高分子化合物的胶体状态受到破坏而出现凝聚现象；如温度降低，则某些成分的溶解度和稳定性随之降低；两者都会发生沉淀、浑浊等。如有下列现象之一者不可供药用：澄明度不符合规定，显著变色、浑浊、沉淀，容器封口不严或破裂等。注射剂应储藏于中性硬质玻璃瓶中，避光、防冻、防高温，置于室内阴凉干燥处，以室温 10～20℃为宜。储藏期约为 2 年。

10. 酒剂　酒剂制成后应装于小口长颈的玻璃瓶或瓷瓶内，密封瓶口，置阴凉处保存。酒瓶封口必须严密，以防止挥发、溶剂浓度改变而产生沉淀、变色或降低疗效。酒剂中因含有乙醇，可使其冰点降低，故一般不易冻结。夏季则尤应注意避光防热，置阴凉处。

11. 酊剂　酊剂中所含的乙醇有挥发性，有些酊剂还含有挥发油，应装入小口瓶中以蜡密封。若储藏温度较高，可使所含乙醇或挥发油挥散；温度过低又可使某些药物成分发生沉淀。故应置于温度适宜的地方储藏，一般以 10～20℃为宜。酊剂中所含成分，有些遇光可发生分解、变色，应装在棕色容器中，置避光处保存。

12. 栓剂　栓剂是以可可豆油或甘油、明胶等一类低熔点的物质为基质而制成的，遇热容易软化变形。空气中湿度过低时，它又可析出水分而干化。故在贮藏中，应以蜡纸、锡纸包裹，放于纸盒内或装于塑料瓶、玻璃瓶中，注意不要挤压，以免因互相接触而发生粘连或变形。宜置于室内阴凉干燥处，最好储藏在 30℃以下。

（二）药品养护记录

（1）养护检查工作应有记录，包括养护检查记录、养护仪器的使用记录以及养护仪器的检查、维修、保养、检定记录。

（2）药品养护检查记录的内容包括检查的时间、药品通用名称、商品名、剂型规格、单位、数量、产品批号、生产企业、有效期、质量状况、养护措施、处理结果检查人员等。

（三）药品仓库要求

（1）药库、药房要分别设置。有条件的还可将中、化学药库（房）分开设置。药库（房）面积应与开展诊疗业务规模相适应，并根据贮藏要求设置常温库（0～30℃）、阴凉库（不高于20℃）、冷库（柜）（2～10℃）温度。

（2）药库、药房要达到墙壁、顶棚和地面光洁、平整，门窗结构严密、且能防尘、防潮、防霉、防污染、防虫、防鼠、防鸟。

（3）药库、药房要有避光、通风、检测和调节温湿度设备。

（4）一日两次填写药库、药房温湿度记录表。

（5）温湿度超出规定范围时应采取调控措施，并做好记录。

（6）药库应按合格品、不合格品、待验品分区存放，实行色标管理，合格品区为绿色，不合格品区为红色，待验区、退货区为黄色。

（7）药品应与墙、屋顶（梁）的间距不小于30cm，与地面间距不小于10cm。

（8）药品与非药品、内服药与外用药、中药饮片应分开存放，易串味的药品应分库或分柜存放。

（9）麻醉药品、一类精神药品、医疗用毒性药品应专柜存放，双人双锁保管，专账记录，账物相符。

 请你想一想

有一批膏剂和酊剂，库房应如何养护？　您会填写养护记录吗？

实践实训

一、原始记录

表4-10　在库药品养护记录表

检查时间：　　　年　　月　　日　　　　　至　　　　年　　月　　　日

检查养护品种	合格品（种）	有异常情况品种（种）

二、考核评分标准

满分100分，其中每种药20分。

三、考核过程

填写实训室中六味地黄丸、银翘解毒片、川贝枇杷膏、小儿感冒颗粒、清热解毒口服液这几种中成药的养护记录。填写表4-10。

学习任务三　有异常情况品种养护记录及处理

PPT

一、案例导入

一些医院药房由于库房不达标（如光线、温度、湿度等方面设计不科学）而导致的中成药挥发、霉变、变色、沉淀以及虫蛀等现象时有发生。在中成药储藏过程中，没有严格执行分类、分批以及根据中成药的剂型进行储存。因此，为保证中成药的质量，确保患者用药的安全有效性，必须做好中成药库房的管理工作。

二、案例分析

中成药是按照处方制备成各种剂型的药物，其原料多来自动、植物，处方组成复杂，制备工艺繁琐多样，有效成分又多为混合体，在储藏过程中，如果受到外界如温度、湿度、空气、日光、微生物以及害虫等诸多因素的影响，就会产生复杂的物理和生物化学的变化而变质。因此，妥善贮藏保管中成药，是用药安全有效的重要环节。

三、案例分析所需知识

（一）中成药养护检查内容

（1）检查储存和陈列药品的外观质量是否发生变化或是否存在异常情况。

（2）检查储存和陈列药品的外观质量是否符合法定质量标准规定。

（3）检查库房和营业场所温湿度是否符合规定要求，以及所有储存药品的储存和陈列药品的摆放是否符合其质量标准中储藏项的规定。

（4）检查库房和营业场所是否满足防尘、防潮、防霉、防污染以及防虫、防鼠、防鸟等要求。

（5）检查库房是否有近效期药品。

（6）检查养护用设备、仪器等是否运行良好。

（二）养护检查中质量异常问题的处理

（1）在库检查中发现药品有质量异常时，应放置"暂停发货"的黄色标志牌于货位上，并填写"药品质量复查通知单"报告质量管理人员复查处理。陈列养护检查中发现药品有质量异常的，经营员应马上将药品取下药柜，并填写"药品质量复查通知单"报告质量管理人员复查处理。

（2）药品养护员应每月填报效期药品催售表，报质量管理人员。

> **请你想一想**
>
> 当丸剂、胶囊剂出现质量异常情况时候，应如何处理？

实践实训

一、原始记录

表 4 – 11　有异常情况品种记录表

通用名称	药品名称	规格	单位	数量	生产企业	批号	生产日期	有效期至	批准文号	质量情况	养护措施	处理结果	养护员

二、考核评分标准

满分 100 分，其中每种药 20 分。

三、考核过程

填写实训室中六味地黄丸、银翘解毒片、川贝枇杷膏、小儿感冒颗粒、清热解毒口服液这几种中成药的异常情况品种记录，填写表 4 - 11。

📑▶ 学习任务四　中成药储藏与养护考核与评价

PPT

一、案例导入

小李是一家连锁药店的药品营业员，平常负责药品的销售及日常养护工作。今天药店来了一批货有膏剂、酊剂、丸剂、胶囊剂，他需要对他们进行分类储藏。

二、案例分析

由于剂型不同，小李可以根据各剂型的特点进行分类储藏。如把丸剂和胶囊剂放在一起，膏剂与酊剂放在一起。

三、案例分析所需知识

妥善储藏与养护中成药，是安全用药的重要环节。

1. 修建合格仓库　中成药仓库一要具有良好的阻隔性能，仓库温度、湿度不受自然气候影响；二要具有良好的可控性能，仓库内温度、湿度、光照整体可控，局部可控；三要具有良好的坚固性能，能抵抗昆虫、老鼠及其他不可预见因素的侵袭。

2. 分类贮藏

（1）按储藏特点分类　液体及半固体中成药，如药酒、酊剂、膏剂、糖浆、露剂等对热、冻、光敏感的药品放在一起；固体中成药，如丸剂、散剂、片剂、颗粒剂、胶囊剂等，对热、温度敏感的药品放在一起；注射剂等怕冻、易碎的药品放在一起；膏药、栓剂等怕热的放在一起；胶剂等不宜过潮又不宜过分干燥的放在一起。

（2）按生产日期分类　生产日期相近的集中存效，便于"先进先出，后进后出"。大而重的包装相近存放，并选择进出方便的仓位。

3. 保管与养护方法

（1）避光　避光是指用不透光的包装或遮盖。光照后易变质的中成药，要避光保存。如存放在棕色瓶内，或用黑纸等不透光的材料遮盖。

（2）密闭和密封　密闭是指将容器密团，以防止尘土异物进入；密封是指将容器密封，以防止风化、吸潮、挥发或异物污染。密闭可防止昆虫、老鼠的侵入，密封可以有效控制温度。易生虫、易吸潮、易干燥及对温度敏感的中成药，应存放于密室、箱、柜、缸等密闭或密封环境内。

（3）控制温度 将中成药至于密闭的环境中，易受冻的药品给其加热保温，易热解的药品给其降温或放置冷处（2~10℃）。

（4）控制湿度 将中成药置于密闭或封闭的环境中。湿度太大时，放入生石灰等吸湿剂除湿，过分干燥时，可在密闭或封闭环境的底部洒水或用加湿器增加密闭或封闭环境中的水分子含量，以加大湿度。

（5）单独保管 贵细、毒剧或其他特殊性质的中成药要专库（专柜）、专人保管养护，实行双人双锁管理。

（6）消毒、杀虫，灭鼠 库内要保持清洁经常做到消毒。库外周围一定范围内要保持清洁卫生。定期采用适宜的方法杀灭库内害虫，防止老鼠进入。

> **请你想一想**
>
> 当散剂、颗粒剂出现质量异常情况时候，应如何处理？

中成药储藏与养护是医院中药库或药品经营企业中药仓库保管岗位的工作内容。中药保管岗位要求保管员能够按 GSP 要求进行药品仓库规范管理，能够对药品进行分类贮存，能够熟练进行药品的入库验收和出库验发，能够根据药品的储存要求测定、调节和控制库房的温湿度，能对仓库害虫进行防治，能够正确养护不同剂型的药品，能够根据药品的不同性质对易变质药品进行科学养护。

你知道吗

《中国药典》"凡例"中贮藏项下的规定

《中华人民共和国药典》2020 版（一部）"凡例"中"贮藏"项下的规定，一般以下列名词术语表示。

遮光：系指用不透光的容器包装，例如棕色容器或黑色包装材料包裹的无色透明、半透明容器。

避光：系指避免日光直射。

密闭：系指将容器密闭，以防止尘土及异物进入。

密封：系指将容器密封，以防止风化、吸潮、挥发或异物进入。

熔封或严封：系指将容器熔封或用适宜的材料严封，以防止空气与水分的侵入并防止污染。

阴凉处：系指不超过20℃。

凉暗处：系指避光并不超过20℃。

冷处：系指2~10℃。

常温：系指10~30℃。

除另有规定外，［贮藏］项未规定贮存温度的一般系指常温。

实践实训

一、原始记录

1. 在库药品养护记录表。见表4-12。

表4-12　在库药品养护记录表

检查时间：　　　年___月___日　至　　　年___月___日

检查养护品种	合格品（种）	有异常情况品种（种）

2. 有异常情况品种记录。见表4-13。

表4-13　有异常情况品种列表

通用名称	药品名称	规格	单位	数量	生产企业	批号	生产日期	有效期至	批准文号	质量情况	养护措施	处理结果	养护员

二、考核标准

表4-14　中成药储藏与养护考核表

姓名_____　　　　班级_____　　　　得分_____

项目	评分标准	分值	得分
保管流程中进行中成药的储藏与养护	检查药品外观质量	10分	
	检查库房温湿度	10分	
	检查库房的防尘、防潮、防霉要求	10分	
	检查近效期药品	10分	
	检查养护设备和仪器	10分	
	职业形象	10分	
填写养护记录表格	在库药品养护记录表	15分	
	有异常情况品种列表	25分	
	合计	100分	

三、考核过程

按保管流程进行中成药的储藏与养护（图4-2）

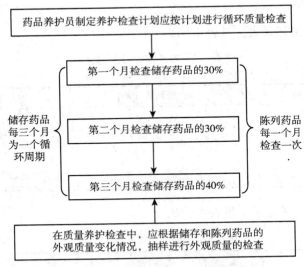

图4-2 中成药养护流程图

将金匮肾气丸、999感冒灵颗粒、双黄连口服液、强力止咳糖浆、复方小檗碱片、复方鲜竹沥液这几种中成药按照各自的贮藏与养护方法进行贮藏与养护。

目标检测

一、选择题

1. 内服膏药由于蔗糖转化不够而使结晶析出的变质现象称为（　　）
   A. 沉淀　　　　　B. 返砂　　　　　C. 粘连　　　　　D. 发硬

2. 在中成药养护过程中通常说的常温指的是（　　）
   A. 0~30℃的环境　　　　　　　　B. 10~30℃的环境
   C. 0~25℃的环境　　　　　　　　D. 10~25℃的环境

3. 下列剂型除哪项外，外观检查均应澄清（　　）
   A. 酒剂　　　　　B. 露剂　　　　　C. 搽剂　　　　　D. 酊剂

4. 宜凉暗处贮存的剂型是（　　）
   A. 气雾剂　　　　B. 栓剂　　　　　C. 胶剂　　　　　D. 散剂

5. 中药口服液在储藏期间可出现的变异现象（　　）
   A. 虫蛀　　　　　B. 发霉　　　　　C. 气味散失　　　D. 沉淀

6. 中成药在储藏期间常见的变异现象包括（　　）
   A. 虫蛀　　　　　B. 发硬　　　　　C. 返砂　　　　　D. 沉淀

7. 易产生沉淀的中成药 （　　）

 A. 酒剂   B. 颗粒剂   C. 露剂   D. 煎膏剂

8. 影响中成药质量变异的外界因素包括 （　　）

 A. 温度   B. 湿度   C. 光线   D. 空气

二、问答题

1. 谈谈中成药储藏与养护的原理。

2. 引起中成药质量变化的外界因素有哪些？

3. 简述丸剂和胶囊剂如何养护？

4. 简述养护检查中质量异常问题的处理方法。

书网融合……

 划重点   自测题

（模块四　中药的储存与养护知识小结）

参考文献

[1] 石磊，邓岩. 中医基础 [M]. 北京：中国医药科技出版社，2016.

[2] 苏兰宜，邓仕年. 中药调剂技术 [M]. 2版，北京：中国医药科技出版社，2016.

[3] 国家药品监督管理局执业药师资格认证中心. 中药学综合知识与技能 [M]. 8版. 北京：中国医药科技出版社，2020.

[4] 张小明. 中成药商品学 [M]. 2版. 北京：中国医药科技出版社，2016.

[5] 李楠. 儿科中成药实用手册 [M]. 北京：人民卫生出版社，2019.

[6] 戴玉山. 中药调剂员国家职业资格培训教程 [M]. 北京：中国中医药出版社，2003.

[7] 谭德富. 中药调剂学 [M]. 2版，北京：中国中医药出版社，2003.

[8] 管金发，杜明华. 中药调剂技术 [M]. 北京：化学工业出版社，2020.

[9] 黄欣碧. 中药调剂技术 [M]. 北京：中国医药科技出版社，2018.

[10] 沈力. 中药储存与养护技术 [M]. 北京：人民卫生出版社，2014.